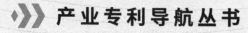

产业专利导航丛书

U0500329

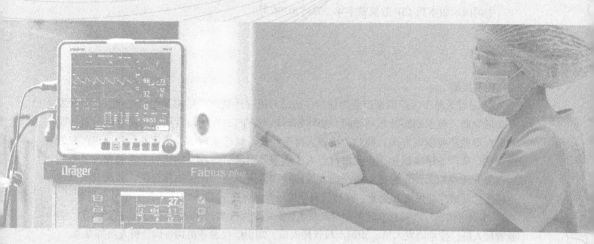

医疗器械产业
专利导航

主 编◎赵学铭

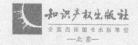
知识产权出版社
全国百佳图书出版单位
——北京——

图书在版编目（CIP）数据

医疗器械产业专利导航 / 赵学铭主编 . —北京：知识产权出版社，2024. 7. —ISBN 978-7-5130-9410-8

Ⅰ . G306.71；R197.39

中国国家版本馆 CIP 数据核字第 2024YJ0296 号

内容提要

本书以天津市医疗器械产业为视角，通过对医疗器械产业结构及布局导向、企业研发及布局导向、技术创新及布局导向、协同创新热点方向、专利运营热点方向等的分析，明确医疗器械产业发展方向；同时，梳理天津市医疗器械产业现状、产业特点和知识产权发展现状，从产业结构优化、企业培育、人才培养及引进、研发方向指引、专利布局及专利运营等方面规划天津市医疗器械产业发展路径和科研方向，提供决策建议，并为我国其他地区医疗器械产业发展和企业、高校、科研院所的技术、科研方向选择提供参考和借鉴。

本书可供医疗器械产业政策制定者及生物医药和医疗器械领域科研人员、医护人员、企业管理人员、技术研发人员、知识产权管理人员、知识产权服务机构咨询分析人员等参考。

责任编辑：张雪梅　　　　　　　　　　责任印制：孙婷婷

封面设计：杨杨工作室·张冀

医疗器械产业专利导航

YILIAO QIXIE CHANYE ZHUANLI DAOHANG

赵学铭　主编

出版发行：知识产权出版社 有限责任公司		网　　址：http://www.ipph.cn	
电　　话：010-82004826		http://www.laichushu.com	
社　　址：北京市海淀区气象路 50 号院		邮　　编：100081	
责编电话：010-82000860 转 8171		责编邮箱：laichushu@cnipr.com	
发行电话：010-82000860 转 8101		发行传真：010-82000893	
印　　刷：北京中献拓方科技发展有限公司		经　　销：新华书店、各大网上书店及相关专业书店	
开　　本：720mm×1000mm　1/16		印　　张：18	
版　　次：2024 年 7 月第 1 版		印　　次：2024 年 7 月第 1 次印刷	
字　　数：330 千字		定　　价：98.00 元	

ISBN 978-7-5130-9410-8

本书编委会

主　编：赵学铭

副主编：何俗非　孙　娜　王　静

编　委：杨　斌　郭雪梅　李劭鹏　王春阳　杜　静

　　　　张　溪　马毓昭　曹志霞　王宏洋　刘　纯

前　言

　　2013 年，国家知识产权局发布《关于实施专利导航试点工程的通知》，首次正式提出专利导航是以专利信息资源利用和专利分析为基础，把专利运用嵌入产业技术创新、产品创新、组织创新和商业模式创新，引导和支撑产业实现自主可控、科学发展的探索性工作。随后，国家专利导航试点工程面向企业、产业、区域全面铺开，专利导航的理念延伸到知识产权分析评议、区域布局等工作，并取得明显成效。2021 年 6 月，用于指导、规范专利导航工作的《专利导航指南》（GB/T 39551—2020）系列推荐性国家标准正式实施，该系列标准对于规范和引导专利导航服务，培育和拓展专利导航深度应用场景，推动和加强专利导航成果落地实施具有重要意义。2021 年 7 月国家知识产权局发布《关于加强专利导航工作的通知》，要求各省级知识产权管理部门要将专利导航服务基地建设作为加强地方专利导航工作的重要抓手，做好布局规划，构建起特色化、规范化、实效化的专利导航服务工作体系，使专利导航促进产业创新发展的重要作用得到有效发挥。

　　医疗器械是医疗健康领域的重要组成部分，对于提高人民群众的健康水平和生活质量具有重要意义。一方面，随着全球尤其是我国人口老龄化趋势的日益加剧，以及人们对于良好生活质量的期望不断提升，世界各国尤其是我国对医疗器械的需求越来越大。另一方面，随着社会整体发展和科学技术的飞速更替，医疗器械产业在技术层面突飞猛进，在种类层面也不断出新，整个行业呈现出飞速发展态势。

　　总体来看，相对于欧美，我国医疗器械的发展起步较晚，尽管近年来我国医疗器械产业连年快速发展，但大部分新产品、新技术都集中在低端产品和高端产品的周边设备方面，截至目前，高端产品的核心技术仍旧被美国、日本、欧洲等国家和地区垄断，中外技术壁垒仍旧亟待突破。我国人口众多，人口老龄化日益加剧，是全球最大的医疗器械市场之一。如果能够抓住机遇，寻求医疗器械技术突破口，形成核心竞争力，将对高校科研、企业创新乃至城市及全国社会经济发展大有裨益。

　　本书遵照《专利导航指南》（GB/T 39551—2020）标准，通过对医疗器械产业结构及布局导向、企业研发及布局导向、技术创新及布局导向、协同创新热点方向、专利运营热点方向等的分析，揭示医疗器械产业结构调整及发展方向；同时，在遵照《专利导航指南》（GB/T 39551—2020）标准的基础上增加了重点技术分支分析、重点申请人分析，对医疗器械产业从全球、全国、京津冀层面展开多层级分析，既涉及宏观分析，又聚焦微观，紧扣产业分析和专利分析这两条主线，将专利分析和产业状况、发展趋势、政策环境、市场竞争等信息进行深度融合，明确产业的发展方向，以期找准区域产业的定位，找出一条优化产业创新资源配置的路径。

目 录
CONTENTS

第 1 章　研究概况

1.1　研究背景

医疗器械是医疗健康领域的重要组成部分，对于提高人民群众的健康水平和生活质量具有重要意义。一方面，随着全球尤其是我国人口老龄化趋势日益加剧，以及人们对于美好生活质量的期望不断提升，世界各国尤其是我国对医疗器械的需求越来越大。另一方面，随着社会整体发展和科学技术的飞速更替，医疗器械产业在技术层面突飞猛进，在种类层面也不断出新，整个行业呈现出飞速发展的态势。

总体来看，相对于欧美，我国医疗器械的发展起步较晚，尽管近年来我国医疗器械产业逐年快速增长，但大部分新产品新技术都集中在低端产品和高端产品的周边设备方面。截至目前，高端产品的核心技术仍旧被美、日、欧等国家和地区垄断，中外技术壁垒亟待突破。我国人口众多，人口老龄化日益加剧，是全球最大的医疗器械市场之一。如果能够抓住机遇，寻求医疗器械技术突破口，形成核心竞争力，将对高校科研、企业创新乃至城市及整个社会的经济发展大有裨益。

本书以京津冀尤其是天津的医疗器械产业为视角，通过对医疗器械产业结构及布局导向、企业研发及布局导向、技术创新及布局导向、协同创新热点方向、专利运用热点方向等内容的分析，明确医疗器械产业发展方向；梳理天津市医疗器械产业现状、产业特点和知识产权发展现状，从产业结构优化、企业培育、人才培养及引进、研发方向指引、专利布局及专利运营等方面规划天津市医疗器械产业发展路径和科研方向，提供决策建议，并为我国其他地区医疗器械产业发展和企业、高校、科研院所的技术、科研方向选择提供参考和借鉴。

1.2 研究对象及检索范围

1.2.1 产业技术分解

由于医疗器械种类庞杂，在确定研究对象时，通过资料搜集、企业调研和专家访谈等方式，项目组全面了解了医疗器械技术领域，根据调研反馈和资料并基于天津市医疗器械产业的重点发展方向，确定了技术分解表（表 1.1），划分为 2 个一级技术、10 个二级技术、35 个三级技术。

表 1.1 医疗器械产业技术分解

一级技术	二级技术	三级技术
中低端医疗器械	生理信息测量	心血管、血液测量
		电磁测量
		其他测量
	外科器械	伤口闭合器械、吻合器
		骨科器械
		其他外科器械
		外科辅助设备
	保健康复器械	保健器材
		矫形设备
		康复设备
	一般治疗设备	液体输注器械
		血液体外处理设备
		呼吸干预器械
		眼科治疗设备
		伤口护理设备
		其他治疗设备
	医疗支撑、运输器械	转移设备
		病床
		手术支撑、治疗舱
	假肢假体	假肢
		假体
	牙科器械	—

续表

一级技术	二级技术	三级技术
高端医疗器械	高端医学检测仪器	内窥镜设备
		放射诊断设备
		磁共振设备
		超声成像设备
	高端医学外科仪器	激光手术设备
		高频/射频手术设备
		冷冻手术设备
		介入设备
		手术机器人
		循环辅助设备
	体外诊断设备	生化诊断设备
		免疫诊断设备
		分子诊断设备

1.2.2　专利检索及结果

1. 数据库名称和简介

本书使用的专利工具为中国知识产权大数据与智慧服务系统（DI Inspiro）、智慧芽全球专利数据库（PatSnap）等。

DI Inspiro 是由知识产权出版社有限责任公司开发创设的国内第一个知识产权大数据应用服务系统。目前，DI Inspiro 已经整合了国内外专利、商标、版权、判例、标准、科技期刊、地理标志、植物新品种和集成电路布图设计 9 大类数据资源，实现了数据的检索、分析、关联、预警、产业导航和用户自建库等多种功能，旨在为全球科技创新和知识产权保护提供优质、高效的知识产权信息服务。

PatSnap 是一款全球专利检索数据库，整合了从 1790 年至今全球 116 个国家和地区超过 1.4 亿条专利数据、1.37 亿条文献数据、97 个国家和地区的公司财务数据；提供公开、实质审查、授权、撤回、驳回、期限届满、未缴年费等法律状态数据，还包括专利许可、诉讼、质押、海关备案等法律事件数据；支持中文、英文、日文、法文、德文 5 种检索语言；提供智能检索、高级检索、命令检索、批量检索、分类号检索、语义检索、扩展检索、法律检索、图像检索、文献检索 10 大检索方式，其中图像检索覆盖 53 个国家和地区的外观设计数据。

2. 检索范围

本书中的研究围绕医疗器械产业，检索范围为全球，涵盖了世界100多个国家和地区的专利数据，包含美国、日本、韩国、德国、法国、中国和欧洲专利局（EPO），以及一些世界组织的专利数据，如世界知识产权组织（WIPO）等。

3. 数据检索数量、所有数据的检索

数据检索截止日期为2023年8月30日，共检索到医疗器械领域的全球专利申请4 202 961件（表1.2）。

表1.2　检索数据　　　　　　　　　　　单位：件

一级技术	专利申请量	二级技术	专利申请量	三级技术	专利申请量
中低端医疗器械	3 135 476	生理信息测量	360 841	心血管、血液测量	103 299
				电磁测量	68 925
				其他测量	197 499
		外科器械	643 388	伤口闭合器械、吻合器	110 684
				骨科器械	135 548
				其他外科器械	319 825
				外科辅助设备	114 714
		保健康复器械	452 437	保健器材	215 623
				矫形设备	159 489
				康复设备	86 061
		一般治疗设备	992 094	液体输注器械	279 419
				血液体外处理设备	83 924
				呼吸干预器械	134 146
				眼科治疗设备	83 279
				伤口护理设备	68 679
				其他治疗设备	356 740
		医疗支撑、运输器械	232 194	转移设备	78 406
				病床	96 479
				手术支撑、治疗舱	62 001
		假肢假体	205 973	假肢	25 501
				假体	182 686
		牙科器械	248 549	—	—

续表

一级技术	专利申请量	二级技术	专利申请量	三级技术	专利申请量
高端 医疗器械	1 393 908	高端医学 检测仪器	472 691	内窥镜设备	159 069
				放射诊断设备	142 306
				磁共振设备	78 654
				超声成像设备	103 411
		高端医学 外科仪器	683 356	激光手术设备	37 699
				高频/射频手术设备	168 147
				冷冻手术设备	15 042
				介入设备	319 068
				手术机器人	115 920
				循环辅助设备	102 524
		体外诊断设备	262 635	生化诊断设备	128 561
				免疫诊断设备	62 099
				分子诊断设备	83 017

1.2.3 专利文献的去噪

由于分类号和关键词的特殊性，查全得到的专利文献中必定含有一定数量超出分析边界的噪声文献，所以需要对查全得到的专利文献进行噪声文献的剔除，即专利文献的去噪。本书主要采用去除噪声关键词对应的专利文献再结合人工去噪的方式进行去噪。首先提取噪声文献检索要素，找出引入噪声的关键词，对涉及这些关键词的专利文献进行剔除。在完成噪声关键词去噪后对被清理的专利文献进行人工处理，找回被误删的专利文献，最终得到待分析的专利文献集合。

1.2.4 检索结果的评估

对检索结果的评估贯穿在整个检索过程中，在查全与去噪过程中需要分阶段对所获得的数据文献集合进行查全率与查准率的评估，保证查全率与查准率均在 80% 以上，以确保检索结果的客观性。

1. 查全率

查全率是指检出的相关文献量与检索系统中相关文献总量的比率，是衡量信息检索系统检出相关文献能力的尺度。专利文献集合的查全率定义如下：设 S 为待验证的待评估查全专利文献集合，P 为查全样本专利文献集合（P 集合中的每一篇文献都必须与分析的主题相关，即为"有效文献"），则查全率 r 可以定义为 $r = \text{num}(P \cap S)/\text{num}(P)$。其中，$P \cap S$ 表示 P 与 S 的交集，num（ ）表示集合中元素的数量。评估方法：本书的研究中各技术主题根据各自检索的实际情况，分别采取分类号、关键词等方式进行查全评估，如 CMOS 传感器选择了重点企业的重要发明人团队、行业中的著名申请人构建样本集，智能传感器设计则采用申请人和主要传感器类型相结合的验证方式。

2. 查准率

专利文献集合的查准率定义如下：设 S 为待评估专利文献集合中的抽样样本，S' 为 S 中与分析主题相关的专利文献，则待验证的集合的查准率 p 可定义为：$p = \text{num}(S')/\text{num}(S)$。其中，num（ ）表示集合中元素的数量。评估方法：各技术主题根据各自实际情况，采用各技术分支抽样人工阅读的方式进行查准评估。最终，本书中的研究的查全率与查准率都已经做到各自技术主题的最优平衡。

1.2.5 检索后的数据处理

专利检索完成后，依据本书分解后的技术内容对采集的数据进行加工整理。本书研究内容的数据处理包括数据规范化和数据标引。数据规范化是数据加工过程的第一阶段，是后续工作开展的基础，直接影响数据分析的结论。首先对专利信息和非专利数据采集信息按照特定的格式进行数据整理和规范化处理，保证统一、稳定的输出规范，形成直观和便于统计的 Excel 文件，生成完整、形式规范的数据信息。然后根据分析目标（以达到深度分析为目的），对专利文献作出相应的数据标引。标引结果的准确性和精确性直接影响专利分析的结果。

1.2.6 相关数据约定及术语解释

1. 数据完整性

本书研究的检索截止日期为 2023 年 8 月 10 日。由于发明专利申请自申请日（有优先权的自优先权日）起 18 个月公布，实用新型专利申请在授权后公布（其公布的滞后程度取决于审查周期的长短），而 PCT 专利申请可能自申请日起 30 个月甚至更长时间才进入国家阶段，其对应的国家公布时间就更晚，所以检索结果中包含的 2021 年之后的专利申请量比真实的申请量要少，具体体现为分析图表可能出现各数据在 2021 年之后突然下滑的现象。

2. 申请人合并

对申请人字段进行清洗处理。专利申请人字段往往出现不一致的情况，如申请人字段"A 集团公司""B（集团）公司""C（集团）公司"，要将这些申请人公司名称统一；对前后使用不同名称、而实际属于同一家企业的申请人统一为现用名；部分企业的全资子公司的申请全部合并到母公司申请。

3. 对专利"件"和"项"数的约定

本书的研究涉及全球专利数据和中文专利数据。在全球专利数据中，将同一项发明创造在多个国家申请而产生的一组内容相同或基本相同的系列专利申请称为同族专利，将这样的一组同族专利视为一"项"专利申请。在中文专利数据库中，将同一申请号的申请文本和授权文本等视为同一"件"专利。

4. 同族专利约定

在全球专利数据分析时，存在一件专利在不同国家申请的情况，这些发明内容相同或相关的申请称为专利族。优先权完全相同的一组专利称为狭义同族专利，具有部分相同优先权的一组专利称为广义同族专利。本书研究的同族专利指的是狭义同族专利，即一件专利如进行海外布局则为一组狭义同族专利。

5. 有关法律状态的说明

有效专利：到检索截止日为止，专利权处于有效状态的专利申请。

失效专利：到检索截止日为止，已经丧失专利权的专利或者自始至终未获得授权的专利申请，包括被驳回、视为撤回或撤回、被无效、未缴纳年费、放弃专利权、专利权届满等。

审中专利：专利申请可能还未进入实质审查程序或者处于实质审查程序中的专利。

6. 其他约定

PCT 是《专利合作条约》(*Patent Cooperation Treaty*) 的英文缩写。根据 PCT 的规定，专利申请人可以通过 PCT 途径递交国际专利申请，向多个国家申请专利，由世界知识产权组织（WIPO）进行国际公开，经过国际检索、国际初步审查等国际阶段之后，专利申请人可以办理进入指定国家的手续，最后由该指定国的专利局对该专利申请进行审查，符合该国专利法规定的，授予专利权。

中国申请是指在中国大陆受理的全部相关专利申请，即包含国外申请人及本国申请人向国家知识产权局提交的专利申请。由于中国大陆和港澳台地区的专利制度相互独立，以上定义均不包括港澳台地区。

国内申请是指专利申请人地址在中国大陆的申请主体，向国家知识产权局提交的相关专利申请，亦是中国大陆作为专利的来源地。

在华申请是指国外申请人在国家知识产权局的相关专利申请。

第 2 章　医疗器械产业基本情况分析

2.1　全球医疗器械产业现状

医疗器械是指直接或者间接用于人体的仪器、设备、器具、体外诊断试剂及校准物、材料及其他类似或者相关的物品，包括所需要的计算机软件，其主要用于疾病的诊断、预防、监护、治疗或者缓解等。医疗器械产业是一个多学科交叉、知识密集、资金密集型的高技术产业，它的发展程度是一个国家经济和技术综合实力的重要标志之一。

2.1.1　医疗器械产业发展历程

医疗器械行业事关人体健康和生命安全。随着全球老龄化的发展，以及新技术不断出现，医疗器械行业始终保持着较快的增速。如今，医疗器械行业已成为全球经济中发展最快、贸易往来最活跃、人均产值与行业利润率都居前列的行业之一。

从全球范围来看，医疗器械产业在技术层面经历了漫长的变迁。图 2.1 简单示出了全球医疗器械产业的技术发展历程。医疗器械的历史可以追溯至 17 世纪初，法国医生雷奈克发明了早期听诊器。而后，随着血压计、注射器等基础器械的诞生，各种医疗器械层出不穷，逐渐发展成为全球重要产业分支。回顾历史，医疗器械产业的发展一直伴随着不断的技术革命，每一次技术革命、每一个成功开发的创新产品，都给整个产业带来新的生机与活力，同时孕育而生了一个又一个优秀的企业。例如，1895 年伦琴发现 X 射线后，该技术被应用于医学影像的 X 射线机，从此医疗诊断进入新的检测时代，也造就了之后的医疗器械龙头企业通用电气医疗集团股份有限公司（下文简称 GE 医疗）的前身维克托电器公司（Victor Electric Co.），而心脏起搏器的诞生则引领美敦力公司（下文简称美敦力）跃升为全球领先医疗科技企业。

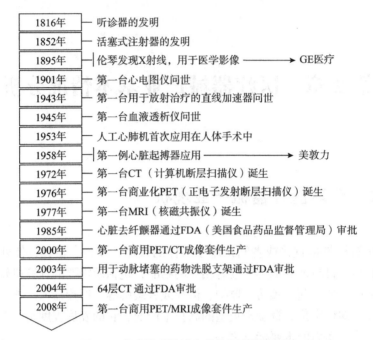

图2.1 全球医疗器械产业的技术发展历程

资料来源：安信证券．新苗兰芽，早树争春——中国医疗器械行业发展之路 [EB/OL]. [2010-09-17]. https://www.doczj.com/doc/b318917857.html.

回顾人类医学发展的历史进程，可以清楚地看到，医学的重大突破和进步都有赖于医疗设备的发展。医疗设备的发展大体可以分为以下三个阶段。

第一个阶段是医疗器械时代。在 19 世纪末期前的漫长历史中，所使用的医疗设备主要是刀、剪、钳、镊等。在这一时期发明了许多重要的医疗仪器，如水银温度计、复式显微镜等，使得医学诊断摆脱了视、触、叩、听等直观诊断方式，开始对多种生理参数进行检测和检验。

第二个阶段是电子医疗设备时代。这一时代起始于 19 世纪末期有关生物电的研究。20 世纪初，心电图机、脑电图机相继问世，随后，包括 X 射线机在内的多种电子仪器和设备大量出现，电子技术在医学各个领域都获得了成功的应用。

第三个阶段是信息医疗设备时代。自 20 世纪 60 年代以来，在信息技术的推动下，医学影像设备发展迅速，陆续产生了 CT 设备、磁共振设备、X 射线数字成像设备、数字化超声设备及核医学成像设备五大医学成像系统。

从地域来看，美国、欧洲、日本等发达国家和地区的医疗器械产业发展时间早，居民生活水平高，对医疗器械产品的技术水平和质量要求较高，市场需求以最新产品的升级换代为主，市场规模庞大，需求增长稳定，医疗器械产业已步入成熟期。欧盟医疗器械委员会统计数据显示，这些发达国家和地区共占据全球医疗器械市场超八成的份额。其中，美国是全球最大的医疗器械生产国和消费国，消费量占全球的 40% 以上。中国和印度等亚洲国家、墨西哥和巴西等拉丁美洲国家、俄罗斯等东欧国家的医疗电子设备市场发展较快，设备普及和升级换代的需求同时大量存在，常规医疗电子设备普及率逐步快速提升，高端医疗电子设备产品市场需求量也保持快速增长。

2.1.2 医疗器械产业规模及行业格局

随着全球人口老龄化、慢性疾病增加和医疗技术进步，医疗器械市场也呈现出不断扩大的趋势。

从全球医疗器械行业市场规模来看，医疗器械行业保持良好的增长态势，市场规模或将突破万亿美元大关。从行业竞争格局来看，在原先欧、美、日相对垄断的格局基础上，逐渐展开多方良性竞争，形成多足鼎立态势。从行业发展趋势来看，医疗器械行业持续稳步发展，其中，高端和低端产业并行，智慧医疗技术异军突起，市场占有率将持续提升。

1. 市场规模和产业结构

从全球医疗器械行业市场规模来看，如图 2.2 所示，自 2019 年至今，行业需求仍延续持续增长趋势，从 2019 年的 6000 多亿美元提升至 2022 年的9500 亿美元。

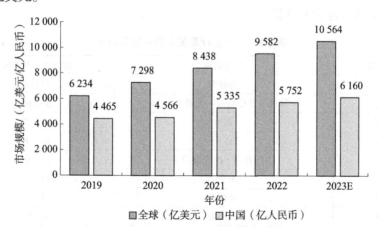

图 2.2 全球及中国医疗器械市场规模趋势

资料来源：罗兰贝格国际管理咨询公司 . 中国医疗器械行业发展现状与趋势 [EB/OL]. [2023-02-23]. https://www.xdyanbao.com/doc/c1lxsr60vc?bd_vid=11518980145801998077.

注：图中年份后的"E"表示预估，即该年的数据为预估数据。

全球医疗器械产业主要分布在美国、欧洲、亚洲等地区。其中，美国是全球最大的医疗器械市场，医疗器械市场销售额占全球的40%左右。美国拥有众多的医疗器械制造企业和研发机构，其医疗器械产业以高科技、创新性强、高附加值的产品为主导。欧洲医疗器械市场规模也很大，医疗器械市场销售额占全球的30%左右，医疗器械制造企业主要集中在德国、瑞士、法国和英国等国家。欧洲医疗器械市场以低成本、高质量和稳定性强的产品为主导。亚洲地区的医疗器械市场正在逐渐崛起，老牌劲旅日本医疗器械市场销售额占全球的18%左右，中国和韩国近年来也稳步追赶。中国是全球最大的医疗器械生产国和消费国之一，医疗器械产业以中低端产品为主导，正在逐渐向高端产品转型。

除了以上三个地区，其他地区的医疗器械市场仍处于发展初期，但也在逐渐增长。例如，拉丁美洲、中东和非洲等地区的医疗器械市场正在逐渐兴起。

从全球医疗器械市场结构来看，主要包括医疗设备、高值耗材、低值耗材和体外诊断设备四大部分，其中，医疗设备占最大份额，其次是高值耗材。

2. 重点企业

从全球范围来看，排名前25位的医疗器械公司的销售额合计占全球医疗器械总销售额的60%，而散布在世界各地的数万家医疗器械公司的销售额合计只占40%的份额。根据 Medical Device+Diagnostic Industry 发布的"2023全球医疗器械企业 TOP100 榜单"（表 2.1）❶，全球百强医疗器械企业 2022 年度营业收入总额为 4452.9 亿美元。

表 2.1　全球医疗器械公司销售额排名

排名	企业名称	收入 / 百万美元
1	美敦力	31 686
2	雅培（医疗器械 + 诊断业务）	30 010
3	强生	27 060
4	西门子	20 950
5	BD 公司（医疗部门）	20 250
6	GE 医疗	17 720
7	史赛克	17 100
8	飞利浦	16 670

❶ 九州图记. 全球医疗器械企业100强：雅培第二，迈瑞医疗第27，康美第77.[2023-05-30]. https://baijiahao.baidu.com/s?id=1767324817826299120&wfr=spider&for=pc.

续表

排名	企业名称	收入 / 百万美元
9	嘉德诺（医疗部门）	13 460
10	百特国际	12 780
11	波士顿科学	11 890
12	丹纳赫	9 840
13	3M	9 050
14	贝朗	8 900
15	爱尔康	8 200
16	捷迈邦美	7 830
17	费森尤斯（医疗业务）	6 610
18	奥林巴斯	6 150
19	泰尔茂	5 770
20	直观外科	5 710
21	豪洛捷	5 630
22	爱德华生命科学	5 230
23	施乐辉	5 210
24	史帝瑞	4 777
25	富士胶片（医疗保健）	4 380
26	登士柏西诺德	4 250
27	迈瑞医疗	4 142
28	Enovis	3 982
29	爱齐科技	3 864
30	九安医疗	3 720

　　2023 全球医疗器械企业 100 强排名前十的企业为美敦力公司（下文简称美敦力）、雅培公司（下文简称雅培）、强生医疗科技公司（下文简称强生）、西门子医疗系统有限公司（下文简称西门子）、碧迪医疗器械有限公司（下文简称 BD 公司）、通用电气医疗集团股份有限公司（下文简称 GE 医疗）、史赛克公司（下文简称史赛克）、飞利浦医疗系统有限公司（下文简称飞利浦）、嘉德诺健康集团（下文简称嘉德诺）、百特国际有限公司（下文简称百特国际）。从地区分布来看，全球医疗器械十强企业全部来自国外，国内的医疗器械企业未能进入前 20。排名最高的是迈瑞医疗国际有限公司（下文简称迈瑞医疗），排名全球第 27 位。天津九安医疗电子股份有限公司（下文简称九安医疗）排在第 30 位。

　　美敦力是目前全球最大的医疗技术、服务和解决方案提供商。它成立于 1949 年，总部设在爱尔兰都柏林，服务于全球 150 多个国家和地区的医院、医生和患者。美敦力医疗业务主要分为四大类：心脏及血管业务、微创治疗业务、恢复性疗法业务、糖尿病业务。值得一提的是，美敦力从 2015 年才开始成为全球最大的医疗器械公司，在此之前，坐在这一宝座上的是强生。美敦力之所以取代强生，坐上全球医疗器械行业龙头的宝座，得益于 2015 年对 Covidien 的收购。除了 2015 财年和 2016 财年由于收购 Covidien 的原因外，在此之前，美敦力的年收入仅保持着个位数的增速。

雅培成立于 130 多年前，总部位于美国伊利诺伊州，向 160 多个国家和地区提供医疗设备和医疗保健解决方案。雅培在全球拥有 107 000 名员工，以在诊断、医疗设备、营养和仿制药方面创造突破性产品而闻名。自收购圣犹达以后，雅培获得了其电生理三维标测系统、消融及诊断导管和先心封堵器技术等，进一步增强了实力，从而在心血管领域可以与美敦力一较高下，同比增长 18.8%。从细分领域来看，雅培在心脏支架领域处于领先地位，近年来随着心血管领域的赛道扩张，雅培开始侧重于血栓领域。新型冠状病毒肺炎（以下简称新冠）疫情暴发以来，雅培实验室积极推出了新冠病毒诊断试纸。受疫情相关业务影响，雅培的营业收入暴涨，飙升至全球第二位，是 2022 年度受益最大的医疗器械企业。

强生成立于 1886 年，是全球具有综合性、业务分布范围广的医疗健康企业，业务涉及消费品、制药、医疗器材三大领域。其总部位于美国新泽西州新布仑兹维克市，在全球 60 个国家和地区拥有 260 多家运营公司，全球员工约 14 万人。医疗器械是强生的第二大部门。强生的医疗器械业务涉及骨科、外科、介入治疗（心血管和神经血管）和眼科，其中在骨科领域的业务位居全球第一。根据 2021 年年报，强生医疗器械业务占总营收的 29%，相较上一年同比增长 17.9%，其中外科手术以 36%、骨科以 32% 的营收占比分别成为强生第一、第二大业务。

2.1.3　优势国家 / 地区行业政策

1. 美国

1938 年美国国会通过了《联邦食品、药品和化妆品法》（*Food, Drug, and Cosmetic Act*）；1976 年美国国会正式通过了《联邦食品、药品和化妆品法》（FDCA）修正案；1990 年美国国会通过并由总统签发了《医疗器械安全法》（*The Safe Medical Devices Act*，SMDA）。

美国食品药品监督管理局（FDA）负责对药品、食品、化妆品、医疗器械、兽药等产品进行全面监督管理。其中，医疗器械的监管部门是器械和放射健康中心（Center for Devices and Radiological Health，CDRH）。美国最早提出对医疗器械实行分类管理（Ⅰ、Ⅱ、Ⅲ类）。在质量体系方面，美国 1987 年颁布了"医疗器械生产质量规范"（GMP），而后于 1997 年公布了新的 GMP，并更名为"医疗器械质量体系规范"[Quality System（QS）Regulation，QSR]。该规范与国际标准化组织 ISO 9001 系列标准更加接近。

2005 年至今，FDA 发布了 22 个与数字健康内容相关的指南，并适时进行修订和补充，旨在使 FDA 的数字健康产品法规更加清晰。2016 年 12 月 13 日，美国《21 世纪治愈法案》签署通过，此项立法的第 3060（a）款（标题为"明确医疗软件法规"）对《联邦食品、药品和化妆品法》作出修订，并增加了第 520（o）款，修改了 FDCA 法案中对"医疗器械"的定义，将某些软件功能排除在 FDCA 法案之外。2017 年 7 月，CDRH 发布了"数字健康创新行动计划"（Digital Health Innovation Action），该计划阐述了医疗器械与放射健康中心在继续保护和促进公众健康的同时推进数字健康创新的愿景，其中包括：①发布指南，对《21 世纪治愈法案》中被排除在"医疗器械"定义之外的软件功能条款作出说明；②启动软件预认证项目，与客户合作开发新的数字健康技术监管方法；③发展医疗器械与放射健康中心数字健康部门的专业知识和技能，为 FDA 打造一支专家队伍。2020 年 9 月，美国 FDA 推出了数字健康卓越中心（Digital Health Center of Excellence，DHCoE），DHCoE 是 CDRH 中数字健康计划发展的一部分，主要任务是协调 FDA 数字健康工作，以进一步推进美国对数字健康技术的监管和该领域的发展。

美国 2019 年发布《现成软件在医疗器械中的应用指南》《低风险的一般健康产品政策指南》；2021 年发布《医疗器械所含软件上市前提交内容指南》（修订稿草案）；2022 年发布《医疗器械中的网络安全：质量体系考虑和上市前提交的内容指南》（修订稿草案）。

2. 欧盟

欧盟从 1988 年开始讨论统一欧盟医疗器械管理问题，并陆续发布了三个与医疗器械有关的重要指令，即《有源植入医疗器械指令》（AIMD，*Council Directive* 90/385/EEC）、《医疗器械指令》（MDD，*Council Directive* 93/42/EEC）和《体外诊断医疗器械指令》（IVDD，*Council Directive* 98/79/EEC）。2017 年 5 月，欧盟《医疗器械法规》（MDR，*Medical Device Regulation* EU 2017/745）颁布，取代原有的 MDD 指令和 AIMD 指令，并于 2020 年 5 月 26 日全面生效。新法规旨在确保所有医疗设备（MD）和体外诊断器械（IVD）产品和程序的安全性。

为了充分发挥数字健康和健康数据的潜力，加速数据共享与利用的步伐，2022 年 5 月，欧盟健康和食品安全总局启动欧洲健康数据空间计划（EHDS）。EHDS 将向欧盟居民提供更具创新性、更加先进的医疗支持体系，打破医疗行业的数据壁垒，促进数据的有效利用。

从质量体系方面来看，欧共体在 ISO 9000 系列标准基础上制定了 EN 46000 系列标准。采用第三方独立机构认定方式，第三方独立机构按 EN 46000 系列标准对生产厂家的生产体系进行审查。

3. 日本

1960 年，日本国会通过《药事法》。

2002 年 7 月日本政府全面修订《药事法》。修订后的《药事法》于 2005 年全面施行。新版《药事法》在医疗器械方面增加了新型生物产品管理条例、对低危医疗器械的第三方认证体系及厚生省评审高危医疗器械的优先权等。在日本，厚生省根据《药事法》对医疗器械进行管理。厚生省在药务局内设医疗器械课进行行政管理，并与监督指导课一起进行质量体系检查。国立卫生试验所设立医疗品部，对医疗器械进行技术复核和相关研究工作。

为更好地将广泛分散于个体的大量医疗数据用于医疗领域研究开发，日本于 2017 年 5 月颁布、2018 年 5 月实施《次世代医疗基础法》。作为规范医疗信息相关数据使用规则的专门法，《次世代医疗基础法》在补充《个人信息保护法》原则性规定的同时细化了医疗数据的流通规则与保护机制。

2022 年，《数字医疗健康服务产业培育战略》出台，就此，日本将数字医疗健康产业提高到战略层面。

在质量体系方面，1989 年，厚生省药务局颁布了《医疗用具质量体系》。质量体系检查是在药务局报医疗器械课和监督指导课指导下，由都、道、府、县的药事监督员进行的。日本共有 2700 多名药事监督员，他们同时执行药品和医疗器械质量的检查。

2.2　中国医疗器械产业现状

2.2.1　中国医疗器械产业基本情况

从 1949 年迄今，70 多年来，我国医疗器械产业经历了从无到有、逐渐丰富、再到装备精良的过程，正向国际化大步前进。

我国医疗器械产业的发展大致分为三个阶段（图 2.3）。

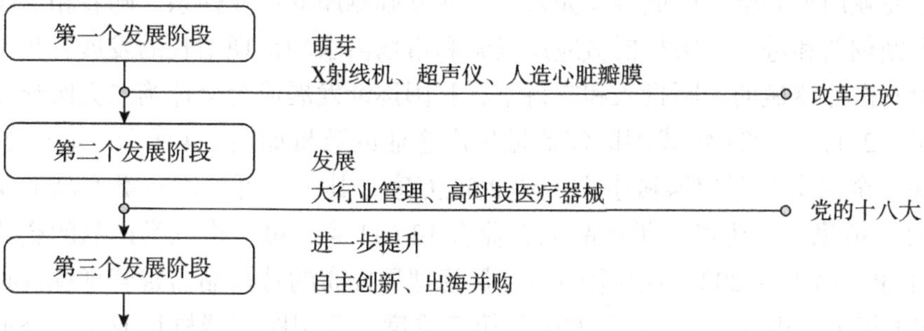

图 2.3　我国医疗器械产业发展主要历程

资料来源：中国医疗器械行业协会. 从萌芽到赶超：中国医疗器械产业发展的三大阶段 [EB/OL]. [2019-10-08]. http://camdi.org/news/8416.

第一个发展阶段，从中华人民共和国成立到改革开放前的 30 年，我国的医疗器械产业处于萌芽状态。1952 年秋，被命名为"国庆号"的我国第一台 200mA X 射线机研制成功，实现了我国医学影像设备在产品开发和制造上的零的突破。我国第一只医用封闭式 X 射线管推动了 X 射线机的产业发展。1963 年我国第一台能够批量生产的 A 型超声仪器在汕头被研制出来，开辟了我国超声诊断设备自主研发之路。1965 年，我国成功研制出第一代国产笼球型人造心脏瓣膜，并于当年 6 月 12 日用于临床，成功地实施了我国首例人造心脏瓣膜置换术，标志着我国瓣膜外科进入了一个新的阶段。

第二个发展阶段：从改革开放到党的十八大召开。1984 年，医疗器械在全国率先实行大行业管理，由国家医药管理局统一实施医疗器械产品的鉴定、审批、标准审定、质量监督、广告审批、品种淘汰、宏观调控和计划统计等。截止到 2021 年，以深圳为中心的珠江三角洲（包括珠海、广州等地）集群发展依然尤为迅猛，主要以研发生产综合型高科技医疗器械产品为主，如监护设备、超声诊断设备、MRI 等医学影像设备和伽玛刀、X 刀（直线加速器放射外科系统）等大型立体定向放疗设备、肿瘤热疗设备等，展现了现代医疗器械的新技术。

第三个发展阶段：党的十八大以后。据测算，2018 年我国医疗器械市场规模约为 5304 亿元，同比增长 19.86%。医疗器械行业面临巨大的发展机遇。中国医疗器械企业通过提高自主创新能力、"出海"并购等方式增强自身实力，提高国际市场话语权，对提升我国医疗器械行业整体水平起着至关重要的作用。

　　虽然我国医疗器械行业发展起步较晚，但行业整体发展速度较快，尤其是进入21世纪以来，产业整体步入高速增长阶段。我国医疗器械产业已初步建成专业门类齐全、产业链条完善、产业基础雄厚的产业体系。随着相关技术的不断创新和进步，医疗器械应用场景和市场需求均呈现增长的发展态势。在政府对医疗器械的不断投入和支持下，我国逐渐发展成为全球第二大医疗器械市场。2011—2021年我国医疗器械生产企业的数量如图2.4所示。截至2020年底，全国实有医疗器械生产企业2.65万家，其中，可生产一类产品的企业有15 536家，可生产二类产品的企业有13 011家，可生产三类产品的企业有2181家。而根据2022年国家药品监督管理局发布的《药品监督管理统计报告（2021年第三季度）》，截至2021年第三季度，我国医疗器械行业生产企业共计2.8万家，比2020年底增长5.62%。

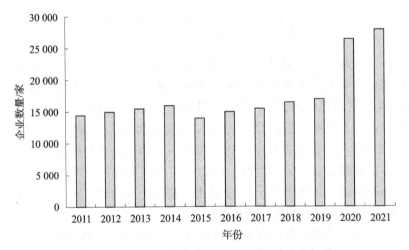

图2.4　2011—2021年中国医疗器械生产企业数量

资料来源：前瞻产业研究院. 2023—2028年全球及中国医疗器械行业发展分析 [BE/OL]. [2023-04-18]. https://baijiahao.baidu.com/s?id=1763508295887677163&wfr=spider&for=pc.

　　目前我国医疗器械市场中本土企业数量较多，但整体呈现规模较小、分散的局面，且相对偏向低值产品领域，在医用设备、高值耗材等领域跨国企业市场份额较高。

　　从政策角度看，全国及各地推出多项政策，为本土医疗器械企业进行创新研发提供了大量的政策支持，如《关于促进医疗器械创新发展的指导意见》《关于加快推进医疗器械审评审批制度改革的意见》《关于加快推进医疗器械注册申报材料电子化工作的通知》等。

　　从技术升级角度看，我国医疗器械企业的研发虽然起步较晚，但近年来不断增加研发投入，提升自身技术创新能力。近几年，国内前十大医疗器械企业每年研发投入均维持 20% 以上的增长。

从市场需求角度看，受我国人口老龄化、消费升级、健康意识提高等因素的影响，对于医疗器械的需求不断增加，尤其是对于高端、精准、个性化的产品需求更为旺盛。这些因素都为本土医疗器械企业提供了巨大的发展空间和机遇。

2.2.2　中国医疗器械产业规模及行业格局

中国医疗器械行业经过多年的发展，已经形成了一个规模庞大、结构合理、技术先进的产业体系。根据《中国医疗器械行业蓝皮书（2021）》统计，2016—2021 年中国医疗器械行业市场规模呈现逐年上升趋势，2020 年中国医疗器械市场规模达 7721 亿元人民币，同比增长 22.76%（图 2.5）。据统计，2022 年中国医疗器械市场规模达 9582 亿元人民币，近 7 年复合增速约 17.5%，已跃升成为除美国之外的全球第二大市场。预计未来 5 年，医疗器械领域市场规模年均复合增长率约为 14%，至 2023 年底或将突破万亿元❶。

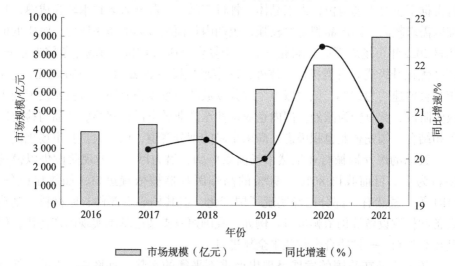

图 2.5　2016—2021 年中国医疗器械行业市场规模变动情况

资料来源：前瞻产业研究院 . 2023—2028 年全球及中国医疗器械行业发展分析 [BE/OL]. [2023-04-18]. https://baijiahao.baidu.com/s?id=1763508295887677163&wfr=spider&for=pc.

---

❶ 尚普咨询集团. 2023年中国医疗器械行业发展现状与趋势分析. [2023-06-08]. https://baijiahao.baidu.com/s?id=1768118965412217494&wfr=spider&for=pc.

从产业链角度看，上游以各类原材料供应商及相应的技术研发企业为主，这其中不乏 Minnesota Mining and Manufacturing（下文简称 3M）、东软医疗系统有限公司（下文简称东软）等优势企业。中游聚集了各类医疗设备、耗材相关的制造企业，这其中包括主要制造治疗设备的迈瑞医疗、江苏鱼跃医疗设备股份有限公司（下文简称鱼跃医疗），主要制造检测设备的上海联影医疗科技股份有限公司（下文简称联影）、北京万东医疗科技股份有限公司（下文简称万东），以及专攻高值医用耗材的上海微创医疗器械（集团）有限公司（下文简称微创），等等。下游则以各类医疗机构、科研机构、第三方检验中心及 C 端使用者为主。国内医疗器械产业链构建相对完善，未来将逐步向更为高端的市场环节渗透。

从产品类型角度看❶，单独或者组合使用于人体的仪器、材料等的普通医疗设备占最大市场份额，2022 年中国医疗器械整体市场规模约占全球的 54%，整体市场规模超 5000 亿元，其中，医疗影像、心脏起搏器、人工关节等高端产品市场仍然由跨国企业主导，而超声波、电子胃镜、血液透析等中低端产品市场则国内企业占据较大优势。高值耗材市场规模逐年增加，2022 年约为 1779 亿元，近 6 年复合增长率约为 20%，其中，血管介入类与骨科植入类耗材占据了主要市场地位，人工晶体、骨科产品、冠脉介入等技术较为成熟，且临床需求较高、国产品牌竞争较强，短期内将面临较高的集采压力。医用低值耗材 2022 年市场规模达 1184 亿元，年均复合增速约 17%，市场竞争较为充分，产品优化升级或为发展机遇。体外诊断市场规模在 2022 年为 1460 亿元，近 6 年复合增速约为 21%。该领域单个细分领域的市场规模有限，且技术发展处于成熟阶段，竞争较为激烈。国内企业延伸至产业链下游，将检验产品与检验服务相结合。领先企业也积极进入尚未布局的细分赛道，以扩大自身市场规模。

我国的医疗器械行业虽然市场前景广阔，潜力巨大，但现阶段仍以模仿创新为主。目前我国 80%～90% 的高端医疗器械依赖进口，如放疗设备、MRI 等。虽然有一部分已经实现了国产化，但其核心零部件、原材料、制造设备和检测设备等仍依赖进口。例如，我国冠脉支架已基本实现国产替代，但其核心材料——钴铬合金却几乎全靠进口。

各类产品在我国的发展呈现出严重不平衡的态势，如图 2.6 所示，低值耗材领域的护创材料、输液器等国产品牌占比非常高，达到了 90%，而技术密集型的产品，如免疫诊断、分子诊断、血液净化、人工晶体、MRI 及放疗

---

❶ 罗兰贝格管理咨询.中国医疗器械行业发展现状与趋势[EB/OL]. [2023-02-23].https://www.xdyanbao.com/doc/c1lxsr60vc?bd_vid=11518980145801998077.

设备，国产品牌的市场占比都在 30% 甚至以下。

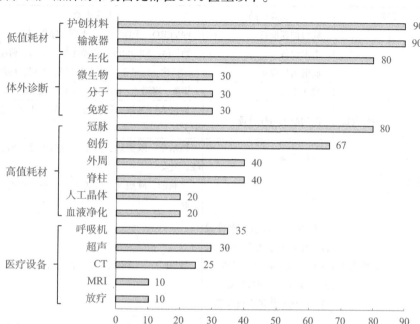

图 2.6　我国医疗器械细分市场国产品牌占比情况

资料来源：罗兰贝格管理咨询 . 中国医疗器械行业发展现状与趋势 [EB/OL]. [2023-02-23]. https://
www.xdyanbao.com/doc/c1lxsr60vc?bd_vid=11518980145801998077.

　　总体来看，我国医疗器械产业的发展趋势集中于带量采购、国产替代、医疗新基建、国产出海与投资推动五大方向。经过多年的发展和积累，国内涌现出一批能够与国外企业相抗衡或者对标的龙头企业，具体见表 2.2。这其中，迈瑞、深圳市理邦精密仪器股份有限公司（下文简称理邦）等国内企业逐渐在医学诊断领域站稳脚跟，万东等国内企业在治疗设备领域也拥有了一席之地；家用医疗设备方面，鱼跃、九安等国内企业正在逐渐走进千家万户。

表 2.2　医疗器械的主要分类及龙头企业

类别		主要产品	龙头企业
医用医疗设备	诊断设备	内窥镜检查设备	奥林巴斯、史赛克、STORZ、上海澳华、沈大光学、迈瑞
		功能检查设备	GE 医疗、光电、飞利浦、迈瑞医疗、理邦、埃顿、康泰
		中医诊断设备	道生、通化海恩达
		监护设备	GE 医疗、西门子医疗、飞利浦、迈瑞医疗、宝莱特、理邦

续表

类别		主要产品	龙头企业
医用医疗设备	治疗设备	病房护理设备	FAVERO、美国屹龙、永辉、康乐园
		手术设备	德尔格、TRUMPF、迈瑞医疗、华瑞、科凌
		放射治疗设备	医科达、瓦里安、西门子新华、万东、玛西普
		理化设备	伊藤、赛诺龙、Enraf-Nonius B.V.威尔德、众恒
		医用激光治疗设备	科医人、飞顿、赛诺秀、科英、华工、高科恒大
		麻醉设备	德尔格、欧美达、海伦、迈瑞医疗、航天长峰、谊安
		康复设备	飞利浦、欧姆龙、江苏钱璟、鱼跃医疗、诚益通
	辅助设备	消毒灭菌设备、制冷设备、中心吸引及供氧系统、空调设备、制药机械设备、血库设备、医用数据处理设备、医用录像摄影设备等	新华医疗、白象医疗、江汉医疗、鱼跃医疗
家用医疗设备	检测设备	电子血压计、血糖仪、电子体温计、指尖血氧仪等	国外企业：欧姆龙、罗氏、强生、博雅、西铁城
			国内企业：鱼跃医疗、三诺生物、九安医疗、乐心医疗
	治疗设备	远红外线治疗仪、磁疗仪、理疗仪、中频治疗仪等	国外企业：欧姆龙、飞利浦、松下
			国内企业：鱼跃医疗、九安医疗、紫薇星
	康复设备	家用制氧机、家用呼吸机、雾化器、按摩仪、颈椎腰椎护理仪	国外企业：欧姆龙、飞利浦、西门子
			国内企业：鱼跃医疗、海尔医疗

资料来源：药智网.医疗设备发展情况梳理[EB/OL].[2022-11-02].https://gu.yaozh.com/operational_detail?id=750.

医疗器械领域国内企业层出不穷，其中涌现出一批技术过硬、经营有方的优秀企业。医疗器械领域部分国内上市公司见表2.3。从地域分布来看，这些医疗器械领域的优秀企业分布十分不均衡，15家上市公司中，来自广东省的占据一半以上，这从侧面反映出我国在医疗器械领域的技术发展呈现出地域不平衡之态。这些企业在医疗器械的某一个或某几个细分市场都有非常亮眼的表现，在技术研发方面也往往具有雄厚的实力，这在后续章节的分析中有所体现。

表 2.3　医疗器械领域部分国内上市公司

公司名称	所在省份	所在城市	成立时间	上市时间	主要投资布局区域
迈瑞医疗	广东省	深圳市	1999 年 1 月 25 日	2018 年 10 月 16 日	西安、武汉、成都、南京、北京
新华医疗	山东省	淄博市	1993 年 4 月 18 日	2002 年 9 月 27 日	北京、上海、成都
鱼跃医疗	江苏省	镇江市	1998 年 10 月 22 日	2008 年 4 月 18 日	南京、上海、苏州、深圳
东富龙	上海市	上海市	1993 年 12 月 25 日	2011 年 2 月 1 日	上海
尚荣医疗	广东省	深圳市	1998 年 3 月 13 日	2011 年 2 月 25 日	苏州、合肥、南昌
开立医疗	广东省	深圳市	2002 年 9 月 27 日	2017 年 4 月 6 日	上海、成都、武汉、嘉兴（嘉善）
和佳股份	广东省	珠海市	1996 年 4 月 1 日	2011 年 10 月 26 日	广州
理邦仪器	广东省	深圳市	1995 年 8 月 2 日	2011 年 4 月 21 日	西安
健帆生物	广东省	珠海市	1989 年 12 月 19 日	2016 年 8 月 2 日	天津、北京、黄冈
万东医疗	北京市	北京市	1997 年 5 月 12 日	1997 年 5 月 19 日	南京、苏州、上海
宝莱特	广东省	珠海市	1993 年 6 月 28 日	2011 年 7 月 19 日	天津、南昌、重庆
乐心医疗	广东省	中山市	2002 年 7 月 18 日	2016 年 11 月 16 日	广州
九安医疗	天津市	天津市	1995 年 8 月 22 日	2010 年 6 月 10 日	山东
爱朋医疗	江苏省	南通市	2001 年 10 月 30 日	2018 年 12 月 13 日	上海
戴维医疗	浙江省	宁波市	1992 年 9 月 18 日	2012 年 5 月 8 日	宁波

资料来源：药智网 . 医疗设备发展情况梳理 [EB/OL]. [2022-11-02]. https://gu.yaozh.com/operational_detail?id=750.

2.2.3　中国医疗器械产业政策

近年来，为了促进医疗器械行业的持续发展，我国制定了一系列的政策。我国为促进医疗器械产业发展而出台的多项政策见表 2.4。

表 2.4　我国促进医疗器械产业发展的政策

发布时间	名称	内容
2014 年 2 月	创新医疗器械特别审批程序（试行）	保障医疗器械的安全、有效，鼓励医疗器械的研究与创新，促进医疗器械新技术的推广和应用，推动医疗器械产业发展
2014 年 3 月	医疗器械监督管理条例	国家鼓励医疗器械的研究与创新，发挥市场机制的作用，促进医疗器械新技术的推广和应用，推动医疗器械产业的发展

续表

发布时间	名称	内容
2015 年 3 月	全国医疗卫生服务体系规划纲要（2015—2020 年）	部署促进我国医疗卫生资源进一步优化配置，提高服务可及性、能力和资源利用效率，指导各地科学、合理地制定实施区域卫生规划和医疗机构设置规划
2015 年 5 月	中国制造 2025	提高医疗器械的创新能力和产业化水平，重点发展影像设备、医用机器人等高性能诊疗设备和全降解血管支架等高值医用耗材，以及可穿戴、远程诊疗等移动医疗产品
2015 年 8 月	关于改革药品医疗器械审评审批制度的意见	提高审评审批质量，解决注册申请积压，提高仿制药质量，鼓励研究和创制新药，提高审评审批透明度
2016 年 3 月	关于促进医药产业健康发展的指导意见	激发医药产业创新活力，降低医药产品从研发到上市全环节的成本，加快医药产品审批、生产、流通、使用领域体制机制改革，推动医药产业智能化、服务化、生态化，实现产业中高速发展和向中高端转型，不断满足人民群众多层次、多样化的健康需求
2016 年 4 月	关于征求医疗器械临床试验现场检查程序和检查要点意见的通知	为加强医疗器械临床试验管理，原国家食品药品监督管理总局将适时组织开展临床试验监督抽查工作
2016 年 10 月	医疗器械优先审批程序	对治疗罕见病、恶性肿瘤、老年病、儿童专用、临床急需及列入国家科技重大专项或重点研发计划等情形的医疗器械，制定医疗器械优先审批程序，设置优先审批通道
2016 年 10 月	"健康中国 2030"规划纲要	明确要求加强高端医疗器械等创新能力建设，加快医疗器械转型升级，提高具有自主知识产权的医学诊疗设备、医用材料的国际竞争力，并提出到 2030 年实现医疗器械质量标准全面与国际接轨的目标
2016 年 11 月	医药工业发展规划指南	大力推动"互联网＋医药"，发展智慧医疗产品。开发应用具备云服务和人工智能功能的移动医疗产品、可穿戴设备，各种类型的基于移动互联网的健康管理软件（APP），可实现远程监护、咨询的远程医疗系统。加强对健康医疗大数据的开发和利用，发展电子健康档案、电子病历、电子处方等数据库，实现数据资源互联互通和共享，指导疾病诊治、药物评价和新药开发，发展基于大数据的医疗决策支持系统。重点推进医学影像设备、体外诊断产品、治疗设备、植入介入产品和医用材料及移动医疗产品领域的发展

续表

发布时间	名称	内容
2017 年 1 月	"十三五"国家战略性新兴产业发展规划	发展高品质医学影像设备、先进放射治疗设备、高通量低成本基因测序仪等，加快组织器官修复和替代材料及植介入医疗器械产品创新和产业化。到 2020 年，覆盖城乡居民的基本医疗卫生制度基本建立，实现人人享有基本医疗卫生服务，人均预期寿命在 2015 年的基础上提高 1 岁
2017 年 1 月	战略性新兴产业重点产品和服务指导目录（2016 版）	重点发展生物医学工程产业，包括医学影像设备及其核心部件、医学影像服务、肿瘤治疗设备、手术治疗设备、康复治疗设备、专科治疗设备、生命支持设备、康复治疗服务、医用检查仪器、体外诊断检测仪器、分子诊断检测仪器、医用检查检测服务、生物医用植介入设备、生物医用材料
2017 年 5 月	"十三五"医疗器械科技创新专项规划	加速医疗器械产业整体向创新驱动发展的转型，完善医疗器械研发创新链条；突破一批前沿、共性关键技术和核心部件，开发一批进口依赖度高、临床需求迫切的高端、主流医疗器械和适宜基层的智能化、移动化、网络化产品，推出一批基于国产创新医疗器械产品的应用解决方案
2017 年 10 月	关于深化审评审批制度改革鼓励药品医疗器械创新的意见	为促进药品医疗器械产业结构调整和技术创新，提高产业竞争力，满足公众临床需要，就深化审评审批制度改革、鼓励药品医疗器械创新提出以下意见：改革临床试验管理，加快上市审批，加快临床急需药品和医疗器械审评审批，支持罕见病治疗药品及医疗器械研发，加强药品医疗器械全生命周期管理，提升技术支撑能力等
2018 年 4 月	关于促进首台（套）重大技术装备示范应用的意见	"首台套"是指国内实现重点技术突破、拥有知识产权、尚未取得市场业绩的装备产品。23 种医疗设备可享受"首台套"推广应用政策的扶持，其中包括 DR、MRI、CT、PET-CT、PET-MR、DSA、彩超和电子内窥镜等医用影像设备
2018 年 11 月	创新医疗器械特别审批程序	程序设置更为科学有效，有利于提升创新医疗器械审查效率，为鼓励医疗器械产业创新发展发挥积极作用
2019 年 10 月	首台（套）重大技术装备推广应用指导目录（2019 年版）	医用成像设备、体外诊断设备、治疗设备、医疗康复装备、其他医疗器械等医疗专用装备入选

续表

发布时间	名称	内容
2020年2月	中共中央 国务院关于深化医疗保障制度改革的意见	到2025年，医疗保障制度更加成熟定型，基本完成待遇保障、筹资运行、医保支付、基金监管等重要机制和医药服务供给、医保管理服务等关键领域的改革任务。深化药品、医用耗材集中带量采购制度改革。坚持招采合一、量价挂钩，全面实行药品、医用耗材集中带量采购
2020年5月	公共卫生防控救治能力建设方案	聚焦新冠肺炎疫情暴露的公共卫生特别是重大疫情防控救治能力短板，调整优化医疗资源布局，全面提升县级医院救治能力，健全完善城市传染病救治网络，加强重症监护病区（ICU）建设
2020年7月	医疗联合体管理办法（试行）	加强医联体内药品、耗材供应保障，在医联体内推进长期处方、延伸处方，逐步统一药品耗材管理平台，通过远程医疗、远程会诊、远程查房、远程教学、远程心电检查、选程监护等形式，逐步推进互联网诊疗，利用信息化手段，下沉优质医疗资源，提升基层医疗服务能力
2020年7月	国家卫生健康委员会关于全面推进社区医院建设工作的通知	通过社区医院建设进一步优化医疗卫生资源配置，完善基层医疗卫生服务功能，不断提升基层医疗卫生服务能力，进一步推动分级诊疗制度建设
2021年2月	医疗装备产业发展规划（2021—2025年）（征求意见稿）	开发高端影像诊断装备，促进影像诊断装备智能化、远程化、小型化、快速化、精准化、多模态融合化、诊疗一体化发展。开发多模式图像、多治疗计划融合及自适应放射治疗装备；提高推拿、牵引、光疗、电疗、磁疗、运动治疗、康复辅具等传统保健康复装备水平，推进系统化、定制化发展；加快微型化、精密化植入式心脏起搏装置、神经刺激装备研制等
2021年3月	国家药品监督管理局 国家标准化管理委员会关于进一步促进医疗器械标准化工作高质量发展的意见	到2025年，基本建成适应我国医疗器械研制、生产、经营、使用、监督管理等全生命周期管理需要，符合严守安全底线和助推质量高线新要求，与国际接轨、有中国特色、科学先进的医疗器械标准体系，实现标准质量全面提升，标准供给更加优质、及时、多元，标准管理更加健全、高效、协调，标准国际交流合作更加深入、更富成效
2021年7月	"十四五"优质高效医疗卫生服务体系建设实施方案	加快构建强大公共卫生体系，推动优质医疗资源扩容和区域均衡布局，提高全方位全周期健康服务与保障能力，改善临床诊疗基础设施条件，适当超前配置大型医用设备

续表

发布时间	名称	内容
2021 年 12 月	"十四五"机器人产业发展规划	着力突破核心技术，着力夯实产业基础，着力增强有效供给，着力拓展市场应用，提升产业链供应链稳定性和竞争力，持续完善产业发展生态，推动机器人产业高质量发展
2021 年 12 月	中华人民共和国科学技术进步法（2021 年修订）	对境内自然人、法人和非法人组织的科技创新产品、服务，在功能、质量等指标能够满足政府采购需求的条件下，政府采购应当购买；首次投放市场的，政府采购应当率先购买
2021 年 12 月	"十四五"医疗装备产业发展规划	更好地满足人民日益增长的医疗卫生健康需求，推动医疗装备产业高质量发展，实现产业链安全可控
2022 年 9 月	国家卫生健康委员会开展财政贴息贷款更新改造医疗设备的通知	对符合区域卫生规划的所有公立和非公立医疗机构设备购置和更新改造新增贷款实施阶段性鼓励政策

总体来看，2016—2020 年医疗器械产业政策主要体现在监管、鼓励两方面，助力医疗器械行业健康有序发展。2021 年，国家密集出台了一系列鼓励科技创新的政策，旨在助推医疗器械产业高质量发展，建立与国际接轨、有中国特色、科学先进的医疗器械标准体系，为医疗器械的创新发展指明了方向。

《中华人民共和国国民经济和社会发展第十四个五年规划和 2035 年远景目标纲要》（以下简称"十四五"规划）在"专栏 4　制造业核心竞争力提升"中提到要突破腔镜手术机器人、体外膜肺氧合机等核心技术，研制高端影像、放射治疗等大型医疗设备及关键零部件，发展脑起搏器、全降解血管支架等植入产品，推动康复辅助器具提质升级。

《"十四五"医疗装备产业发展规划》将以下领域列为 2021—2025 年重点发展的领域：

1）诊断检验装备。发展新一代医学影像装备，推进智能化、远程化、小型化、快速化、精准化、多模态融合、诊疗一体化发展。发展新型体外诊断装备、新型高通量智能精准用药检测装备，攻关先进细胞分析装备，提升多功能集成化检验分析装备、即时即地检验（POCT）装备性能品质。

2）治疗装备。攻关精准放射治疗装备，突破多模式高清晰导航、多靶区肿瘤一次摆位同机治疗、高精度定位与剂量引导、自适应放射治疗计划系统（TPS）等技术。攻关智能手术机器人，加快突破快速图像配准、高精度定位、智能人机交互、多自由度精准控制等关键技术。发展高效能超声、电流、磁场、激光、介入等治疗装备。推进治疗装备精准化、微创化、快捷化、智能化、可复用化发展。

3）监护与生命支持装备。研制脑损伤、脑发育、脑血氧、脑磁测量等新型监护装备，发展远程监护装备，提升装备智能化、精准化水平。推动透析设备、呼吸机等产品的升级换代和性能提升。攻关基于新型传感器、新材料、微型流体控制器、新型专用医疗芯片、人工智能和大数据的医疗级可穿戴监护装备和人工器官。

4）中医诊疗装备。发挥中医在疾病预防、治疗、保健康复等方面独特优势，在中医药理论指导下，深度挖掘中医原创资源，开发融合大数据、人工智能、可穿戴等新技术的中医特色装备，重点发展脉诊、舌诊及针刺、灸疗、康复等中医装备。促进中医临床诊疗和健康服务规范化、远程化、规模化、数字化发展。

5）妇幼健康装备。发展面向妇女、儿童特殊需求的疾病预防、诊断、治疗、健康促进等装备。攻关优生优育诊断分析软件及装备。研制孕产期保健、儿童保健可穿戴装备，推动危重症新生儿转运、救治、生命支持及婴幼儿相关疾病早期筛查等装备应用。促进妇幼健康装备远程化、无线化、定制化发展。

6）保健康复装备。发展基于机器人、智能视觉与语音交互、脑－机接口、人－机－电融合与智能控制技术的新型护理康复装备，攻关智能康复机器人、智能助行系统、多模态康复轮椅、外骨骼机器人系统等智能化装备。促进推拿、牵引、光疗、电疗、磁疗、能量治疗、运动治疗、正脊正骨、康复辅具等传统保健康复装备系统化、定制化、智能化发展。提升平衡功能检查训练、语言评估与训练、心理调适等专用康复装备供给能力。

7）有源植介入器械。加快植入式心脏起搏、心衰治疗介入、神经刺激等有源植介入器械研制。发展生物活性复合材料、人工神经、仿生皮肤组织、人体组织体外培养、器官修复和补偿等。推动先进材料、3D打印等技术应用，提升植介入器械生物相容性及性能水平。

2.3 天津市医疗器械产业现状

2.3.1 天津市医疗器械产业发展基本情况

天津市的生物医药产业在全国一直处于较领先的位置❶。第一，产业规模稳步增长。截至2020年，天津市已经建成门类完整的产业体系，在创新孵化、

❶ 内容摘自《天津市生物医药产业发展"十四五"专项规划》。

产业化、流通等价值链主要环节完成了布局，发展质量、效益较高，增速稳定。2020 年，生物医药产业规模超 600 亿元，总产值占规模以上工业比重达到 3.7%。经济效益水平在全市工业行业中名列前茅。第二，优势产业全国领先。在中药、化学药、生物制药、医疗器械等领域，产品优势继续保持。九安医疗的电子血压计销售量列世界第三位。第三，创新产品不断涌现。赛诺医疗科学技术股份有限公司（下文简称赛诺医疗）研发的冠脉支架填补了我国生物医药领域的空白，天津市中新科炬生物制药有限公司（下文简称中新科炬）打造的体外快速诊断平台实现了国内在艾滋病快速检测领域的国产替代。第四，领军企业加速聚集。在医疗器械领域，聚集了 GE 医疗、天津正天医疗器械有限公司（下文简称正天医疗）、九安、邦盛医疗装备（天津）股份有限公司（下文简称邦盛医疗）、赛诺医疗、天津瑞奇外科器械股份有限公司（下文简称瑞奇外科）等多家优势企业。第五，创新体系日趋健全，"十三五"时期，在生物医药领域，天津市已拥有 1 个国家技术创新中心、19 个国家和部委级重点实验室、3 个国家临床医学研究中心、6 个国家级工程（技术）研究中心、7 个国家级企业技术中心、48 个天津市重点实验室、34 个天津市企业重点实验室、25 个市级临床医学研究中心、27 个天津市工程技术研究中心。天津市聚集了一批高水平产业创新平台，建立了多个生物医药特色产业园区、专业化众创空间和专业化孵化器，形成体系完整、设备先进、人才丰富、覆盖全面的产业创新体系。第六，产业生态持续完善，出台了一系列促进生物医药产业发展的政策文件，对相关项目给予政策支持，通过南开大学、天津大学、天津医科大学、天津中医药大学等培养了大批生物医药专业人才。第七，空间布局加速优化，基本形成了以滨海新区为核心，武清、北辰、西青、津南各具特色的发展格局。滨海新区生物医药产业规模占全市的比重超过 60%，重点聚焦合成生物、医疗器械、化学制药、智慧医疗、中药现代化、医药研发服务外包六大方向；武清区以武清经济技术开发区和天津京津科技谷为依托，重点发展化学药、生物制药、医疗器械等产业；津南区以津南经济开发区和双港工业区为核心，聚焦大健康、医疗器械等产业；北辰区以天津医药医疗器械工业园和滨海高新区北辰科技园为依托，突出中药和医疗器械双轮驱动。

医疗器械产业是天津的传统优势产业，570 家医疗器械企业 2020 年实现总产值约 20.9 亿元，进出口总额约 2.3 亿美元，较 2019 年均有大幅增长。截至 2020 年底，天津市在全国高端医疗器械省区市排名第 14 位，在城市中排名第 8 位。从主题园区排名看，天津华苑科技园有医疗器械生产企业 58 家，位居全国第三。截至 2019 年底，生产企业数量排名前三的是：滨海新区 158 家，北辰区 64 家，武清区 52 家。东丽区 41 家，排名第六。天津市共有二、三类医疗器械经营企业 7872 家，经营企业数量排名前三的区分别是：武清区 906 家，滨海新区 731 家，南开区 554 家。东丽区 316 家，排名第 11 位。天津市医疗器械产品注册量共计 3387 件，较 2018 年增长 16.0%。天津市医疗器械注册产品数量排名前三的区分别为：滨海新区 1383 件，东丽区 459 件，北辰区 408 件。从细分领域看，天津市医疗器械产品主要有体外诊断试剂（1122 件，33.1%），骨科手术器械（409 件），注输、护理和防护器械（364 件），口腔科器械（186 件），物理治疗器械（171 件），医用成像器械（152 件）等。

创新企业主要包括高新技术企业与科技型中小企业。截至 2019 年底，天津市实有医疗器械高新技术企业 124 家，数量排名前三的是：滨海新区 61 家，武清区 13 家，南开区 12 家。东丽区有 8 家，排名第四。依托于天津市丰富的科研资源和研发机构，医疗器械领域发明专利和文献等知识产权成果较为丰富。

2.3.2 天津市医疗器械产业政策

天津市十分重视医疗器械产业的良好运行和可持续发展，近几年陆续出台了多项相关政策，助力医疗器械产业不断发展。2019 年 12 月—2023 年 7 月天津市为促进医疗器械产业发展而出台的部分政策见表 2.5。

表 2.5　2019 年 12 月—2023 年 7 月天津市促进医疗器械产业发展的部分政策

时间	名称	内容
2019 年 12 月	天津市医疗器械注册人制度试点工作实施方案	加快推进医疗器械产业创新发展，为全面实施医疗器械注册人制度进一步积累经验
2020 年 7 月	天津市医疗器械经营许可和备案管理若干规定（修订）	加强医疗器械经营监督管理，规范医疗器械经营行为
2021 年 11 月	天津市生物医药产业发展"十四五"专项规划	完整准确全面贯彻新发展理念，加速产业新旧动能转换，打造国内领先的生物医药研发转化基地
2021 年 12 月	天津市药品监督管理局关于调整医疗器械及体外诊断试剂注册申报材料要求的通告	天津市第二类医疗器械及体外诊断试剂注册、延续注册、注册变更等事项申报资料要求
2022 年 1 月	鼓励医疗器械中小微企业发展若干措施	解决天津市医疗器械中小微企业在初创和经营过程中面临的困难，提升政务服务便利化程度，加大政策创新力度，主动融入企业发展
2022 年 6 月	天津市医疗器械应急审批程序	有效预防、及时控制和消除突发公共卫生事件的危害，确保天津市突发公共卫生事件应急所需第二类医疗器械尽快完成审批

续表

时间	名称	内容
2022 年 10 月	天津滨海高新区关于促进生物医药产业高质量发展的鼓励办法实施细则	支持创新医疗器械研发及产业化，对符合条件的企业给予相应的资金支持
2022 年 12 月	天津市医疗器械生产监督管理实施细则	加强天津市医疗器械生产监督管理，规范医疗器械生产活动，保证医疗器械安全有效
2023 年 7 月	天津市基因和细胞产业促进条例	促进基因和细胞技术及产品在医学上的研究、应用和产业化，推动医疗卫生事业和健康产业高质量发展

其中，《天津市生物医药产业发展"十四五"专项规划》指出，要打造高端医疗器械产业集群：加速重大医疗诊断和治疗装备规模化，充分发挥高校技术优势，发展面向眼科、皮肤科、泌尿科等的角膜相关检测设备、激光诊断治疗设备及透析治疗设备等专科诊断设备，高标准移动化数字影像系统、三维高清内窥镜系统等通用诊断装备，以及医用机器人、高压氧舱等先进治疗装备；聚集和引进伽马刀、质子重离子治疗等新型治疗装备生产企业，加速装备国产化进程；壮大植介入器械和高价值生物医用材料产品，重点发展人工关节与骨科植入物、种植牙与口腔植入设备、植入式人工心脏、可降解血管支架、血管及造影导管等各类植介入人工器械；突破高端医用试剂产品，发展人类免疫抗体临床检测试剂盒、化学发光免疫分析试剂盒、新冠病毒诊断试剂盒及相关配套设备；支持基因测序产品、生物检测产品及与仪器配套使用检测品的研发和产业化，引导企业向上游原料发展，攻克原料抗体、酶等关键开发制备技术，打破国外企业原料垄断；培育公共安全与应急产业，重点发展精准检测试剂、仪器、医用防护用品及车载医疗设备等细分产业。

第3章 医疗器械产业专利分析 ❶

3.1 专利发展态势分析

3.1.1 全球及主要国家专利申请趋势分析

截至2023年8月底，涉及医疗器械领域的全球专利申请共计4 202 961件。如图3.1所示，2000—2009年，全球医疗器械领域的专利申请处于缓慢震荡增长期；自2010年开始，医疗器械领域的专利申请量进入持续增长期，尤其是2018—2020年进入快速增长期，每年增速高达10%以上；至2020年，医疗器械领域的全球专利年申请量已经达到29万余件，这表明该领域的技术研发和专利申请均保持在相当活跃的状态。图3.1中显示2021—2023年的全球专利申请量出现下降，这一方面是因为受到全球疫情的影响，另一方面是因为部分专利申请可能还处于已递交申请但未公布的状态。作为关系到人类生命健康的战略性新兴产业，医疗器械领域在庞大而稳定的市场需求下，长期以来产业一直保持着良好的增长势头，目前已成为世界上发展最快、产品附加值最高、贸易往来最活跃的产业之一。因此，医疗器械产业全球专利申请量也保持着良好的增长势头。

如图3.2所示，在排名前五的专利申请来源国中，美国、日本、德国和韩国在2000—2020年的专利申请量均处于较平稳的态势，只有中国的专利申请量一骑绝尘，从2000年开始一直处于逐年增长态势，并且从2014年开始进入快速增长阶段。结合图3.1可知，中国在医疗器械领域的专利申请量逐年增长是促使该领域全球专利申请量逐年增长的主要因素。

---

❶ 如无特殊说明，本章及之后章节的专利数据均来源于智慧芽全球专利数据库（PatSnap）。

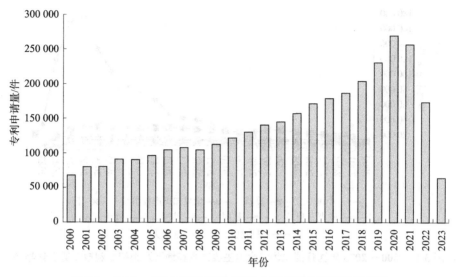

图 3.1　2000—2023 年医疗器械产业全球专利申请量变化趋势

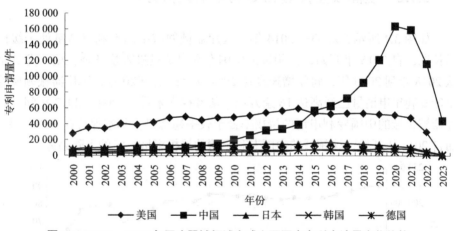

图 3.2　2000—2023 年医疗器械领域全球主要国家专利申请量变化趋势

　　如图 3.3 所示，在排名前十的专利申请目标国家（组织）和地区中，只有中国的专利申请量在近二十几年间呈现出明显增长态势，对比图 3.2 可见，该增长态势与中国的专利申请产出量的增长态势高度一致。除中国外，美国、世界知识产权组织、欧洲专利局、日本等国家和地区及组织的专利申请量在2000—2020 年间处于较平稳的态势。

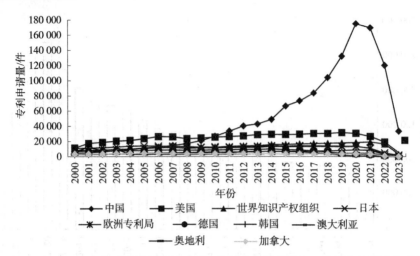

图 3.3　2000—2023 年医疗器械领域全球主要国家和地区及组织专利申请量变化趋势

3.1.2　全国及重点省市专利申请趋势分析

如图 3.4 所示，2000—2014 年，医疗器械领域中国专利申请量处于缓慢增长期；自 2015 年开始，该领域的中国专利申请量进入快速增长期，尤其是从 2018 年到 2020 年，每年增速高达 20% 以上；至 2020 年，医疗器械领域的全球专利年申请量已经高达 16 余万项。从授权率来看，2000—2012 年间，医疗器械领域的中国专利申请的授权率处于较平稳态势，基本保持在 80% 左右，而自 2012 年开始，该领域的中国专利申请的授权率呈一定的下降趋势。

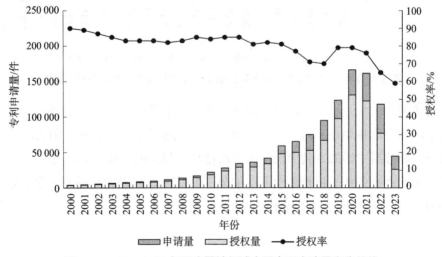

图 3.4　2000—2023 年医疗器械领域中国专利申请量变化趋势

如图 3.5 所示，山东、广东、江苏、浙江等几个重点省市在医疗器械领域的专利申请量从 2000 年开始基本都呈持续增长势头。这其中，山东省比较突出，早在 2005 年就开始在该领域加强了专利布局，是发力最早的省份，后期虽略有波动，但总体呈现出较强的上升势头，在 2020 年专利申请量达到顶峰，2021 年及以后势头稍减；广东、江苏、浙江、北京和上海紧随其后，从 2009 年开始该领域的专利申请量逐年增加，其中江苏也是在 2020 年专利申请量到达顶峰，而后有所下降，而广东、浙江和上海上升势头则持续到 2021 年，北京则到了 2022 年势头仍不减；河南、四川、湖北和重庆在该领域的专利申请量在 2013 年之后才呈现明显的上升趋势，其中湖北和重庆的专利申请量峰值出现在 2020 年，河南和四川的峰值出现在 2021 年。可见，上述几个重点省市尽管都在医疗器械领域的专利布局方面有了长足发展，但各自的趋势略有不同，这与各个省市之间不同的支持政策及相关政策的出台时间有着密切的关联。

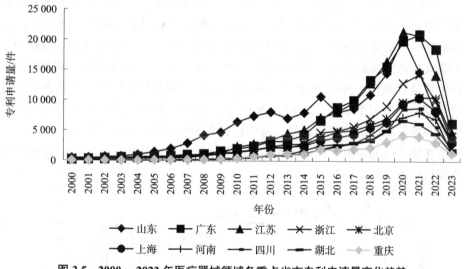

图 3.5　2000—2023 年医疗器械领域各重点省市专利申请量变化趋势

从城市层面来看，如图 3.6 所示，北京、上海、深圳、广州等几个重点城市在医疗器械领域的专利申请量整体都呈现出持续上升趋势，各个城市之间显现出的差异与省市之间的差异相比小一些。其中，各个城市的专利申请量基本上都是在 2007 年前后呈现出明显的增长趋势，到 2014 年前后进入快速增长期，又在 2017 年前后进入急速增长期，在 2021 年前后达到峰值。

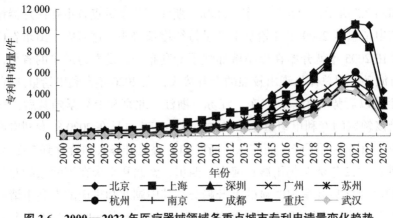

图 3.6　2000—2023 年医疗器械领域各重点城市专利申请量变化趋势

3.1.3　天津市及各区专利申请趋势分析

如图 3.7 所示，总体来看，从 2000 年到 2020 年，天津市在该领域的中国专利申请量经历了较长时段的较大幅度的增长。具体地，2000—2004 年，天津市在医疗器械领域的中国专利申请量处于稳定期；自 2005 年开始至 2009 年，天津市在该领域的中国专利申请量进入缓慢增长期；从 2010 年开始到 2015 年，处于快速增长期；2016 年之后，天津市在该领域的中国专利申请量处于振荡增长期。从授权率来看，2000—2012 年，天津市在医疗器械领域的中国专利申请的授权率处于较平稳态势，基本保持在 80% 左右，而自 2012 年开始，天津市在该领域的中国专利申请的授权率呈一定的下降趋势，这与中国专利申请的授权率的变化趋势基本一致。

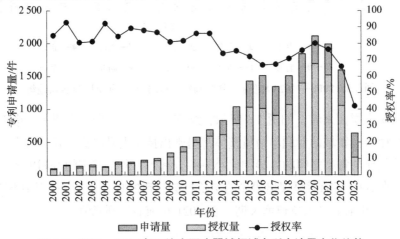

图 3.7　2000—2023 年天津市医疗器械领域专利申请量变化趋势

天津市各区在医疗器械领域的专利布局趋势如图 3.8 所示。总体来看，各个区的专利申请量在 2010 年之前处于平稳期，逐年变化较小，从 2010 年开始陆续进入增长期。其中，南开区属于老牌劲旅，在 2010 年之前专利申请量相对较多，进入增长期的时间较早，这与该区拥有若干技术能力强的高校和研究所有关，但后续发展势头相对平缓。滨海新区属于后起之秀，其专利申请量从 2010 年开始出现明显的增长，其后经历了两次台阶式增长，2013 年上了第一个台阶，超过南开区位列第一，而后在 2017—2020 年又上了第二个台阶，专利申请量超过了 600 件 / 年。滨海新区在 2009 年合并成立之后，以泰达生态工业园、大港化工生态工业园为中心的循环经济产业链的蓬勃发展直接带动了该区在包括医疗器械在内的多个领域的技术创新，从而引发了专利布局方面的快速增长。西青区和武清区的专利申请量在 2015 年前后和 2020 年前后均出现了两次小高峰，这与两个区的开发区项目引进、特色产业园区发展密切相关。

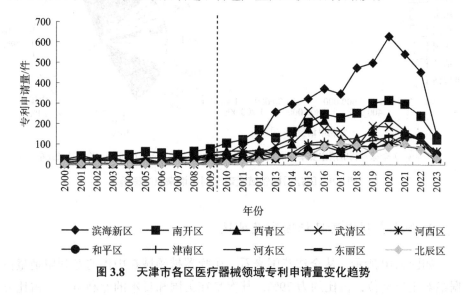

图 3.8　天津市各区医疗器械领域专利申请量变化趋势

3.2　专利区域布局分析

3.2.1　全球及主要国家专利申请情况分析

1. 全球专利申请来源国家和地区

如图 3.9 所示，医疗器械领域全球专利申请分布呈现高度集中的状态，其中，美国是全球最大的专利产出国，专利申请量占全球技术产出量约29%，中国位列第二，占比为24%，两者的专利产出量处于医疗器械领域的第一梯队，专利申请量之和占全球在该领域的专利申请量总和的一半以上。可见，我国在医疗器械领域投入了大量的研发热情，并且已经开始熟练地运用专利等知识产权武器对自己的技术进行保护，这与我国在医疗器械领域的国际市场份额处于前列的地位相符，更与我国医疗器械领域企业的技术创新和相关高校及科研单位的科研投入密不可分。

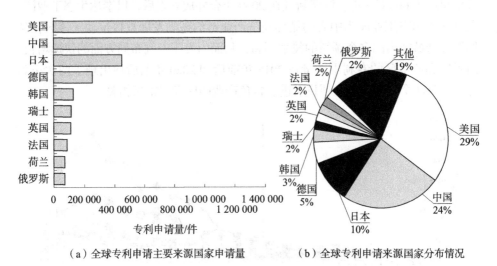

（a）全球专利申请主要来源国家申请量　　（b）全球专利申请来源国家分布情况

图3.9　医疗器械领域全球专利申请来源国家情况

2. 全球专利申请目标国家及地区

如图3.10所示，从全球范围来看，医疗器械领域在中国的专利申请量占据绝对主导地位，占比约为29%，其次是在美国和日本的专利申请，占比分别为15%和11%。医疗器械领域在这三个国家的申请量占全球专利申请总量的半数以上，可以说，这三个国家是医疗器械领域创新主体争抢市场的主要区域。对比图3.9来分析，之所以上述三个国家成为医疗器械领域最主要的专利申请目标国，一方面与这三个国家比较密集的人口和比较发达的医疗条件带来的强大的市场需求有关，另一方面也与这三个国家的专利申请产出量巨大有关，因为申请人总是优先在本国进行专利布局。

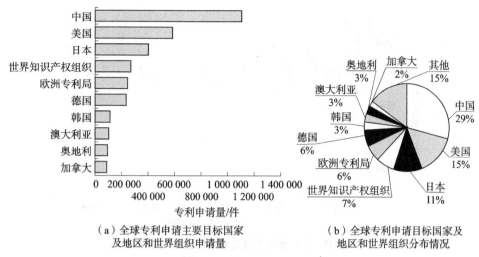

（a）全球专利申请主要目标国家　　　　（b）全球专利申请目标国家及
　　及地区和世界组织申请量　　　　　　　地区和世界组织分布情况

图 3.10　医疗器械领域全球专利申请目标国家及地区和世界组织分布情况

3.五局专利申请流向

通常来说，各个国家的专利申请人都是优先在本国进行专利布局，如图 3.11 所示，中国、美国、日本及韩国在医疗器械领域的专利申请都是更多地集中在本国。其中，中国的集中度最高，约有 98% 的专利都是在中国提交申请的，在其他国家的专利申请量非常少，基本都未超过万件；美国的集中度最低，相应地，流向最广，流动量最大，约有 40% 的专利是在国外申请的，其中在中国的专利申请占到了其专利申请总量的 7%，可见美国非常看重全球的专利布局和市场布局，对中国市场也很重视。日本在国外的专利申请量占到了其专利申请总量的 37%，其中在中国提交的专利申请量占比接近 6%。韩国在国外的专利申请量与中国相似，量也不大，但由于其本国专利申请量较小，所以从占比来看要超出中国很多，因而韩国对于全球布局的重视程度也明显超过了中国。欧洲相对来说特殊一些，来源于欧洲的专利申请的第一目标局不是欧洲专利局，而是美国。分析原因，可能是欧洲各国的专利申请量以德国为最，而德国申请人通常倾向于首先在本国而不是在欧专局进行专利申请。欧洲申请人在中国和日本的专利申请量也比较多，这与欧洲各医疗器械巨头在全球比较完善的市场布局有关。

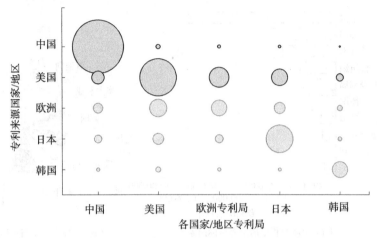

图 3.11　医疗器械领域专利申请五局流向情况

3.2.2　中国国外来华及中国本土专利申请情况分析

如图 3.12 所示，医疗器械领域的中国专利申请中，90% 来自中国本土，只有 10% 来自其他国家和地区。在来自其他国家和地区的专利申请中，有 36% 来自美国，数量超过 4 万件；另有 20% 来自日本，9% 来自德国；荷兰、瑞士和韩国在中国的专利申请也比较多，都超过或接近 5000 件。以色列、英国和法国在中国的专利申请则超过或接近 3000 件。整体来看，中国来自海外的专利申请主要集中在美国、日本、欧洲、韩国，这些国家和地区也是全球医疗器械技术创新比较集中的区域，都拥有一个或若干个产业巨头企业，并且基本上都很早就开始在中国进行专利布局，因而积累了大量中国专利。

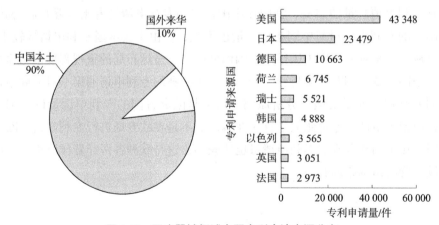

图 3.12　医疗器械领域中国专利申请来源分布

如图 3.13 所示，医疗器械领域的中国本土专利申请中，山东省、广东省和江苏省的专利申请量分别位居第一、第二和第三位，遥遥领先于其他省份。天津市在医疗器械领域的中国专利申请量位列第 16 名，这与天津市在该领域的产业排名（第 14 名）相差不大。综合考虑天津市的面积、人口等因素，这一排名证明了天津市在医疗器械领域的技术研发能力还是相当强的，但确实与优势省市尤其是与其他三个直辖市还有一定差距，结合天津市不俗的高校和研究所资源、独特的地理位置和强劲的支持政策，天津市在医疗器械领域的发展将有非常大的上升空间。

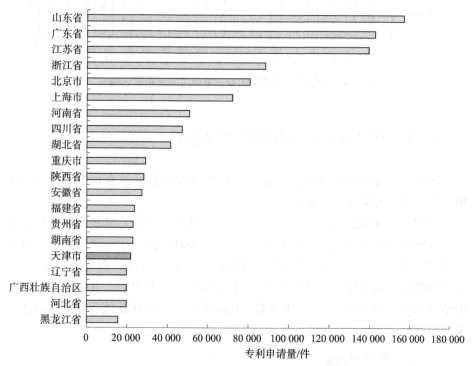

图 3.13　医疗器械领域中国专利申请主要省份排名情况

如图 3.14 所示，从全国重点城市在医疗器械领域的专利申请量排名来看，北京、上海和深圳位于第一梯队，申请量分别超过了 70 000 件、60 000 件和50 000 件；处于第二梯队的城市包括广州、苏州、杭州、成都、重庆和南京，申请量均超过了 30 000 件或者接近 30 000 件；天津与武汉、郑州、济南、西安和青岛共同位居第三梯队，申请量均超过了 20 000 件，其中，天津排名第15 位。此外，常州、潍坊、无锡、长沙和宁波的专利申请量也都超过了万件，排在全国前二十位。

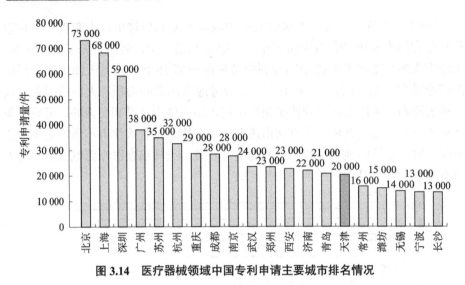

图 3.14　医疗器械领域中国专利申请主要城市排名情况

3.2.3　京津冀地区专利申请情况分析

天津市地处京津冀地区，了解天津市在京津冀地区的专利申请排名对于拟定其后续发展路线非常重要。

如图 3.15 所示，从城市层面来看，各个城市之间的差异较大。其中，北京市在医疗器械领域的专利申请量达到了 73 000 余件，比天津市和河北省的申请量之和还多；天津市的专利申请量超过了 20 000 件，表现也非常突出。河北省的几个城市中，省会石家庄有超过 7000 件专利申请，其余地市的专利申请量都在 2000 件以下。总体来看，京津冀地区的医疗器械行业重心向北京市倾斜严重，天津市和河北省各市与之差距较大。

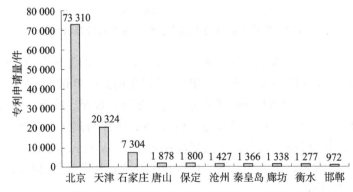

图 3.15　医疗器械领域京津冀地区专利申请主要城市排名情况

从区县层面来看，如图 3.16 所示，北京市海淀区在医疗器械领域的专利申请量接近 28 000 件，遥遥领先于其他区县；排名第二至七位的是北京市的几个区，其专利申请量基本都在 1000 ～ 5000 件；天津市的滨海新区和南开区位列第八和第九位，专利申请量分别超过了 4000 件和 3000 件。值得一提的是，河北省有两个区县跻身前二十位，其中石家庄市桥西区以 2500 余件的专利申请量排名第十一位，裕华区则排名第十九位。整体来看，北京市各区县尤其是城区几个区的实力明显超过了天津市和河北省的各个区县，但远郊区县申请量不多，而天津市多数区县的申请量相较于河北省各区县也都呈现出明显的优势。

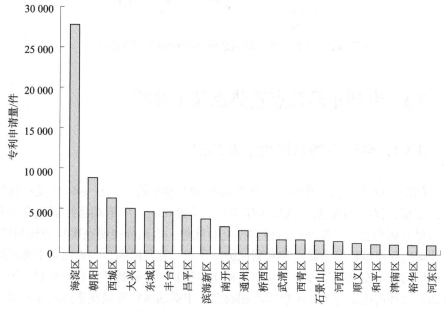

图 3.16　医疗器械领域京津冀地区专利申请主要区县排名情况

3.2.4　天津市各区县专利申请情况分析

如图 3.17 所示，天津市在医疗器械领域的专利申请中，有 21% 来自滨海新区，占据各区县专利申请量的首位，其次是南开区，占 17%，而后是西青区、武清区和河西区。这一排名与各区拥有的医疗器械生产和经营企业的数量并不完全成正比，其中，滨海新区和武清区得益于其辖区内医疗器械生产和经营企业众多，尤其是高新技术企业数量优势明显，而南开区则有赖于其辖区内的多所技术研发能力较强的高校和研究所。

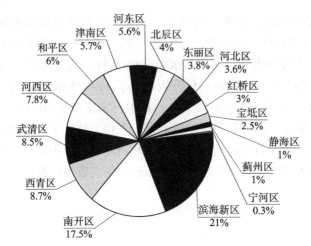

图 3.17　天津市医疗器械领域专利申请行政区域分布

3.3　专利布局重点及热点技术分析

3.3.1　全球专利布局重点及热点

如图 3.18 所示，在全球涉及医疗器械的专利申请中，有 69% 涉及中低端医疗器械，仅有 31% 涉及高端医疗器械。由此可见，中低端医疗器械在专利申请量方面相较于高端医疗器械占据绝对优势，这充分说明在医疗器械领域，中低端医疗器械仍旧是研发和专利保护的重点。究其原因，一方面是中低端医疗器械的技术发展起步较早，甚至从建立专利制度之初就开始有所积累；另一方面，这种占比也与实际医疗需求相吻合，中低端医疗器械在实际临床环境中需求量更大、需求面更广。

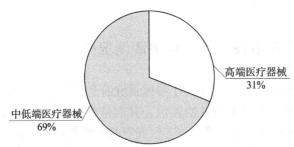

图 3.18　医疗器械领域全球专利申请一级技术分支分布情况

如图 3.19 所示，在全球涉及医疗器械的专利申请中，涉及一般治疗设备的专利申请量最大，占到该领域全部专利申请量的 22%，其次是高端医学外科仪器和外科器械，分别占 15% 和 14%。

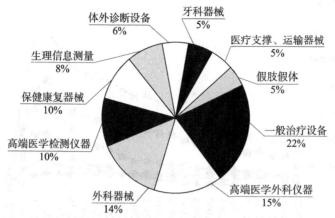

图 3.19　医疗器械领域全球专利申请的二级技术分支的分布情况

如图 3.20 所示，2000—2023 年，全球高端医疗器械的专利申请量呈现出稳定的、小幅度的增长态势，而中低端医疗器械的专利申请量呈现出明显的增长态势，尤其是在 2017 年之后，增长速度加快。

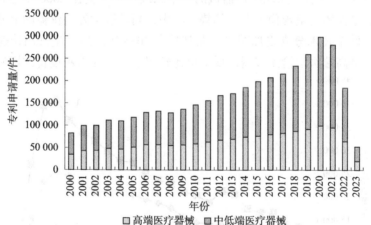

图 3.20　2000—2023 年医疗器械领域全球专利申请量的一级技术分支的变化趋势

如图 3.21 所示，中低端医疗器械在 2000 年后的变化趋势分为三个梯队：第一梯队是一般治疗设备和外科器械，两者的共同点是专利申请量基数大，逐年明显增长，且都在 2017 年后进入快速增长期；第二梯队是保健康复器械和医疗支撑、运输器械，两者虽然专利申请量基数不突出，但在 2015 年后出现快速增长，且增长速度明显优于其他技术分支；第三梯队是生理信息测量、假肢假体及牙科器械，这三个领域的专利申请量本身基数不大，且在这一时期内的涨幅不明显，尤其是假肢假体领域，在 2005 年后基本上处于一个平稳水平。

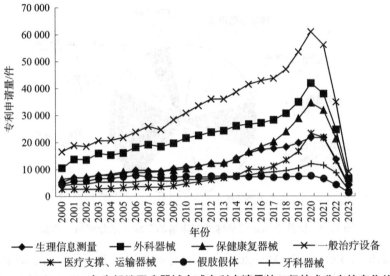

图 3.21　2000—2023 年中低端医疗器械全球专利申请量的二级技术分支的变化趋势

　　如图 3.22 所示，高端医疗器械的三个二级技术分支在 2000 年之后的全球专利申请量大体均呈现稳定上升趋势。其中，高端医学外科仪器的上升速度相较于另外两个技术分支更加明显，尤其是在 2015 年之后，呈现出快速增长趋势；其次是高端医学检测仪器，增幅也比较明显；体外诊断设备的增幅最小。

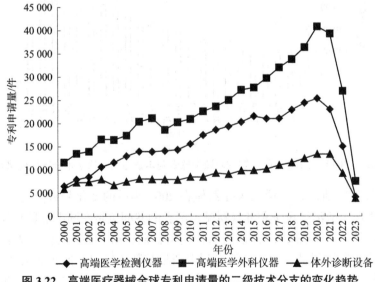

图 3.22　高端医疗器械全球专利申请量的二级技术分支的变化趋势

如图 3.23 所示，高端医疗器械全球专利申请的三级技术分支中，介入设备的申请量最大，接近 32 万件，占高端医学外科设备总申请量的 42%；其次是生化诊断设备，也有 31 万余件，占体外诊断设备总申请量的 41%。高端医学检测仪器的四个技术分支中，内窥镜设备的专利申请量占 33%，占比最大，其次是放射诊断设备，占 30%；磁共振设备在高端医学检测仪器中占比最低，只有 16%，这是因为磁共振设备技术壁垒高，核心技术被国外几个企业巨头垄断，相关创新主体数量少。高端医学外科仪器中，除了介入设备之外，占比最高的是高频 / 射频手术设备，占 22%，其次是手术机器人，占比为 15%。体外诊断设备的三个技术分支的专利申请量都不是很大，生化诊断设备占 41%，免疫诊断设备和分子诊断设备分别占 26% 和 33%。从专利申请量来看，高端医疗器械的各个三级技术分支的发展并不均衡，总体来看，技术壁垒高、垄断程度强的技术密集型领域如磁共振设备、手术机器人等的专利申请量通常会低一些，因为这类领域本身发展起步较晚，同时进入门槛较高，创新主体数量少，从而限制了专利申请量的增长。相反，技术壁垒稍低一些、垄断程度较低或未能形成垄断的领域如介入设备、生化诊断设备等，由于技术发展历程较长、创新主体众多，专利申请量相应地会大一些。

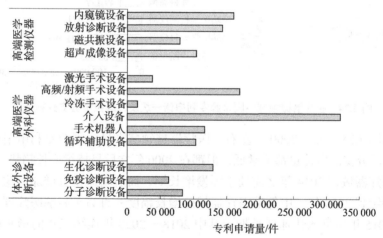

图 3.23　高端医疗器械各三级技术分支的分布情况

3.3.2　全球主要国家专利布局重点及热点

1. 中国专利布局重点及热点

如图 3.24 所示，医疗器械领域来自中国的专利申请的一级技术分支中，有 77% 涉及中低端医疗器械，23% 涉及高端医疗器械，这一技术分布与全球的技术分布情况相比略有差别，涉及高端医疗器械的专利申请的占比相比于全球范围的占比较小。一方面，这与我国在该领域的技术布局时间较短有关，因为中低端医疗器械的技术复杂度一般来说要比高端医疗器械低，因而进入门槛低，更容易成为企业研发的起始点。另一方面，我国是世界上人口最多的国家，医疗资源相比于医疗需求而言相对匮乏，对中低端医疗器械的需求相比于欧美等更加旺盛，这也促使中低端医疗器械相关创新主体在这一领域进行专利布局。

如图 3.24 所示，医疗器械领域中国来源专利申请的二级技术分支中，有 23% 涉及一般治疗设备，有 17% 和 16% 涉及保健康复器械和外科器械，而高端医学外科仪器及医疗支撑、运输器械相关专利申请的数量分别占到 10%。

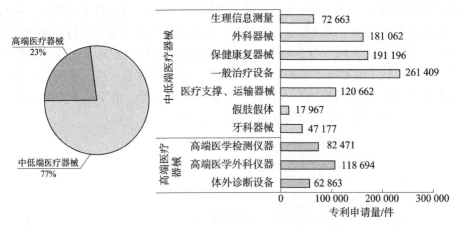

图 3.24　医疗器械领域中国来源专利申请一级及二级技术分支分布情况

如图 3.25 所示，2000 年左右，医疗器械领域来自中国的专利申请的两个一级技术分支的申请量都非常低，但都在 2000 年之后呈持续增长趋势。其中，高端医疗器械在 2014 年之前处于缓慢增长期，而后增速稍有增加，这一增势一直持续到 2020 年。中低端医疗器械的增长幅度一直高于高端医疗器械，并且在 2015 年后进入快速增长期，其中 2018—2020 年连续三年的增长幅度都超过了 20%。

如图 3.26 所示，与全球趋势有些类似，来自中国的专利申请中，中低端医疗器械在 2000 年后的变化趋势分为三个梯队：第一梯队是一般治疗设备、外科器械、保健康复器械及医疗支撑、运输器械，四个分支的申请量变化趋势大致相似，在 2000—2014 年间都出现较快增长，且都在 2015 年后进入快速增长期，到 2020 年达到峰值；第二梯队是生理信息测量和牙科器械，两者的申请量在 2007—2021 年之间都持续稳速增长；第三梯队是假肢假体，其申请量虽在 2014 年后有小幅度的增长，但整体趋势平稳。

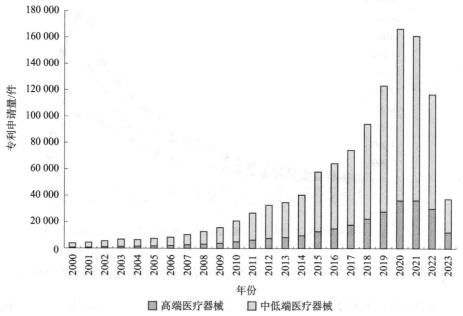

图 3.25　医疗器械领域中国来源专利申请量的一级技术分支的变化趋势

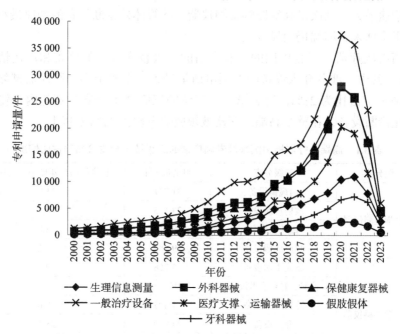

（a）中低端医疗器械中国来源专利申请量的二级技术分支的变化趋势

图 3.26　2000—2023 年医疗器械中国来源专利申请量的二级技术分支的变化趋势

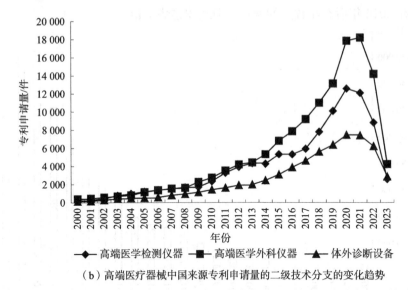

（b）高端医疗器械中国来源专利申请量的二级技术分支的变化趋势

图 3.26 2000—2023 年医疗器械中国来源专利申请量的二级技术分支的变化趋势（续）

　　高端医疗器械的三个二级技术分支在 2000 年之后的申请量均呈现明显的上升趋势，并且都在 2015 年前后呈现出快速增长趋势，其中高端医学外科仪器的增速最大，其次是高端医学检测仪器。尽管体外诊断设备的增速最小，但相较于全球来看增幅仍明显较大。

　　高端医疗器械来自中国的专利申请的三级技术分支的分布和占比情况见表 3.1。其中，涉及介入设备的专利申请量最大，在整个高端医疗器械领域的总申请量中占比为 28%；排名第二、三位的三级技术分支分别是内窥镜设备和生化诊断设备，在整个高端医疗器械领域的占比为 11% 及以上。

表 3.1　高端医疗器械中国来源专利申请的三级技术分支分布和占比情况

二级分支	三级分支	申请量 / 件	在高端医疗器械中的占比 /%
高端医学检测仪器	内窥镜设备	31 731	11.8
	放射诊断设备	23 175	8.7
	磁共振设备	8 014	3.0
	超声成像设备	19 384	7.2
高端医学外科仪器	激光手术设备	5 258	2.0
	高频 / 射频手术设备	19 095	7.1
	冷冻手术设备	1 493	0.6
	介入设备	74 919	28.0
	手术机器人	16 090	6.0
	循环辅助设备	4 714	1.8

续表

二级分支	三级分支	申请量/件	在高端医疗器械中的占比/%
体外诊断设备	生化诊断设备	29 395	11.0
	免疫诊断设备	9 031	3.4
	分子诊断设备	25 493	9.5

具体地，如图 3.27 所示，在高端医学检测仪器领域，申请量最大的三级技术分支是内窥镜设备，占到了高端医学检测仪器领域总申请量的 39%；其次是放射诊断设备和超声成像设备；占比最低的三级技术分支是磁共振设备，占比仅为 10%。

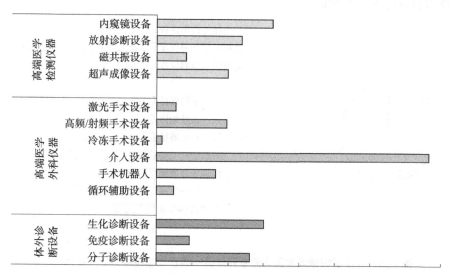

图 3.27 高端医疗器械中国来源专利申请的三级技术分支分布情况

高端医学外科仪器领域中，申请量排名第一的是介入设备，占比为 62%，涉及高频/射频手术设备和手术机器人的申请量也不少，占比分别为 16% 和 13%；循环辅助设备、激光手术设备和冷冻手术设备的占比都比较低。

体外诊断设备领域中生化诊断设备的申请量最大，占到了体外诊断设备相关申请量的 46%；免疫诊断设备的申请量最小，占比仅为 14%。

2. 美国专利布局重点及热点

如图 3.28 所示，医疗器械领域来自美国的专利申请中，有 62% 涉及中低端医疗器械，38% 涉及高端医疗器械，与全球的技术分布情况相比，美国涉及高端医疗器械的专利申请占比更高，这一方面是因为美国的技术发展起步早，有更久的技术积累，另一方面是由于美国拥有致力于高端医疗器械研发的企业巨头，如美敦力、通用电气、罗氏公司等，这些企业在心血管介入、循环辅助、体外诊断等领域的专利产出量非常大，在全球的专利分布也十分广泛，往往会就同一项技术构建庞大的专利家族。

如图 3.28 所示，医疗器械领域美国来源专利申请的二级技术分支中，有 23% 涉及高端医学外科仪器，21% 涉及一般治疗设备，17% 涉及外科器械，其他的二级技术分支占比都不足 10%，其中，高端医学检测仪器占比为 9%，体外诊断设备占比为 6%。

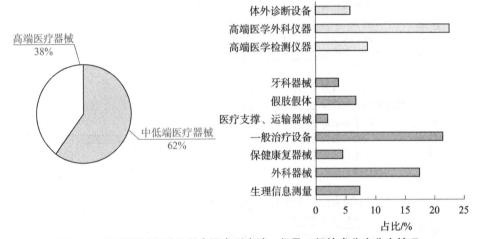

图 3.28　医疗器械领域美国来源专利申请一级及二级技术分支分布情况

高端医疗器械来自美国的专利申请的三级技术分支的分布和占比情况见表 3.2。其中，与全球技术分布的情况类似，涉及介入设备的专利申请量最大，在整个高端医疗器械领域的总申请量中占比接近 25%；排名第二至四位的三级技术分支分别是高频 / 射频手术设备、循环辅助设备和手术机器人，在整个高端医疗器械领域的占比都超过了 10%。

表 3.2　高端医疗器械美国来源专利申请的三级技术分支分布和占比情况

二级分支	三级分支	申请量 / 件	在高端医疗器械中的占比 /%
高端医学检测仪器	内窥镜设备	37 748	5.9
	放射诊断设备	28 533	4.4
	磁共振设备	30 736	4.8
	超声成像设备	32 203	5.0

续表

二级分支	三级分支	申请量 / 件	在高端医疗器械中的占比 /%
高端医学外科仪器	激光手术设备	16 286	2.5
	高频 / 射频手术设备	93 290	14.5
	冷冻手术设备	9 923	1.5
	介入设备	159 337	24.8
	手术机器人	66 208	10.3
	循环辅助设备	70 863	11.0
体外诊断设备	生化诊断设备	47 631	7.4
	免疫诊断设备	20 062	3.1
	分子诊断设备	28 995	4.5

　　如图 3.29 所示，美国在高端医学检测仪器领域的四个技术分支中的专利申请量差别不大，排名第一的是内窥镜设备，占到了高端医学检测仪器领域总申请量的 29%；其次是超声成像设备和磁共振设备，分别占 25% 和 24%；放射诊断设备的占比是 22%。由此可见，美国在高端医学检测仪器领域的各个技术分支的技术创新能力是比较均衡的。

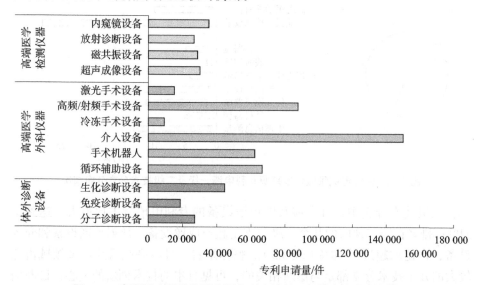

图 3.29　高端医疗器械美国来源专利申请的三级技术分支分布情况

　　和全球技术分布的情况类似，高端医学外科仪器领域中，申请量排名第一的也是介入设备，占比为 38%；第二位是高频 / 射频手术设备，占到了22%；循环辅助设备和手术机器人的申请量也不少，均超过了 15%。

　　体外诊断设备领域中生化诊断设备的申请量最大，占到了体外诊断设备相关申请量的49%；免疫诊断设备的申请量最小，占比为21%。

3.日本专利布局重点及热点

如图3.30所示，医疗器械领域来自日本的专利申请中，有56%涉及中低端医疗器械，涉及高端医疗器械的专利申请量占比高达44%，与全球的技术分布情况相比，这一占比明显高出很多，因为日本与美国类似，技术发展起步早，技术积累时间长，同时，日本拥有一批致力于高端医疗器械研发的顶尖企业，包括奥林巴斯、富士胶片、日立等，这些企业在内窥镜、医学图像采集等领域的专利产出量大，全球专利布局广，并且在某种程度上形成了行业垄断，构建出庞大的专利池。

如图3.30所示，医疗器械领域日本来源专利申请的二级技术分支中，高端医学检测仪器一枝独秀，占比高达28%，其次是一般治疗设备，占比为16%，生理信息测量、保健康复器械和高端医学外科仪器的占比也都在10%及以上。

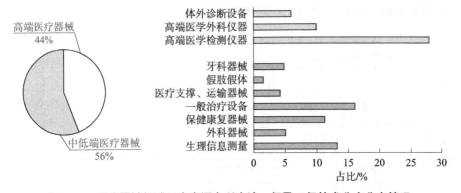

图3.30　医疗器械领域日本来源专利申请一级及二级技术分支分布情况

三级技术分支中，日本涉及内窥镜设备的专利申请量占比最大，达到了21%；排名在第二梯队的几个三级分支是超声成像设备、放射诊断设备和介入设备，占比均超过了10%（表3.3）。整体来看，日本高端医疗器械领域占比较大的几个技术分支都是与诊断相关的，可见日本的技术创新的重心在诊断而非治疗。

与全球及中国、美国介入设备排名第一的情况不同，日本涉及介入设备的专利申请量占比虽然也超过10%，但仅排在第四位，可见日本在该领域的专利布局较弱。这是因为日本在该领域没有特别突出的创新主体，这或许与日本国民心血管疾病发病率远低于中国和美国，国内需求相对较低有关。

表 3.3　高端医疗器械日本来源专利申请的三级技术分支分布和占比情况

一级分支	二级分支	三级分支	申请量 / 件	在高端医疗器械中的占比 /%
高端医疗器械	高端医学检测仪器	内窥镜设备	40 040	21.0
		放射诊断设备	27 719	14.5
		磁共振设备	14 476	7.6
		超声成像设备	30 459	16.0
	高端医学外科仪器	激光手术设备	3 842	2.0
		高频 / 射频手术设备	10 535	5.5
		冷冻手术设备	263	0.1
		介入设备	24 160	12.7
		手术机器人	6 112	3.2
		循环辅助设备	3 579	1.9
	体外诊断设备	生化诊断设备	14 271	7.5
		免疫诊断设备	9 516	5.0
		分子诊断设备	5 607	2.9

如图 3.31 所示，日本涉及高端医学检测仪器的专利申请中，排名第一的是内窥镜设备，占到了高端医学检测仪器领域总申请量的 36%；其次是超声成像设备和放射诊断设备，分别占 27% 和 25%；涉及磁共振设备的申请量最少，占比仅为 13%。

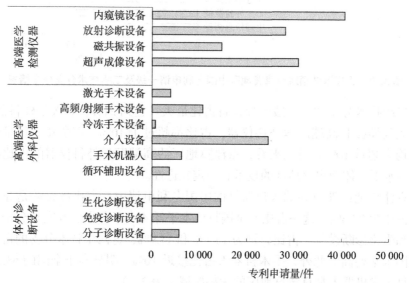

图 3.31　高端医疗器械日本来源专利申请的三级技术分支分布情况

日本在高端医学外科仪器领域的专利布局相对较弱，其中申请量排名第一的也是介入设备，占比为 50%；第二位是高频/射频手术设备，占到了 22%；手术机器人领域占比为 13%，其他几个技术分支都不足 10%。

体外诊断设备领域中生化诊断设备的申请量最大，占到了体外诊断设备相关申请量的 49%；其次是免疫诊断设备，占比为 32%；分子诊断设备的申请量最小，占比仅为 19%。

3.3.3　京津冀地区专利布局重点及热点

如图 3.32 所示，京津冀地区医疗器械领域中国专利申请中，有 75% 涉及中低端医疗器械，涉及高端医疗器械的专利申请量则占 25%，这一占比比中国范围的占比要高出 2 个百分点，可见京津冀地区在医疗器械领域的技术水平比全国整体水平稍高。

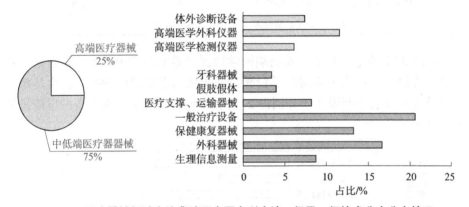

图 3.32　医疗器械领域京津冀地区中国专利申请一级及二级技术分支分布情况

二级技术分支中，一般治疗设备占比最大，达到 21%，其次是外科器械、保健康复器械和高端医学外科仪器，占比都超过了 10%，其余几个技术分支占比均未超过 10%。对比来看，京津冀地区的高端医学外科仪器的占比超过了全国水平，体现出该地区的技术有一定先进性。

京津冀地区涉及高端医疗器械的中国专利申请中，占比最大的是介入设备，占比为 23.5%，这一占比比全国整体水平低 4 个百分点。其次是分子诊断设备和生化诊断设备，占比分别为 13.1% 和 11.9%，这两个技术分支的占比都比全国水平要高。此外，手术机器人占比接近 10%，明显高于全国的 6%，由此可见手术机器人是京津冀地区的优势领域（表 3.4）。

表 3.4　京津冀地区高端医疗器械中国专利申请的三级技术分支分布和占比情况

一级分支	二级分支	三级分支	专利申请量 / 件	在高端医疗器械中的占比 /%
高端医疗器械	高端医学检测仪器	内窥镜设备	2 451	8.2
		放射诊断设备	2 593	8.7
		磁共振设备	728	2.4
		超声成像设备	1 394	4.7
	高端医学外科仪器	激光手术设备	675	2.3
		高频 / 射频手术设备	2 347	7.9
		冷冻手术设备	297	1.0
		介入设备	7 006	23.5
		手术机器人	2 810	9.4
		循环辅助设备	851	2.9
	体外诊断设备	生化诊断设备	3 559	11.9
		免疫诊断设备	1 183	4.0
		分子诊断设备	3 910	13.1

　　如图 3.33 所示，京津冀地区高端医学检测仪器领域的优势技术分支是放射诊断设备和内窥镜设备，占比都超过了 30%；高端医学外科仪器领域的优势技术分支是介入设备和手术机器人，占比分别为 50% 和 20%；体外诊断设备领域则是生化诊断设备和分子诊断设备占大多数，占比都超过了 40%。

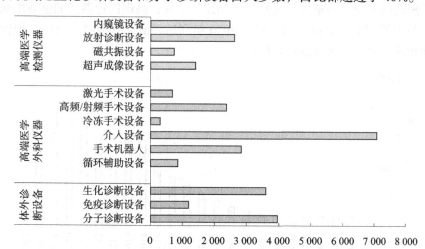

图 3.33　高端医疗器械京津冀地区专利申请的三级技术分支分布情况

　　对比来看，介入设备的优势低于全国水平，但放射诊断设备、手术机器人、分子诊断设备的优势明显高于全国水平。

3.3.4 天津市专利布局重点及热点

如图 3.34 所示，来自天津市的申请人的医疗器械领域的中国专利申请中，有 77% 涉及中低端医疗器械，涉及高端医疗器械的专利申请量则占 23%，这一比例与中国范围的专利申请的技术分布相同，但与京津冀地区的水平有差异。

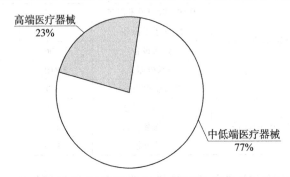

图 3.34　天津市医疗器械领域中国专利申请一级技术分支分布情况

从一级技术分支的专利申请量变化趋势来看，如图 3.35 所示，天津市中低端医疗器械的申请量在 2009 年后进入快速增长期，虽然在 2017、2018 年出现了短暂的下滑，但整体增速较快。相比较来说，高端医疗器械的整体增幅较缓，与中低端医疗器械相同，都在 2020 年到达峰值，其后稍有回落，但回落速度相较于中低端医疗器械要慢。

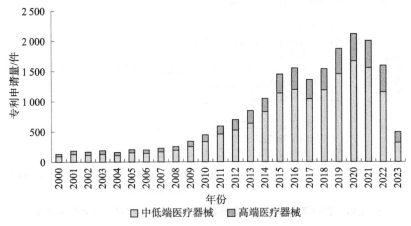

图 3.35　2000—2023 年天津市医疗器械领域中国专利申请量一级技术分支变化趋势

如图 3.36 所示，天津市在医疗器械领域各二级技术分支中，涉及一般治疗设备的专利申请量占比最多，达到了 23%，这一点与中国范围的分布情况一致。其次是外科器械、保健康复器械及医疗支撑、运输器械和高端医学外科仪器，占比都在 10% 及以上。其余几个技术分支占比均未超过10%。

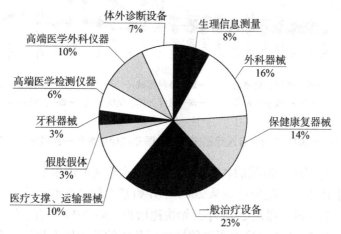

图 3.36　天津市医疗器械领域中国专利申请二级技术分支分布情况

对比来看，天津市的优势二级技术分支更多地集中在中低端医疗器械方面。体外诊断设备的占比为 7%，超过全国水平，与京津冀地区水平相当；高端医学外科仪器占比为 10%，与全国水平持平，但低于京津冀地区水平；高端医学检测仪器的占比仅为 6%，低于全国水平，与京津冀地区水平持平。

如图 3.37 所示，中低端医疗器械领域来自天津的中国专利申请中，整体来看，各技术分支从 2000 年开始至 2020 年申请量都有所增长，但增幅和趋势各有差别。其中，一般治疗设备基数较大，增速也更快，20 年来始终处于各技术分支的最前列。外科器械仅次于一般治疗设备，并且经历了 2010—2015年和 2018—2020 年两个周期的增长。保健康复器械及医疗支撑、运输器械和生理信息测量领域处于第三梯队，都经历了 2008—2016 年前后的第一波增长和 2018 年之后的第二波增长。从图 3.37 中能够明显看出，在 2017 年有四个技术分支都出现了申请量下降，这是导致中低端医疗器械在 2017 前后申请量出现下滑的原因。与上述几个技术分支相比，假肢假体和牙科器械的申请量虽在 2014 年后出现了小量起伏，但整体趋势平稳。

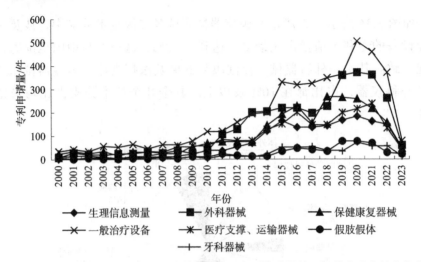

图 3.37　2000—2023 年天津市医疗器械领域中国专利申请量的一级技术分支的变化趋势

　　天津市高端医疗器械的各二级技术分支的专利申请量变化趋势如图 3.38 所示，几个技术分支的申请量从 2000 年开始基本都呈现波浪式上升趋势。其中，高端医学外科仪器从 2012 年开始快速增长，除 2017 年有小幅回落外，增势一直保持到 2022 年，这说明该领域在近几年的技术研发热情较高；体外诊断设备相关的专利申请量从 2008 年开始明显增长，经历两次小的起伏，在 2020 年达到峰值；高端医学检测仪器相比较来说增势较缓。

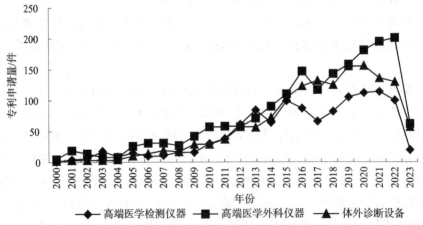

图 3.38　2000—2023 年天津市高端医疗器械中国专利申请量的二级技术分支的变化趋势

　　天津市涉及高端医疗器械的中国专利申请中，占比最大的是介入设备，达到了 23%；其次是生化诊断设备，占比超过了 16%；此外，内窥镜设备、放射诊断设备和分子诊断设备的占比也均接近 10%（表 3.5）。

表 3.5　天津市高端医疗器械中国专利申请的三级技术分支分布和占比情况

二级分支	三级分支	专利申请量 / 件	在高端医疗器械中的占比 /%
高端医学检测仪器	内窥镜设备	456	9.7
	放射诊断设备	452	9.7
	磁共振设备	65	1.4
	超声成像设备	226	4.8
高端医学外科仪器	激光手术设备	131	2.8
	高频 / 射频手术设备	325	6.9
	冷冻手术设备	43	0.9
	介入设备	1 074	23.0
	手术机器人	294	6.3
	循环辅助设备	122	2.6
体外诊断设备	生化诊断设备	765	16.4
	免疫诊断设备	274	5.9
	分子诊断设备	450	9.6

对比来看，天津市在生化诊断设备和免疫诊断领域的占比都明显高于京津冀地区水平和全国水平，但磁共振设备的占比仅为 1.4%，明显低于京津冀地区水平和全国水平。

如图 3.39 所示，天津市在高端医学检测仪器领域的专利布局相对较弱，其中，内窥镜设备和放射诊断设备的占比均为 38%，可见天津市在这两个领域的技术创新能力是不分伯仲的；超声成像设备领域也有不少专利产出，占到高端医学检测仪器的 19%；磁共振设备的占比最少，仅为 5%。

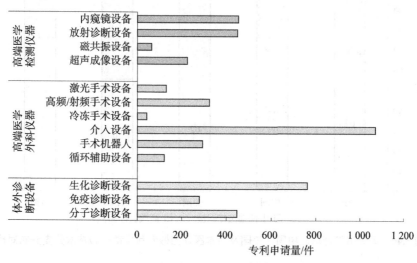

图 3.39　天津市高端医疗器械中国专利申请的三级技术分支分布情况

天津市在高端医学外科仪器领域的专利布局不很均衡，介入设备一枝独秀，占到了整个高端医学外科仪器领域申请总量的 54%；位列第二梯队的是高频 / 射频手术设备和手术机器人，占比分别为 16% 和 15%；其他几个技术分支占比都不足 10%。

天津市在体外诊断设备领域的专利产出量较大，其中生化诊断设备的专利申请量最大，占到了体外诊断设备相关申请量的 51%；其次是分子诊断设备，占比为 30%；免疫诊断设备的申请量最小，占比仅为 19%。

3.3.5 天津市专利布局和国内外的差异对比分析

本节在上文数据基础上将天津市在医疗器械领域特别是高端医疗器械领域的专利布局情况与全球、中国、美国及日本的专利布局情况进行对比分析，以期发现天津市在该领域专利布局的优势和不足。

如图 3.40 所示，从一级技术分支的专利分布情况来看，美国和日本比较类似，涉及高端医疗器械的专利申请量与中低端医疗器械之间差距较小，尤其是日本，高端医疗器械占比高达 44%。天津市与中国的专利分布情况相似，中低端医疗器械占大多数，高端医疗器械占比仅为 23%。全球范围来看，高端医疗器械占比超过 30%。总体来看，天津市在医疗器械领域的专利申请与我国整体水平一致，都偏向中低端，高端医疗器械占比相较于全球范围及美国和日本还有较大差距。

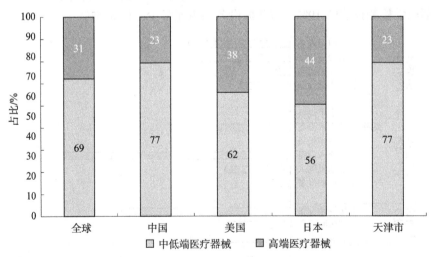

图 3.40 天津市与全球、中国、美国及日本医疗器械专利申请一级技术分支分布对比

如图 3.41 所示，天津市及全球和中国、美国、日本在医疗器械领域各二级技术分支的专利分布情况各有异同。

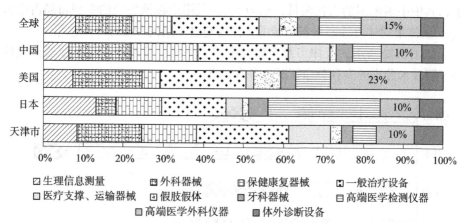

图 3.41 天津市与全球及中国、美国、日本中低端医疗器械专利申请二级技术分支分布对比

几个维度的相似点在于：一般治疗设备的占比都比较大，从 16% 到 23% 不等，其中中国和天津市该分支的占比最大，为 23%；假肢假体和牙科器械的占比都比较小，从 2% 到 7% 不等，其中天津市这两个技术分支的占比均为 3%。

与全球及美国、日本相比，中国和天津市显现出优势的技术分支包括医疗支撑、运输器械和保健康复器械。其中，中国和天津市涉及医疗支撑、运输器械的专利申请占比均为 10%，全球占比是 5%，美国和日本分别为 2% 和 4%。该领域技术含量相对较低，而我国作为人口大国在该方面的需求量较大，从而促进了该领域的技术发展。中国和天津市涉及保健康复器械的专利申请量占比分别为 17% 和 14%，全球维度该分支占比为 10%，美国则为 4%。中国和天津市在该领域展现出的优势与该领域包含了中医理疗保健相关的众多专利申请有关。日本在该领域也多有关注，因此其在该分支的专利占比达到了 11%。

聚焦到高端医疗器械领域，如图 3.41 所示，日本在高端医学检测仪器领域的专利分布占到了 28%，远超中国的 7% 和天津市的 6%，这也是日本专利申请量占比最大的一个技术分支。日本在内窥镜、超声成像、放射成像等领域均拥有若干龙头企业，都布局有完善的专利池和全球专利家族。天津市乃至全国在该领域的技术创新水平与日本相差较远。

美国在高端医学外科仪器领域的专利分布比重相较于其他几个维度展现出明显优势，占比达到了 23%，远超中国和天津市的 10%，这也是美国专利申请量占比最大的一个技术分支。

在体外诊断设备领域，各个维度的专利申请量占比比较接近，都在6%上下，其中中国范围的占比最低，仅为5%。天津市在该领域的专利布局占比为7%，天津市对体外诊断设备领域的关注度超过了国内和全球平均水平。

如图3.42所示，天津市及全球和中国、美国、日本在高端医疗器械领域各三级技术分支的专利分布情况也各有特点。

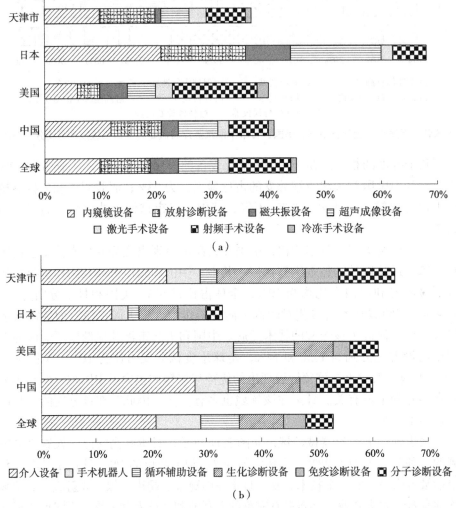

图 3.42　天津市与全球及中国、美国、日本高端医疗器械专利申请三级技术分支分布对比

整体来看，高端医疗器械的各个三级技术分支在全球、中国、美国、日本及天津市这几个范围的专利布局情况各不相同、各有特点。

全球范围来看，占比最高的三级技术分支是介入设备，占比达到了 21%；其次是高频 / 射频手术设备和内窥镜设备，占比分别为 11% 和 10%。其余几个技术分支的占比均未达到 10%。占比最低的是激光手术设备和冷冻手术设备，占比分别为 2% 和 1%。

中国范围内，占比最高的三级技术分支也是介入设备，达到了 28%；内窥镜设备、生化诊断设备和分子诊断设备的占比也都超过或接近 10%；其余几个技术分支的占比均未达到 10%；占比最低的是激光手术设备和冷冻手术设备，占比分别为 2% 和 1%。总体来看，中国高端医疗器械在各个技术分支的专利布局相较于全球范围更加不均衡。

美国在高端医疗器械领域占比较高的三级技术分支中，除了占比达到 25% 的介入设备之外，高频 / 射频手术设备、循环辅助设备和手术机器人的占比均超过了 10%，尤其是高频 / 射频手术设备，占比达到了 15%。其他三级技术分支中，除了占比最低的激光手术设备和冷冻手术设备之外，高端医学检测仪器的几个技术分支的占比也不高，都在 5% 上下。可见，美国的高端医疗器械专利布局重治疗轻检测。

与其他维度介入设备占比最高的情况不同，日本在高端医疗器械领域占比最高的三级技术分支是内窥镜设备，达到了 21%；其次是超声成像设备和放射诊断设备，占比也都达到了 15%；高端医学外科仪器领域的各个三级技术分支中，除了介入设备和高频 / 射频手术设备分别占到了 13% 和 6% 之外，其他几个技术分支的占比都不超过 3%。可见，日本的高端医疗器械专利布局重检测轻治疗。

天津市在高端医疗器械领域占比最高的三级技术分支是介入设备，占比达到了 23%；其次是生化诊断设备，占比达到了 16%。此外，内窥镜设备、放射诊断设备和分子诊断设备的占比也都在 10% 左右。占比较低的三级技术分支除了激光手术设备和冷冻手术设备之外，磁共振设备的占比也很低，仅为 1%。

高端医学检测仪器的四个技术分支中，中国和天津市对内窥镜设备、放射诊断设备和超声成像设备的关注度尽管与日本有较大差距，但与全球范围的情况接近，并且基本上超过了美国，唯一的例外在磁共振设备，中国 3% 的占比和天津市 1% 的占比相较于全球和美国的 5% 及日本的 8% 都有一定差距，可见，中国在磁共振设备领域投入的关注度和研发力度相对不足，天津市的差距更大。

高端医学外科仪器的几个技术分支中，激光手术设备、冷冻手术设备在各维度的专利占比都比较低，差别不大；介入设备领域，中国占比高于美国和日本，天津市在该领域的占比比中国范围稍低；中国在高频/射频手术设备和手术机器人这两个技术分支的情况有些类似，都是远低于美国的占比，高于日本的占比，天津市在这两个技术分支的专利占比与中国范围的占比基本相同；中国在循环辅助设备领域的专利占比远低于美国，与日本接近，天津市在该领域的专利占比比中国稍高，但也仅有3%，与美国11%的占比差距明显。整体来看，中国和天津市对循环辅助设备、高频/射频手术设备和手术机器人这几个技术分支的关注度和研发投入相对不足。

在体外诊断领域，从图3.42中能够明显看出，天津市在三个技术分支中的占比相对较高，基本上都超过了其他几个维度的占比，其中，免疫诊断设备领域的占比为6%，达到了中国占比的两倍。由此可见，天津市在体外诊断领域的三个技术分支中投入的关注度都比较高，尤其是针对免疫诊断设备，天津市相比于国内平均水平投入了更大的研发力度。

3.4 创新主体竞争格局分析

3.4.1 全球创新主体分析

如图3.43所示，医疗器械领域全球各类创新主体中，企业类创新主体占到了全部创新主体的62%，个人申请人占到了23%，高校/研究所占到了8%，另有6%的创新主体是医院。

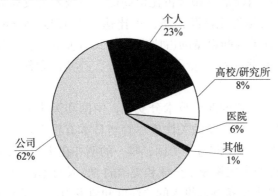

图 3.43　全球创新主体类型占比

医疗器械领域全球排名前二十的创新主体如图3.44所示，这二十个创新主体均是企业，其中，8家企业来自美国，7家企业来自日本，4家企业来自欧洲，1 家企业来自韩国。可见，医疗器械领域的龙头企业多集中在美国和日本。我国没有创新主体的申请量进入全球前二十名。

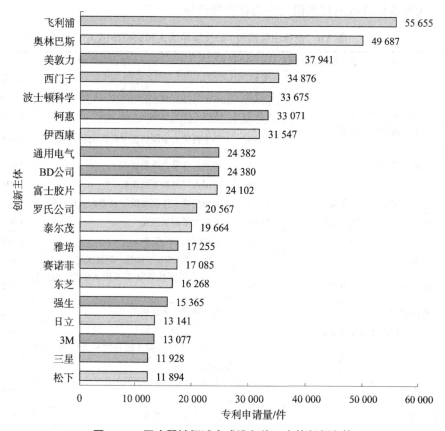

图 3.44　医疗器械领域全球排名前二十的创新主体

　　飞利浦在医疗器械领域的专利申请量位列第一，其次是奥林巴斯，两者的全球专利申请量相差不大，接近或超过了 5 万件，构成了第一梯队。第二梯队由美敦力、西门子、波士顿科学、柯惠和伊西康组成，其全球专利申请量均超过了 3 万件。第三梯队包括通用电气、BD 公司、富士胶片和罗氏公司，其全球专利申请量均超过了 2 万件。其余 9 家企业的全球专利申请量也均超过了 1 万件。

　　全球主要高校 / 研究所申请人和医院申请人见表 3.6。其中，排名前二十的高校 / 研究所申请人中，有 8 所来自美国，6 所来自中国，2 所来自法国，2 所来自韩国，1 所来自乌克兰，1 所来自德国。可见，美国坐拥若干全球顶尖的大学和科研院所，其高校 / 研究所类创新主体的技术创新能力和专利布局意识都非常强。我国有 4 所高校入围，其中中国人民解放军空军军医大学（第四军医大学）（下文简称第四军医大学）的专利申请量超过了 5000 件，位列第四，可见我国高校的技术研发实力在慢慢凸显。

表 3.6 全球主要高校 / 研究所申请人和医院申请人　　　　单位：件

全球主要高校 / 研究所申请人		全球主要医院申请人	
申请人	专利申请量	申请人	专利申请量
加利福尼亚大学董事会	6 362	四川大学华西医院	3 088
中国人民解放军空军军医大学（第四军医大学）	5 395	华中科技大学同济医学院附属协和医院	3 073
法国国家科学研究中心	3 431	郑州大学第一附属医院	2 981
浙江大学	3 148	中国人民解放军总医院	2 491
法国国家健康医学研究院	3 105	上海交通大学医学院附属第九人民医院	2 017
小利兰斯坦福大学托管委员会	2 998	青岛大学附属医院	1 975
约翰·霍普金斯大学	2 975	布赖汉姆妇女医院	1 909
吉林大学	2 894	西安交通大学医学院第一附属医院	1 892
得克萨斯大学体系董事会	2 729	中国人民解放军陆军军医大学第二附属医院	1 797
麻省理工学院	2 458	南通市第一人民医院	1 752
梅约医学教育与研究基金会	2 408	北京大学第三医院	1 607
延世大学校产学协力团	2 267	江苏省人民医院（南京医科大学第一附属医院）	1 589
武汉大学	1 894	中国人民解放军陆军军医大学第一附属医院	1 508
清华大学	1 809	吉林大学第一医院	1 505
弗朗霍夫应用研究促进学会	1 624	河南科技大学第一附属医院	1 504
乌克兰国立医科大学	1 554	中南大学湘雅医院	1 496
首尔大学校产学协力团	1 533	中国医学科学院北京协和医院	1 489
上海交通大学	1 456	中国人民解放军东部战区总医院	1 344
密歇根大学董事会	1 403	北京大学深圳医院	1 325
威斯康星校友研究基金会	1 378	雪松西奈医学中心	1 324

全球排名前二十的医院申请人中，除了排名第二十位的雪松西奈医学中心来自美国之外，其余 19 所均是中国的医院，其中排名第一的四川大学华西医院全球总申请量超过了 3000 件。这一统计结果表明，尽管医疗器械与医院息息相关，但医院在美国、日本等国家并非医疗器械创新主体的主要来源，而中国的医院普遍重视专利申请，这虽与中国医院及医生的评级晋升制度等因素有关，但也在一定程度上说明中国的医院和医生重视医疗器械的改进，并且事

实上也在推进中国医疗器械领域技术发展的历程中起到了不可忽视的作用。

　　分别对中低端医疗器械和高端医疗器械的主要申请人进行统计，见表 3.7 和表 3.8。中低端医疗器械和高端医疗器械领域排名前二十的企业中都没有中国企业。中低端医疗器械领域排名前二十的高校 / 研究所申请人中，来自中国的高校达到了 8 家，并且排名第一的是第四军医大学。高端医疗器械领域排名前二十的高校 / 研究所申请人中，只有 3 所来自中国，并且，从申请量来看，排名第一的加利福尼亚大学董事会的全球专利申请量超过了 8500 件，排名第 14 位的浙江大学的全球专利申请量与之相比差距很大。中低端医疗器械领域排名前二十的医院申请人全部来自中国，而高端医疗器械领域排名前二十的医院申请人中，有 6 所中国以外国家的医院，并且排名第一和第二的医院均来自美国。

　　总体来看，相比于中低端医疗器械，高端医疗器械领域中排名靠前的高校和医院中，来自中国的申请人占据的席位较少，排名位次靠后，这说明中国创新主体尤其是高校和医院的关注重点更多地放在中低端医疗器械领域，并且确实在该领域进行了较多的专利布局，而对于技术含量更高的医疗器械的技术研发能力还有待进一步提升。

表 3.7　中低端医疗器械领域各类主要申请人　　　　　单位：件

全球主要企业申请人		全球主要高校 / 研究所申请人		全球主要医院申请人	
申请人	专利申请量	申请人	专利申请量	申请人	专利申请量
伊西康	27 709	第四军医大学	4 404	华中科技大学同济医学院附属协和医院	2 393
柯惠	27 438	加利福尼亚大学董事会	3 190	郑州大学第一附属医院	2 287
飞利浦	21 783	吉林大学	2 395	四川大学华西医院	2 227
塞诺菲	14 756	浙江大学	2 051	中国人民解放军总医院	1 891
波士顿科学	13 351	麻省理工学院	1 547	上海交通大学医学院附属第九人民医院	1 733
BD 公司	11 722	武汉大学	1 492	青岛大学附属医院	1 549
泰尔茂	10 366	约翰·霍普金斯大学	1 464	南通市第一人民医院	1 539
奥林巴斯	10 123	得克萨斯大学体系董事会	1 396	西安交通大学医学院第一附属医院	1 534
宝洁公司	10 059	小利兰斯坦福大学托管委员会	1 396	中国人民解放军陆军军医大学第二附属医院	1 307
史密夫和内修	9 558	梅约医学教育与研究基金会	1 216	吉林大学第一医院	1 278

续表

全球主要企业申请人		全球主要高校 / 研究所申请人		全球主要医院申请人	
申请人	专利申请量	申请人	专利申请量	申请人	专利申请量
松下	9 550	乌克兰国立医科大学	1 216	江苏省人民医院（南京医科大学第一附属医院）	1 247
爱尔康	9 478	法国国家科学研究中心	1 181	河南科技大学第一附属医院	1 227
美敦力	9 380	延世大学校产学协力团	1 097	北京大学第三医院	1 210
3M	8 730	四川大学	1 031	中国人民解放军陆军军医大学第一附属医院	1 192
巴克斯特	8 532	弗朗霍夫应用研究促进学会	1 007	中南大学湘雅医院	1 172
华沙整形外科	8 239	中国人民解放军第二军医大学	932	中国人民解放军东部战区总医院	1 102
西门子	7 528	法国国家健康医学研究院	924	中国医学科学院北京协和医院	1 052
西拉格	7 389	上海交通大学	863	北京大学深圳医院	1 028
瑞思迈	6 436	上海理工大学	860	青岛市市立医院	1 005
蛇牌	6 231	密歇根大学董事会	857	贵州省人民医院	1 002

表 3.8　高端医疗器械领域各类主要申请人　　　　　单位：件

全球主要企业申请人		全球主要高校 / 研究所申请人		全球主要医院申请人	
申请人	专利申请量	申请人	专利申请量	申请人	专利申请量
奥林巴斯	36 097	加利福尼亚大学董事会	8 554	布赖汉姆妇女医院	1 519
飞利浦	35 116	法国国家科学研究中心	5 050	雪松西奈医学中心	1 101
美敦力	25 250	法国国家健康医学研究院	4 816	四川大学华西医院	944
西门子	24 113	小利兰斯坦福大学托管委员会	4 003	郑州大学第一附属医院	776
通用电气	22 759	约翰·霍普金斯大学	3 698	华中科技大学同济医学院附属协和医院	699
波士顿科学	22 258	得克萨斯大学体系董事会	3 416	中国人民解放军总医院	670
富士胶片	22 105	皮罗霍娃国家医科大学残疾人康复科学研究所（教育－科学－治疗综合体）	3 108	贝斯以色列护理医疗中心	647
罗氏公司	17 823	哈佛大学校长及研究员协会	2 482	中国医学科学院北京协和医院	615

全球主要企业申请人		全球主要高校 / 研究所申请人		全球主要医院申请人	
申请人	专利申请量	申请人	专利申请量	申请人	专利申请量
佳能	14 209	梅约医学教育与研究基金会	2 467	复旦大学附属中山医院	573
东芝	13 728	麻省理工学院	2 439	中国人民解放军陆军军医大学第二附属医院	530
贝克顿迪金森	13 192	纽约市哥伦比亚大学理事会	1 799	青岛大学附属医院	498
日立	12 399	延世大学校产学协力团	1 743	儿童医院医疗中心	496
心脏起搏器公司	9 770	杜克大学	1 726	北京大学第三医院	456
柯惠 LP 公司	9 638	浙江大学	1 720	莱顿教学医院	410
泰尔茂	9 074	巴斯德研究所	1 689	大学健康网络	409
三星电子	8 744	威斯康星校友研究基金会	1 662	中南大学湘雅医院	398
直观外科手术操作公司	7 016	首尔大学校产学协力团	1 600	西安交通大学医学院第一附属医院	393
伊西康	5 393	密歇根大学董事会	1 561	上海交通大学医学院附属第九人民医院	383
库克医学	5 291	香港中文大学	1 556	江苏省人民医院（南京医科大学第一附属医院）	375
波士顿科学神经调制公司	4 975	清华大学	1 456	首尔大学医院	361

3.4.2　中国创新主体分析

1. 全国

如图 3.45 所示，中国在医疗器械领域各类创新主体中，企业类创新主体占到了全部创新主体的 36.4%，个人申请人占比为 31.6%，医院占比为 22.0%，高校 / 研究所占比为 9.8%。由此可见，尽管在我国企业（公司）仍是占比最高的创新主体类型，但相较于全球占比情况来看，企业占比明显小很多；高校 / 研究所的占比相较于全球稍高，而医院占比则明显高于全球水平。在我国，医院参与技术创新和专利活动的力度较大，如上文已经提到的，这与我国医院及医生的评级晋升制度等客观因素有一定关系，但也确实在一定程度上说明我国的医院和医生重视医疗器械的改进。

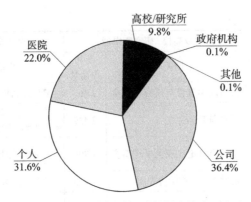

图 3.45　中国医疗器械领域创新主体类型占比

　　综合排名中，前二十位的申请人中有 11 家医院、5 所大学，公司仅占 4 席，分别是深圳迈瑞生物医疗电子股份有限公司（下文简称迈瑞医疗）、上海联影医疗科技股份有限公司（下文简称联影）、未来穿戴健康科技股份有限公司（下文简称未来穿戴公司）和天臣国际医疗科技股份有限公司（下文简称天臣医疗）（表 3.9）。可见，我国医疗器械领域具有较强专利产出能力的主体集中于医院和高校，企业在这方面的实力还有待进一步提高。

表 3.9　中国医疗器械领域各类主要申请人　　　　　　单位：件

中国专利主要申请人		中国专利主要企业申请人	
申请人	专利申请量	申请人	专利申请量
第四军医大学	5 395	深圳迈瑞生物医疗电子股份有限公司	3 691
深圳迈瑞生物医疗电子股份有限公司	3 691	上海联影医疗科技股份有限公司	2 935
浙江大学	3 148	未来穿戴健康科技股份有限公司	1 897
四川大学华西医院	3 088	天臣国际医疗科技股份有限公司	1 543
华中科技大学同济医学院附属协和医院	3 073	重庆润泽医药有限公司	1 152
郑州大学第一附属医院	2 981	先健科技（深圳）有限公司	1 088
上海联影医疗科技股份有限公司	2 935	北京爱康宜诚医疗器材有限公司	1 006
吉林大学	2 894	京东方科技集团股份有限公司	954
中国人民解放军总医院	2 491	北京市春立正达医疗器械股份有限公司	867
上海交通大学医学院附属第九人民医院	2 017	奥佳华智能健康科技集团股份有限公司	759
青岛大学附属医院	1 975	深圳市倍轻松科技股份有限公司	755
未来穿戴健康科技股份有限公司	1 897	左点实业（湖北）有限公司	712
武汉大学	1 894	重庆西山科技股份有限公司	689

续表

中国专利主要申请人		中国专利主要企业申请人	
申请人	专利申请量	申请人	专利申请量
西安交通大学医学院第一附属医院	1 892	北京谊安医疗系统股份有限公司	680
清华大学	1 809	深圳开立生物医疗科技股份有限公司	668
中国人民解放军陆军军医大学第二附属医院	1 797	深圳市理邦精密仪器股份有限公司	663
南通市第一人民医院	1 752	上海西门子医疗器械有限公司	650
北京大学第三医院	1 607	台州恩泽医疗中心（集团）	610
江苏省人民医院（南京医科大学第一附属医院）	1 589	东软医疗系统股份有限公司	608
天臣国际医疗科技股份有限公司	1 543	河南翔宇医疗设备股份有限公司	601

中国专利主要医院申请人		中国专利主要高校/研究所申请人	
申请人	专利申请量	申请人	专利申请量
四川大学华西医院	3 088	第四军医大学	5 395
华中科技大学同济医学院附属协和医院	3 073	浙江大学	3 148
郑州大学第一附属医院	2 981	吉林大学	2 894
中国人民解放军总医院	2 491	中国科学院深圳先进技术研究院	1 850
上海交通大学医学院附属第九人民医院	2 017	武汉大学	1 894
青岛大学附属医院	1 975	清华大学	1 809
西安交通大学医学院第一附属医院	1 892	上海交通大学	1 456
中国人民解放军陆军军医大学第二附属医院	1 797	中国人民解放军第二军医大学	1 314
南通市第一人民医院	1 752	四川大学	1 304
北京大学第三医院	1 607	财团法人工业技术研究院	1 104
江苏省人民医院（南京医科大学第一附属医院）	1 589	上海理工大学	1 017
中国人民解放军陆军军医大学第一附属医院	1 508	天津大学	903
吉林大学第一医院	1 505	香港中文大学	902
河南科技大学第一附属医院	1 504	东南大学	889
中南大学湘雅医院	1 496	北京航空航天大学	868
中国医学科学院北京协和医院	1 489	西安交通大学	853
中国人民解放军东部战区总医院	1 344	哈尔滨医科大学	844
北京大学深圳医院	1 325	山东大学	827
贵州省人民医院	1 312	复旦大学	773
青岛市市立医院	1 266	华南理工大学	761

全国申请量排名前二十位的企业中，6家来自深圳，4家来自北京，2家来自上海，2家来自重庆。其中，迈瑞医疗和联影的全球专利申请量都在3000件上下，遥遥领先于其他企业。未来穿戴公司的全球专利申请量超过了1800件，实力也非常强劲。来自苏州的天臣医疗全球专利申请量超过1500件，也展现出较强的创新能力。

医院申请人方面，四川大学华西医院、华中科技大学同济医学院附属协和医院和郑州大学第一附属医院位列第一梯队，全球专利申请量均在3000件上下；中国人民解放军总医院、上海交通大学医学院附属第九人民医院和青岛大学附属医院位列第二梯队，全球专利申请量超过或接近2000件；其余排名前二十内的医院的全球专利申请量也都超过了1000件。值得注意的是，在排名前二十的医院中，有15家医院是大学或研究所的附属医院，这也从侧面说明这种大学、医院的联合机构更有助于形成良性学研结合，从而提升技术创新能力。在非附属的5家医院中有2家是部队医院，这两家医院都是集医疗、教学和科研于一体的大型现代化综合性医院，其中中国人民解放军总医院拥有若干国家重点学科和实验室，中国人民解放军东部战区总医院则有多个学科设立了硕士、博士研究生培养点，因而两家医院本身具有研究所和高校属性，具有强大的技术创新能力。

高校／研究所方面，第四军医大学一骑绝尘，以5395件的全球专利申请量位列第一；浙江大学和吉林大学的全球专利申请量则超过或者接近3000件，中国科学院深圳先进技术研究院（下文简称深圳先进技术研究院）、武汉大学和清华大学的全球专利申请量也都超过了1800件。这几所大学的专利产出能力与其强大的教学和科研能力相匹配。值得一提的是，仅有1所研究所的申请量跻身前二十，即深圳先进技术研究院，其隶属于中国科学院，又有深圳市政策支持和香港中文大学助力，是国内首家以集成技术为学科方向的现代化、自主创新研发的科研机构，近年来专利产出量持续增长。

具体到医疗器械的一级技术分支，见表3.10，高端医疗器械领域专利申请量排名前二十的申请人中，企业和院校分别占7席，医院有6家，而中低端医疗器械领域申请量排名前二十的申请人中，医院占15席，高校有4家，企业仅有1家。对比可见，我国专利产出量较高的医院的主要关注点在中低端医疗器械领域，而企业和高校则更有可能致力于高端医疗器械领域的技术创新。

表 3.10　中国高端医疗器械和中低端医疗器械领域主要申请人　　单位：件

高端医疗器械中国专利主要申请人		中低端医疗器械中国专利主要申请人	
专利申请人	专利申请量	专利申请人	专利申请量
上海联影医疗科技股份有限公司	2 436	第四军医大学	4 404
深圳迈瑞生物医疗电子股份有限公司	2 165	吉林大学	2 395
浙江大学	1 114	华中科技大学同济医学院附属协和医院	2 393
清华大学	1 088	郑州大学第一附属医院	2 287
第四军医大学	1 001	四川大学华西医院	2 227
中国科学院深圳先进技术研究院	996	浙江大学	2 051
四川大学华西医院	879	中国人民解放军总医院	1 891
未来穿戴健康科技股份有限公司	828	上海交通大学医学院附属第九人民医院	1 733
香港中文大学	798	青岛大学附属医院	1 549
先健科技（深圳）有限公司	737	南通市第一人民医院	1 539
郑州大学第一附属医院	728	西安交通大学医学院第一附属医院	1 534
上海交通大学	683	武汉大学	1 492
华中科技大学同济医学院附属协和医院	678	天臣国际医疗科技股份有限公司	1 425
中国人民解放军总医院	631	中国人民解放军陆军军医大学第二附属医院	1 307
深圳开立生物医疗科技股份有限公司	594	吉林大学第一医院	1 278
上海西门子医疗器械有限公司	573	江苏省人民医院（南京医科大学第一附属医院）	1 247
东软医疗系统股份有限公司	553	河南科技大学第一附属医院	1 227
吉林大学	535	北京大学第三医院	1 210
中国人民解放军陆军军医大学第二附属医院	522	中国人民解放军陆军军医大学第一附属医院	1 192
复旦大学附属中山医院	502	中南大学湘雅医院	1 172

　　联影因致力于高端医学影像设备的研发，其专利布局主要集中在高端医疗器械领域，相关专利申请量排在第一位；迈瑞涉猎的技术分支较多，在高端医疗器械领域的申请量较上海联影略低，排在第二位。

　　对比几所排名比较靠前的高校，清华大学、香港中文大学和上海交通大学更偏重高端医疗器械领域的专利布局，而吉林大学、武汉大学则偏重中低端医疗器械领域，浙江大学在两个技术分支的专利布局相对均衡。

　　见表 3.11 所列，中国在医疗器械二级技术分支的主要申请人中，第四军

表 3.11　医疗器械二级技术分支主要中国申请人

单位：件

生理信息测量		外科器械		保健康复器械		一般治疗设备		医疗支撑、运输器械	
申请人	专利申请量	申请人	专利申请量	申请人	专利申请量	申请人	专利申请量	申请人	专利申请量
浙江大学	394	第四军医大学	1 081	未来穿戴健康科技股份有限公司	872	第四军医大学	1 235	第四军医大学	672
清华大学	293	天臣国际医疗科技股份有限公司	1 044	奥佳华智能健康科技集团股份有限公司	664	华中科技大学同济医学院附属协和医院	911	郑州大学第一附属医院	445
天津大学	268	四川大学华西医院	503	第四军医大学	611	四川大学华西医院	836	吉林大学	426
第四军医大学	246	郑州大学第一附属医院	500	吉林大学	500	郑州大学第一附属医院	760	华中科技大学同济医学院附属协和医院	380
深圳市理邦精密仪器股份有限公司	222	华中科技大学同济医学院附属协和医院	497	深圳市倍轻松科技股份有限公司	467	中国人民解放军总医院	722	吉林大学第一医院	372
深圳迈瑞生物医疗电子股份有限公司	222	上海交通大学医学院附属第九人民医院	495	左点实业（湖北）有限公司	427	吉林大学	633	南通市第一人民医院	311
华为技术有限公司	222	重庆西山科技股份有限公司	490	郑州大学第一附属医院	414	中国人民解放军陆军军医大学第一附属医院	548	青岛大学附属医院	298
北京航空航天大学	221	中国人民解放军总医院	489	河南省洛阳正骨医院	399	西安交通大学医学院第一附属医院	536	西安交通大学医学院第一附属医院	264
杭州电子科技大学	220	北京大学第三医院	458	南通市第一人民医院	374	浙江大学	517	河南科技大学第一附属医院	258
上海交通大学	195	中南大学湘雅医院	444	上海荣泰健康科技股份有限公司	360	武汉大学	490	四川大学华西医院	243

假肢假体 申请人	专利申请量	牙科器械 申请人	专利申请量	高端医学检测仪器 申请人	专利申请量	高端医学外科仪器 申请人	专利申请量	体外诊断设备 申请人	专利申请量
北京爱康宜诚医疗器材有限公司	705	四川大学	538	上海联影医疗科技股份有限公司	1 652	未来穿戴健康科技股份有限公司	715	香港中文大学	738
北京市春立正达医疗器械股份有限公司	415	重庆市润泽医药有限公司	472	深圳迈瑞生物医疗电子股份有限公司	1 180	第四军医大学	547	浙江大学	463
重庆润泽医药有限公司	276	桂林市啄木鸟医疗器械有限公司	458	上海西门子医疗器械有限公司	552	先健科技（深圳）有限公司	468	苏州艾杰生物科技有限公司	336
上海交通大学医学院附属第九人民医院	213	第四军医大学	372	深圳开立生物医疗科技股份有限公司	520	深圳市精锋医疗科技股份有限公司	383	四川大学华西医院	308
四川大学华西医院	147	上海交通大学医学院附属第九人民医院	340	东软医疗系统股份有限公司	470	四川大学华西医院	361	深圳迈瑞生物医疗电子股份有限公司	260
上海交通大学	131	北京大学口腔医学院	318	广州宝胆医疗器械科技有限公司	421	华中科技大学同济医学院附属协和医院	354	复旦大学	227
吉林大学	131	正雅齿科科技（上海）有限公司	241	重庆金山医疗技术研究院有限公司	389	郑州大学第一附属医院	349	清华大学	220
北京纳通医疗科技控股有限公司	128	广州星际悦动股份有限公司	209	明峰医疗系统股份有限公司	321	清华大学	336	东南大学	215
北京力达康科技有限公司	119	阿莱恩思技术有限公司	190	湖南省华芯医疗器械有限公司	320	北京品驰医疗设备有限公司	313	中山大学	209
天津正天医疗器械有限公司	112	青岛华新华义齿技术有限公司	183	第四军医大学	268	上海微创医疗机器人（集团）股份有限公司	305	深圳华大生命科学研究院	207

医大学在外科器械、一般治疗设备和医疗支撑、运输器械三个技术分支的专利申请量都是最大的，而未来穿戴公司在保健康复器械和高端医学外科仪器两个分支的专利申请量排名第一。综合来看，生理信息测量和体外诊断设备两个分支的主要申请人以高校为主，排名前十位的申请人中都有 7 席是大学或者研究所，这与两个领域更接近基础研究有关；医疗支撑、运输器械及外科器械和一般治疗设备这三个技术分支的主要申请人中医院居多，排名前十位的申请人中分别有 8 家、7 家及 6 家医院，这是因为医院的工作人员是这几个领域的产品的直接接触者、使用者，有更多机会发现问题，有动机通过发明创造解决问题；高端医学检测仪器分支的主要申请人绝大多数是公司，前十位里有 9 家企业，这是因为高端医学检测仪器涉及的多是较大、较复杂的成像设备，相关技术研发需要投入大量人力物力，通常只有资金雄厚的企业才有能力负担。假肢假体和牙科器械分支的主要申请人也以公司居多，这有可能是因为这两个领域涉及医学耗材，专利技术更容易转化为实际的生产力，并产生实际的经济效益。

2. 重点城市专利申请人排名

表 3.12 ～表 3.15 列出了北京、上海、深圳和广州的各类申请人及其相应的中国专利申请量。本节下文提到的申请量均指中国专利申请量。

从数量来看，北京市排名前二十的主要申请人的专利申请量基本上都在 500 件以上，处于第一梯队的前六个申请人的申请量则都超过了千件，排名第一的中国人民解放军总医院的申请量达到了 2400 余件。上海市排名前二十的主要申请人中，前六名的申请量也都超过了千件，排名第一的联影申请量超过了 2000 件，第十五名及之后的申请人的申请量虽然都不足 500 件，但都在 400 件左右。深圳市有 4 个申请人的申请量超过了千件，排名第一的迈瑞申请量接近 2000 件，前十一名申请人的申请量都超过了 500 件。广州市排名前二十的申请人的申请量超过或者接近 300 件，且排名第一的南方医科大学南方医院超过了千件，前八名超过了 500 件。

从排名前二十的申请人的类型构成来看，北京、上海和广州都是医院占大多数，分别有 14 家、13 家和 12 家医院在列，企业都有 3 家。深圳市与其他几个城市不同，排名前二十的申请人中有 12 家企业，另有 5 家医院和 3 家高校 / 研究所。可见，深圳市企业群体的技术创新能力相较于其他城市具有明显优势，因此全国申请量排名前二十的企业中有 6 家来自深圳。

表 3.12　北京市医疗器械领域各类主要申请人

単位：件

主要申请人		主要企业申请人		主要高校/研究所申请人		主要医院申请人	
申请人	专利申请量	申请人	专利申请量	申请人	专利申请量	申请人	专利申请量
中国人民解放军总医院	2 430	北京爱康宜诚医疗器材有限公司	922	清华大学	1 316	中国人民解放军总医院	2 430
北京大学第三医院	1 575	北京市春立正达医疗器械股份有限公司	825	北京航空航天大学	822	北京大学第三医院	1 575
中国医学科学院北京协和医院	1 430	北京谊安医疗系统股份有限公司	538	北京理工大学	516	中国医学科学院北京协和医院	1 430
清华大学	1 316	京东方科技集团股份有限公司	478	北京大学	471	中国人民解放军总医院第一医学中心	1 187
中国人民解放军总医院第一医学中心	1 187	北京派尔特医疗科技股份有限公司	368	北京工业大学	454	中国人民解放军总医院第四医学中心	1 027
中国人民解放军总医院第四医学中心	1 027	北京品驰医疗设备有限公司	344	中国科学院自动化研究所	284	北京积水潭医院	894
北京爱康宜诚医疗器材有限公司	922	北京怡和嘉业医疗科技有限公司	286	首都儿科研究所	251	中国人民解放军总医院第八医学中心	802
北京积水潭医院	894	北京纳通医疗科技控股有限公司	264	中国人民解放军军事科学院军事医学研究院	217	首都医科大学宣武医院	780
北京市春立正达医疗器械股份有限公司	825	北京市富乐科技开发有限公司	251	北京化工大学	132	中国人民解放军总医院第六医学中心	758
北京航空航天大学	822	北京天智航医疗科技股份有限公司	250	北京科技大学	126	首都医科大学附属北京天坛医院	701
中国人民解放军总医院第八医学中心	802	乐普（北京）医疗器械股份有限公司	227	中国农业大学	111	中国人民解放军总医院第三医学中心	566

续表

主要申请人		主要企业申请人		主要高校/研究所申请人		主要医院申请人	
申请人	专利申请量	申请人	专利申请量	申请人	专利申请量	申请人	专利申请量
首都医科大学宣武医院	780	北京木锐机器人股份有限公司	204	首都医科大学	104	北京大学人民医院	508
中国人民解放军总医院第六医学中心	758	北京力达康科技有限公司	158	中国科学院电工研究所	104	中国医学科学院阜外医院	497
首都医科大学附属北京天坛医院	701	北京纳通科技集团有限公司	157	北京市神经外科研究所	100	中国人民解放军总医院第二医学中心	489
海杰亚（北京）医疗器械有限公司	566	海杰亚（北京）医疗器械有限公司	154	中国科学院理化技术研究所	89	首都医科大学附属北京潞河医院	474
中国人民解放军总医院第三医学中心	538	北京航天长峰股份有限公司	144	国家质量检验检疫总局动植物检疫实验所	88	中日友好医院	453
北京谊安医疗系统股份有限公司	516	北京超思电子技术有限责任公司	139	北京市结核病胸部肿瘤研究所	87	中国医学科学院肿瘤医院	449
北京理工大学	508	北京华脉泰科医疗器械股份有限公司	124	北京邮电大学	87	首都医科大学附属北京朝阳医院	426
北京大学人民医院	497	北京唯迈医疗设备有限公司	114	北京信息科技大学	86	中国人民解放军总医院第五医学中心	422
中国医学科学院阜外医院	489	北京迈迪顶峰医疗科技股份有限公司	111	中国计量科学研究院	73	北京大学口腔医学院	407

单位：件

表 3.13　上海市医疗器械领域各类主要申请人

主要申请人		主要企业申请人		主要高校/研究所申请人		主要医院申请人	
申请人	专利申请量	申请人	专利申请量	申请人	专利申请量	申请人	专利申请量
上海联影医疗科技股份有限公司	2 037	上海联影医疗科技股份有限公司	2 037	上海交通大学	1 370	上海交通大学医学院附属第九人民医院	1 941

1 941	上海交通大学医学院附属第九人民医院	628	上海西门子医疗器械有限公司	1 272	中国人民解放军第二军医大学	1 207	复旦大学附属中山医院
1 370	上海交通大学	381	上海荣泰健康科技股份有限公司	1 007	上海理工大学	729	上海市东方医院（同济大学附属东方医院）
1 272	中国人民解放军第二军医大学	366	上海微创医疗机器人（集团）股份有限公司	723	复旦大学	686	上海市肺科医院
1 207	复旦大学附属中山医院	257	正雅齿科科技（上海）有限公司	332	上海大学	634	上海长征医院
1 007	上海理工大学	257	上海三友医疗器械股份有限公司	311	同济大学	619	上海市第六人民医院
729	上海市东方医院（同济大学附属东方医院）	224	上海交通大学医学院附属上海儿童医学中心	283	上海健康医学院	599	上海市同济医院
723	复旦大学	222	上海凯利泰医疗科技股份有限公司	250	东华大学	506	复旦大学附属华山医院
686	上海市肺科医院	221	上海康德莱企业发展集团股份有限公司	160	华东师范大学	475	上海市第一人民医院
634	上海长征医院	210	上海微创医疗器械（集团）有限公司	156	上海中医药大学	457	上海市浦东医院
628	上海西门子医疗器械有限公司	202	上海形状记忆合金材料有限公司	145	上海工程技术大学	395	中国人民解放军海军军医大学第一附属医院
619	上海市第六人民医院	164	微创神通医疗科技（上海）有限公司	144	上海电机学院	384	上海长海医院
599	上海市同济医院	163	上海微创电生理医疗科技股份有限公司	116	中国人民解放军海军军医大学	378	上海市第十人民医院
506	复旦大学	158	上海移宇科技有限公司	114	上海交通大学医学院附属第九人民医院	362	上海交通大学医学院附属瑞金医院
475	上海市第一人民医院	157	上海飞象健康科技有限公司	94	中国科学院上海微系统与信息技术研究所	325	上海交通大学医学院附属仁济医院
457	上海市浦东医院	154	上海安翰医疗技术有限公司	94	上海应用技术大学	321	上海交通大学医学院附属新华医院

续表

单位：件

主要申请人		主要企业申请人		主要高校/研究所申请人		主要医院申请人	
申请人	专利申请量	申请人	专利申请量	申请人	专利申请量	申请人	专利申请量
中国人民解放军海军军医大学第一附属医院	395	上海导向医疗系统有限公司	152	上海市金山区亭林医院	94	上海市东方医院	297
上海长海医院	384	上海金塔医用器材有限公司	146	华东理工大学	93	复旦大学附属眼耳鼻喉科医院	276
上海莱莱健康科技股份有限公司	381	上海东软医疗科技有限公司	135	上海海事大学	59	上海市杨浦区中心医院	265
上海市第十人民医院	378	上海微创心脉医疗科技（集团）股份有限公司	135	上海市公共卫生临床中心	54	上海市嘉定区中心医院	252

表 3.14 深圳市医疗器械领域各类主要申请人

单位：件

主要申请人		主要企业申请人		主要高校/研究所申请人		主要医院申请人	
申请人	专利申请量	申请人	专利申请量	申请人	专利申请量	申请人	专利申请量
深圳迈瑞生物医疗电子股份有限公司	1 914	深圳迈瑞生物医疗电子股份有限公司	1 914	中国科学院深圳先进技术研究院	755	北京大学深圳医院	1 320
未来穿戴健康科技股份有限公司	1 752	未来穿戴健康科技股份有限公司	1 752	深圳先进技术研究院	610	深圳市第二人民医院	1 056
北京大学深圳医院	1 320	先健科技（深圳）有限公司	1 320	深圳大学	423	深圳市人民医院	678
深圳市第二人民医院	1 056	深圳开立生物医疗科技股份有限公司	1 056	清华大学深圳研究生院	179	深圳市儿童医院	335
中国科学院深圳先进技术研究院	755	深圳市理邦精密仪器股份有限公司	755	南方科技大学	171	深圳市中医院	285
先健科技（深圳）有限公司	701	深圳市倍轻松科技股份有限公司	701	深圳职业技术学院	131	深圳市龙华区中心医院	214
深圳市人民医院	678	深圳市科曼医疗设备有限公司	678	深圳市联影高端医疗装备创新研究院	95	深圳大学总医院	172

机构	数量	机构	数量	机构	数量	机构	数量
深圳先进技术研究院	610	深圳迈瑞科技有限公司	444	哈尔滨工业大学深圳研究生院	92	华中科技大学协和深圳医院	160
深圳开立生物医疗科技股份有限公司	605	深圳市精锋医疗科技股份有限公司	416	深圳华大生命科学研究院	89	深圳市第三人民医院	154
深圳市理邦精密仪器股份有限公司	561	深圳市爱博医疗机器人有限公司	259	深圳技术大学	64	深圳市龙岗中心医院	147
深圳市倍轻松科技股份有限公司	537	西门子（深圳）磁共振有限公司	243	深圳大学总医院	55	南方医科大学深圳医院	143
深圳市科曼医疗设备有限公司	461	华为技术有限公司	238	北京大学深圳研究生院	55	深圳市妇幼保健院	137
深圳迈瑞科技有限公司	444	深圳市安保医疗科技股份有限公司	225	深圳清华大学研究院	50	深圳市龙华区人民医院	128
深圳大学	423	深圳市半岛医疗集团股份有限公司	217	深圳市老年医学研究所	43	中山大学附属第八医院	118
深圳市精锋医疗科技股份有限公司	416	深圳市安特医疗股份有限公司	214	深圳信息职业技术学院	24	深圳市大鹏新区南澳人民医院	115
深圳市儿童医院	335	深圳市安测健康信息技术有限公司	192	深圳航天科技创新研究院	21	香港大学深圳医院	113
深圳市中医院	285	深圳市素士科技股份有限公司	178	深圳华大基因科技有限公司	15	深圳市眼科医院	111
深圳市爱博医疗机器人有限公司	259	深圳市核心医疗科技股份有限公司	169	深圳市众循精准医学研究院	14	深圳萨米医疗中心	105
西门子（深圳）磁共振有限公司	243	深圳市资福医疗技术有限公司	169	深圳海普洛斯医学检验实验室	13	深圳市罗湖区人民医院	99
华为技术有限公司	238	深圳瑞圣特电子科技有限公司	166	中国科学院深圳理工大学（筹）	12	深圳市盐田区人民医院（南方科技大学盐田医院）	98

表3.15 广州市医疗器械领域各类主要申请人

单位：件

主要申请人		主要企业申请人		主要高校/研究所申请人		主要医院申请人	
申请人	专利申请量	申请人	专利申请量	申请人	专利申请量	申请人	专利申请量
南方医科大学南方医院	1 181	广州宝胆医疗器械科技有限公司	466	华南理工大学	707	南方医科大学南方医院	1 181
华南理工大学	707	广州视源电子科技股份有限公司	333	广东工业大学	570	广州医科大学附属第一医院（广州呼吸中心）	697
广州医科大学附属第一医院（广州呼吸中心）	697	广州星际悦动股份有限公司	304	中山大学	514	中山大学孙逸仙纪念医院	628
中山大学孙逸仙纪念医院	628	益善生物技术股份有限公司	173	南方医科大学	320	广东省人民医院	606
广东省人民医院	606	广州迪克医疗器械有限公司	142	暨南大学	278	中山大学附属第一医院	575
中山大学附属第一医院	575	广州达安基因股份有限公司	128	中山大学中山眼科中心	210	中山大学附属第三医院（中山大学肝脏病医院）	469
广东工业大学	570	广东健齿生物科技有限公司	125	华南师范大学	175	南方医科大学珠江医院	386
中山大学	514	广州瑞通生物科技有限公司	122	广州中医药大学	151	广州中医药大学第一附属医院	344
中山大学附属第三医院（中山大学肝脏病医院）	469	广州欧欧医疗科技有限责任公司	122	广东药科大学	101	中山大学肿瘤防治中心	342

机构	数量	机构	数量	机构	数量	机构	数量
广州宝胆医疗器械科技有限公司	466	广州维力医疗器械股份有限公司	114	华南农业大学	93	广东省中医院	339
南方医科大学珠江医院	386	广州市健之堂医疗器械有限公司	114	南方医科大学第三附属医院（广东省骨科研究院）	91	广州军区广州总医院	294
广州市妇女儿童医疗中心	358	广州万孚生物技术股份有限公司	106	广州医科大学	86	广州医科大学附属口腔医院	259
广州中医药大学第一附属医院	344	贝恩医疗设备（广州）有限公司	100	广州大学	82	广州医科大学附属第三医院	216
中山大学肿瘤防治中心	342	广州新诚生物科技有限公司	95	广州呼吸健康研究院	60	广东省第二人民医院	207
广东省中医院	339	广州科莱瑞迪医疗器材股份有限公司	93	广东技术师范大学	48	广州市花都区人民医院	176
广州视源电子科技股份有限公司	333	广东美捷威通生物科技有限公司	83	广东省医疗器械研究所	47	广州医科大学附属第二医院	166
南方医科大学	320	广州艾捷斯医疗器械有限公司	82	广东食品药品职业学院	44	中国人民解放军南部战区总医院	163
广州星际悦动股份有限公司	304	广州金域医学检验中心有限公司	82	广东省心血管病研究所	42	广州市第一人民医院	160
广州军区广州总医院	294	广州龙之杰科技有限公司	81	广州卫生职业技术学院	41	广州市番禺区中心医院	150
暨南大学	278	广州希科医疗器械有限公司	76	生物岛实验室	30	广州医科大学附属肿瘤医院	148

各类主要申请人中，北京市排名前二十的企业申请人的申请量都未超过千件，但都超过了百件；上海市的主要企业申请人中，联影一骑绝尘，申请量超过了 2000 件，其余企业则都未达到 700 件，但都超过了 130 件；深圳市的企业申请人中，迈瑞的申请量接近 2000 件，未来穿戴公司的申请量超过了 1700 件，其余企业的申请量虽未达到千件，但都超过了 150 件；广州的主要企业申请人的申请量都未达到 500 件，相较于其他三个城市，企业群体的技术创新能力明显偏弱。主要高校／研究所申请人中，上海市有三家申请量超过了千件，分别为上海交通大学、中国人民解放军第二军医大学及上海理工大学，北京市只有清华大学的申请量超过了千件，深圳市和广州市的高校／研究所申请人的申请量都在 800 件以下，可见，上海市拥有更多创新能力突出的院校。主要医院申请人中，北京市有 5 家申请量超千件，其余的申请量也都超过了 400 件；上海市有 2 家医院申请量超千件，其余的申请量也都超过了 250 件；深圳市也有 2 家医院申请量超千件，但第七名及之后的医院的申请量都不足 200 件；广州市只有 1 家医院申请量超千件，其余医院的申请量基本上都达到或超过了 150 件。总体来看，几个城市的医院的技术创新能力都比较强，深圳市相比较来说稍弱。

3.4.3　天津市创新主体分析

1. 天津市

如图 3.46 所示，天津市涉及医疗器械领域的创新主体中，企业类创新主体占到了全部创新主体的 51%，个人申请人占比接近 21%，高校／研究所占比为 16%，医院是 12%。

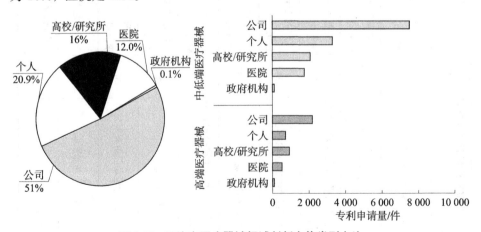

图 3.46　天津市医疗器械领域创新主体类型占比

具体地，天津市中低端医疗器械领域的创新主体中，公司占到了 51% 以上，个人占比超过 22%，高校 / 研究所占比为 14%，医院占比接近 12%。高端医疗器械领域，天津市创新主体中公司的占比不足 50%，高校 / 研究所的占比接近 26%，这一占比相较于中低端医疗器械领域高出几乎一倍。该领域的个人申请人和医院申请人的占比低于中低端医疗器械领域，分别为 16.3% 和11.8%。可见，天津市在中低端医疗器械和高端医疗器械领域的创新主体均以公司为主，且公司占比差别不大，但天津高校 / 研究所更关注高端医疗器械领域的技术创新，个人申请人的专利布局重点在中低端医疗器械领域。

天津市在医疗器械领域申请量排名前二十的申请人中，有 7 所高校 / 研究所、7 家医院及 6 家企业（表 3.16）。排名第一的天津大学一枝独秀，中国专利申请量超过了 800 件，是排名第二的天津正天医疗器械有限公司（以下简称正天医疗）的专利申请量的两倍多。正天医疗、河北工业大学、南开大学、中国医学科学院生物医学工程研究所（下文简称生医工研所）及天津科技大学的专利申请量均超过了 200 件，构成了天津市医疗器械领域主要申请人的第二梯队。其余申请人的申请量也都超过了 100 件。

表 3.16 天津市医疗器械领域主要申请人 单位：件

天津市主要申请人	专利申请量	天津市主要申请人	专利申请量
天津大学	859	嘉思特医疗器材（天津）股份有限公司	169
天津正天医疗器械有限公司	364	天津瑞奇外科器械股份有限公司	166
河北工业大学	319	天津市康尔医疗器械有限公司	158
中国医学科学院生物医学工程研究所	311	天津市第三中心医院	154
天津科技大学	221	天津市天津医院	147
南开大学	204	中国人民解放军军事医学科学院卫生装备研究所	134
天津市宝坻区人民医院	186	天津市肿瘤医院	131
天津怡和嘉业医疗科技有限公司	183	天津市海河医院	121
天津医科大学总医院	181	天津市第一中心医院	121
天津工业大学	178	天津博朗科技发展有限公司	117

天津市排名前二十的各类申请人及其中国专利申请量见表 3.17。其中，正天医疗的申请量为 364 件，在企业申请人中遥遥领先；天津怡和嘉业医疗科技有限公司（下文简称怡和嘉业）、天津瑞奇外科器械股份有限公司（下文简称

瑞奇外科）、天津市康尔医疗器械有限公司（下文简称康尔医疗）及嘉思特医疗器材（天津）股份有限公司（下文简称嘉思特医疗）的申请量均超过了150件，也展现出了不俗的技术创新能力。其中，怡和嘉业抓住竞争对手飞利浦呼吸机产品召回事件的时机，和海外合作伙伴3B医药股份有限公司深度绑定，迅速占领市场，目前已经在美国、亚洲和欧洲实现营收，国际收入占比高达84.7%，这充分体现出该公司的技术产品具有较高的市场竞争力，同时，海外市场的拓展及海外营收的增加也为企业带来丰厚的研发资本，从而实现了良性循环。

表 3.17　天津市医疗器械领域各类主要申请人　　　　　单位：件

天津市主要公司申请人		天津市主要医院申请人		天津市主要高校/研究所申请人	
申请人	专利申请量	申请人	专利申请量	申请人	专利申请量
天津正天医疗器械有限公司	364	天津市宝坻区人民医院	186	天津大学	859
天津怡和嘉业医疗科技有限公司	183	天津医科大学总医院	181	河北工业大学	319
嘉思特医疗器材（天津）股份有限公司	169	天津市第三中心医院	154	中国医学科学院生物医学工程研究所	311
天津瑞奇外科器械股份有限公司	166	天津市天津医院	147	天津科技大学	221
天津市康尔医疗器械有限公司	158	天津市肿瘤医院	131	南开大学	204
天津博朗科技发展有限公司	117	天津市海河医院	121	天津工业大学	178
天津市塑料研究所有限公司	116	天津市第一中心医院	121	中国人民解放军军事医学科学院卫生装备研究所	134
天津市威曼生物材料有限公司	97	天津市胸科医院	110	天津理工大学	102
天津康丽医疗器械有限公司	92	天津市人民医院	104	天津中医药大学	85
天津市鑫成新科贸有限公司	90	天津中医药大学第一附属医院	103	中国医学科学院血液病医院（血液学研究所）	72
天津康立尔生物科技有限公司	84	天津市环湖医院	82	军事科学院系统工程研究院卫勤保障技术研究所	71
天津万和医疗器械有限公司	78	天津市宝坻区中医医院	81	天津职业技术师范大学	70

续表

天津市主要公司申请人		天津市主要医院申请人		天津市主要高校 / 研究所申请人	
申请人	专利申请量	申请人	专利申请量	申请人	专利申请量
天津九安医疗电子股份有限公司	74	天津市第四中心医院	77	天津医科大学	47
天津市海正泰克塑胶制品有限公司	66	天津市第五中心医院	62	天津大学医疗机器人与智能系统研究院	39
天津市新中医疗器械有限公司	66	中国人民解放军联勤保障部队第九八三医院	52	中国人民武装警察部队后勤学院	38
创美得医疗器械（天津）有限公司	65	中国人民武装警察部队后勤学院附属医院	50	天津市泌尿外科研究所	35
奥克兰高分子医用材料（天津）有限公司	64	天津医科大学第二医院	50	清华大学天津高端装备研究院	28
天津天堰科技股份有限公司	58	天津儿童医院	44	天津师范大学	26
天津华鸿科技股份有限公司	57	天津医科大学眼科医院	43	军事科学院军事医学研究院环境医学与作业医学研究所	25
华融科创生物科技（天津）有限公司	52	天津医科大学口腔医院	42	天津市职业大学	20

　　医院方面，天津市宝坻区人民医院和天津医科大学总医院的专利申请量都超过了 180 件，位列第一梯队，另有天津市第三中心医院、天津市天津医院、天津市肿瘤医院等 8 家医院的申请量超过了 100 件。

　　高校和研究所方面，除了排名第一的天津大学，河北工业大学、生医工研所和天津科技大学的申请量均超过了 300 件。

　　总体来看，天津市各高校 / 研究所的专利申请量差别较大，梯度明显，并且排名靠前的高校和研究所的申请量很大，在天津市的整体专利布局中占据重要地位。各医院的申请量差别较小，企业申请人除了第一、第二梯队，其他企业的申请量差别也不大，因而天津市医院和企业在医疗器械领域的技术创新能力相对均衡。

　　天津市中低端医疗器械领域和高端医疗器械领域的主要申请人见表 3.18。其中，中低端医疗器械领域排名前二十的申请人中，高校 / 研究所和企业均占7 席，并且包揽了前十位，可见在该领域高校 / 研究所和企业的技术创新能力占据明显优势。高端医疗器械领域排名前二十的申请人中，高校 / 研究所占 8

席，并且包揽了前三名，申请量相较于排名靠后的申请人来说都比较大，因而天津市在该领域的申请人中，高校／研究所显现出明显的优势；企业申请人虽占了7席，但申请量都不足百件，可见天津市企业创新主体在高端医疗器械领域有一定的技术创新实力，但仍有待提高；医院申请人仅占5席，可见天津市各医院在高端医疗器械领域的技术创新能力相较于其他两类申请人有一定差距。

表3.18　天津市中低端和高端医疗器械领域主要申请人　　　　单位：件

天津市中低端医疗器械主要申请人		天津市高端医疗器械主要申请人	
申请人	专利申请量	申请人	专利申请量
天津大学	524	天津大学	378
天津正天医疗器械有限公司	358	南开大学	115
河北工业大学	288	中国医学科学院生物医学工程研究所	107
中国医学科学院生物医学工程研究所	207	天津博朗科技发展有限公司	97
天津科技大学	193	天津医科大学总医院	68
天津怡和嘉业医疗科技有限公司	172	天津市宝坻区人民医院	60
天津瑞奇外科器械股份有限公司	159	天津华鸿科技股份有限公司	53
嘉思特医疗器材（天津）股份有限公司	156	天津市塑料研究所有限公司	51
天津市康尔医疗器械有限公司	156	天津工业大学	47
天津工业大学	140	航天泰心科技有限公司	45
天津市宝坻区人民医院	127	天津市第三中心医院	43
天津市天津医院	126	天津市肿瘤医院	42
中国人民解放军军事医学科学院卫生装备研究所	120	天津开发区圣鸿医疗器械有限公司	41
天津医科大学总医院	114	天津恒宇医疗科技有限公司	41
天津市第三中心医院	110	邦盛医疗装备（天津）股份有限公司	39
天津市第一中心医院	99	河北工业大学	38
天津市威曼生物材料有限公司	95	天津大学医疗机器人与智能系统研究院	38
南开大学	95	天津科技大学	32
天津康丽医疗器械有限公司	92	天津市海河医院	32
天津市海河医院	89	中国医学科学院血液病医院（血液学研究所）	31

具体来说，两个领域中排名第一的均是天津大学，申请量分别是524件和378件，可见天津大学在中低端和高端医疗器械方面的专利布局旗鼓相当。企业方面，正天医疗在中低端医疗器械领域的申请人中排名第二，相关申请量接近360件，可见正天医疗的专利布局以中低端医疗器械为主。博朗科技在高端

医疗器械领域排名第四，申请量接近百件，可见其专利布局集中于高端医疗器械。怡和嘉业、瑞奇外科、康尔医疗及嘉思特医疗等几个排名比较靠前的企业的情况与正天医疗类似，也是以中低端医疗器械为主。南开大学在高端医疗器械领域的申请人中排名第二，相关申请量为 115 件，中低端医疗器械的申请量则为 95 件，可见南开大学的技术创新重心偏向高端医疗器械。河北工业大学的申请量在中低端医疗器械领域排名第三，在高端医疗器械领域则排到了第 16 位，可见其技术创新重心在中低端医疗器械。医院方面，包括天津医科大学总医院、天津市宝坻区人民医院、天津市天津医院等在内的各医院在两个领域都有较多专利布局，但都将更多的关注点放在中低端医疗器械领域。总体来看，天津市各排名比较靠前的企业申请人由于产品类型比较集中，因而专利布局有所偏重，并且大多偏向中低端医疗器械，而高校 / 研究所及医院由于研究方向较多，更容易在中低端和高端医疗器械这两个领域进行布局。

2. 天津各区

表 3.19 中列出了天津市在医疗器械领域拥有较多专利申请的区的主要申请人及其申请量。从数量上来看，南开区排名前五的申请人的申请量都超过了百件，并且排名第一的天津大学接近 700 件，排名第二的生医工研所超过 300 件，可见南开区的主要申请人的申请量相较于其他几个区更大、更集中。

表 3.19　天津市重点区医疗器械领域主要申请人　　　　单位：件

滨海新区主要申请人		南开区主要申请人		武清区主要申请人		西青区主要申请人	
申请人	专利申请量	申请人	专利申请量	申请人	专利申请量	申请人	专利申请量
天津正天医疗器械有限公司	284	天津大学	698	天津怡和嘉业医疗科技有限公司	183	天津工业大学	140
天津瑞奇外科器械股份有限公司	151	中国医学科学院生物医学工程研究所	305	天津市康尔医疗器械有限公司	158	天津市鑫成新科贸有限公司	90
天津博朗科技发展有限公司	103	嘉思特医疗器材（天津）股份有限公司	169	天津康丽医疗器械有限公司	92	天津理工大学	77
创美得医疗器械（天津）有限公司	65	天津市第一中心医院	118	天津康立尔生物科技有限公司	84	奥克兰高分子医用材料（天津）有限公司	62
天津科技大学	63	南开大学	106	天津万和医疗器械有限公司	78	天津市金贵勇胜医疗器械开发有限公司	49

滨海新区主要申请人		南开区主要申请人		武清区主要申请人		西青区主要申请人	
申请人	专利申请量	申请人	专利申请量	申请人	专利申请量	申请人	专利申请量
天津市第五中心医院	61	天津九安医疗电子股份有限公司	73	天津市海正泰克塑胶制品有限公司	66	环美（天津）医疗器械有限公司	45
华融科创生物科技（天津）有限公司	52	天津中医药大学第一附属医院	73	天津海迈医用科技有限公司	45	天津美迪斯医疗用品有限公司	45
航天泰心科技有限公司	50	天津中医药大学	66	天津市艾维金属制品有限公司	34	天津翔越医疗器械有限公司	31
天津世纪康泰生物医学工程有限公司	49	柯顿（天津）电子医疗器械有限公司	47	天津丰翼医疗器械有限公司	31	天津中医药大学第一附属医院	27
天津市威曼生物材料有限公司	49	天津市塑料研究所有限公司	35	金岳（天津）金属制品有限公司	31	天津师范大学	26
天津恒宇医疗科技有限公司	48	天津市威曼生物材料有限公司	35	天津迪玛克医疗器械有限公司	29	天津法莫西医药科技有限公司	26
邦盛医疗装备（天津）股份有限公司	42	天津市中西医结合医院	34	天津市康尔煜圣医疗器械有限公司	27	康力元（天津）医疗科技有限公司	22
天津开发区圣鸿医疗器械有限公司	41	天津医科大学眼科医院	33	天津市天兴轮椅进出口有限公司	22	天津威康医疗用品有限公司	21
橙意家人科技（天津）有限公司	40	天津安怀信科技有限公司	32	天津博飞科技发展有限公司	21	天津市康婷生物工程集团有限公司	20
天津哈娜好医材有限公司	39	天津理工大学	24	漫步者（天津）康复设备有限公司	19	天津华米科技发展有限公司	19
天津正丽科技有限公司	38	中国医学科学院放射医学研究所	20	天津和力芹科技有限公司	15	中国大冢制药有限公司	18
赛诺医疗科学技术股份有限公司	34	天津迈达医学科技股份有限公司	20	卫康盛纳科技有限公司	15	天津中鼎生物医学科技有限公司	17
天津大学医疗机器人与智能系统研究院	32	天津欧普特科技发展有限公司	18	赛金（天津）智能养老产业发展有限公司	14	美迪信（天津）有限责任公司	16
天津百和至远医疗技术有限公司	31	美德太平洋（天津）生物科技股份有限公司	16	天津哈娜好医材有限公司	14	天津金曦医疗设备有限公司	15
天津优视眼科技术有限公司	29	天津市夏博科技有限公司	16	双九医疗科技（天津）有限公司	14	中科盈德（天津）健康产业发展有限公司	15

从申请人类型来看，南开区由于拥有多所高校、研究所和医院，所以在排名前二十的申请人中有 4 所高校、2 家研究所、4 家医院，主要申请人的类型相较于其他区更丰富。武清区的情况正好相反，排名前二十的申请人全部都是企业。滨海新区和西青区排名前二十的申请人中各有 3 家和 4 家高校、研究所和医院，其他都是企业。可见，除了南开区这种高校、研究所、医院比较集中的区域，天津市重点区在医疗器械领域的主要申请人以企业为主。

3.4.4　天津市创新主体和国内外创新主体专利布局差异对比分析

如图 3.47 所示，全球、中国及天津市三个维度中医疗器械领域各类型申请人的占比情况不尽相同。

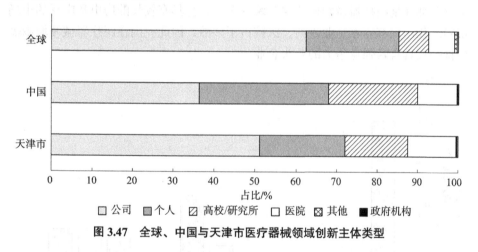

图 3.47　全球、中国与天津市医疗器械领域创新主体类型

三个维度中企业申请人的占比都是最高的，但全球范围企业申请人的占比达到了 62%，而我国企业申请人的占比仅为 36%，可见在医疗器械领域我国企业的技术创新能力和专利布局意识还有待加强。天津市企业申请人占比超过了 51%，这一比例明显高出我国整体水平，可见天津市医疗器械领域的企业具有较强的专利意识。这也在一定程度上说明天津市的企业具有较强的基础创新能力，虽与全球水平还有差距，但已经具备了良好的基础，大力扶持企业申请人是可以重点突破的方向。

高校 / 研究所申请人在全球范围的占比仅为 8%，而我国的这一占比为22%，天津市则为 15%，可见我国及天津市的高校和研究所相较于全球整体水平都更加重视专利布局，这实际上为一些基础性技术创新的实际应用提供了坚实的基础，而如何将这一部分专利技术真正转化为生产力是我国及天津市需要重点思考和干预的问题。

医院申请人方面，全球占比仅为6%，中国为10%，天津市最高，占比达到了12%，这一方面与天津市所拥有的实力不俗的医院数量较多有关，另一方面也说明天津市医院的整体技术创新氛围较好，医生的整体水平较高。医生是医疗器械尤其是治疗、外科相关的医疗器械的直接使用者，其对于相关设备所存在的技术问题具有更强的敏感性，对于技术方案的改进往往更有针对性、更有实际价值，因此，如何提高医院及医生的专利挖掘意识、专利撰写水平，由此打造出贴合实际需求的高价值专利，是天津市需要重视的方面。此外，让产自医院的专利技术能够有效产业化，也是我国和天津市都需要关注的问题。

全球、中国和天津市排名前二十的申请人的类型占比如图3.48所示，三个维度的差别较大。其中，全球排名前二十的申请人全部都是企业，而且这些企业全部都是医疗器械领域的龙头跨国企业，都具有较长的历史和广泛的市场布局。我国只有4家企业入列，医院占了多数，因此我国在医疗器械领域亟需培育一批具有较强竞争力的龙头企业。

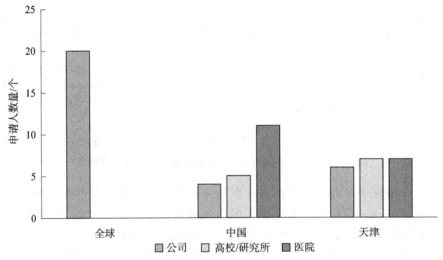

图3.48 全球、中国与天津市医疗器械领域专利申请量居前二十位申请人类型

天津市在医疗器械领域的优势申请人类型相对比较均衡，排名前二十的申请人中有6家企业、7家高校和研究所、7家医院。相较于全球情况来看，天津市仍需要加强对优势企业的培育，并借助高校、研究所、医院的技术产业化孵化一批高技术企业。

如图3.49所示，无论是中低端医疗器械还是高端医疗器械，天津市企业

申请人的占比都是最高的，并且都高于我国整体水平，两个分支中高校和研究
所的占比也都高于我国整体水平，尤其是高端医疗器械领域，来自高校和研究
所的申请量达到了 21%，远远高于全国 13% 的占比，可见天津市高校和研究
所在高端医疗器械领域具有更明显的优势。

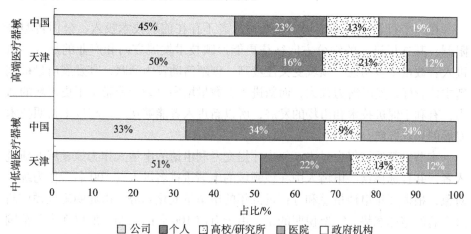

图 3.49　中国与天津市医疗器械领域一级技术分支申请人类型分布

分析全国和天津市中低端医疗器械和高端医疗器械领域排名前二十的申
请人类型，如图 3.50 所示，天津市企业申请所占比例在两个分支中都高于我
国整体水平。中低端医疗器械领域，全国范围内排名前二十的申请人中大多数
为高校和研究所，而天津市三类申请人基本均衡分布。天津市高端医疗器械领
域的主要申请人中，高校和研究所占比最高，有 8 家入列，高于全国整体水
平。整体来看，天津市企业申请人展现出明显的优势，而高校、研究所的专利
布局偏重高端医疗器械，技术含量较高。

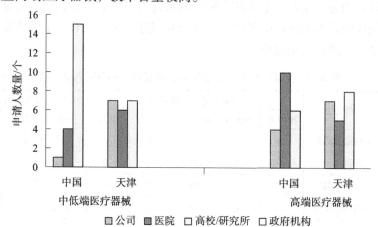

图 3.50　中国与天津市医疗器械领域一级技术分支前二十申请人类型分布

3.5 新进入者专利布局分析

在一个行业或产品市场中，新进入者不存在前期技术投入、公司转型等限制，其选择进入的细分方向往往更能反映技术发展方向和产业的热点。新进入者数量多表明这一领域受关注度高，创新活动较为活跃，其发展前景被创新主体看好，发展潜力较大，而新进入者数量增多也为产业带来了更多新的活力，有利于促进技术和市场的发展，所以新进入者能够在一定程度上指明技术发展的热点方向。

本节以某领域仅在过去5年内才提交专利申请的申请人作为该领域的新进入者，并且选择这些申请人中在该领域的申请量排名进入前100名者作为统计对象，根据逐年申请量总和分析近五年的申请量变化趋势，由此明确该领域新进入者的整体态势。需要说明的是，由于有前100名的限制，所以在中国范围内进入统计范围的创新主体有可能未被纳入全球范围的统计，因而有可能导致中国的新进入者的专利申请量大于同领域全球新进入者的专利申请量。

从全球范围来看，生理信息测量、保健康复器械、医疗支撑及运输器械和牙科器械这四个技术分支都出现了实力较强的新进入者，见表3.20。从数量来看，医疗支撑、运输器械的新进入者申请量较大，势头迅猛。从变化趋势来看，保健康复器械和医疗支撑、运输器械这两个技术分支都呈现出明显的上升态势，这说明从全球范围来看，保健康复器械和医疗支撑、运输器械在近五年的技术发展势头良好，这与图3.21所示两个技术分支从2015年开始进入快速增长阶段的趋势相吻合。上述两个领域的新进入者均集中在我国，可见我国在这两个领域的技术创新热度很高，这也与我国近年来人们对于生活质量提升的需求日益增长的情况相适应。

表3.20 全球中低端医疗器械各二级技术分支新进入者趋势　　单位：件

一级分支	二级分支	新进入者专利申请量					2019—2023年专利申请量变化趋势	整体态势
		2019年	2020年	2021年	2022年	2023年		
中低端医疗器械	生理信息测量	4	49	52	30	2	⌒	⇓
	外科器械	0	0	0	0	0	—	⇒
	保健康复器械	17	64	80	94	37	⌒	⇑
	一般治疗设备	0	0	0	0	0	—	⇒

续表

一级分支	二级分支	新进入者专利申请量					2019—2023 年专利申请量变化趋势	整体态势
		2019 年	2020 年	2021 年	2022 年	2023 年		
中低端医疗器械	医疗支撑、运输器械	66	213	275	275	68	⤴	⇧
	假肢假体	0	0	0	0	0	——	⇨
	牙科器械	2	89	54	60	41	⌢	⇨

注：⇨ 表示专利申请量平稳；⇧ 表示专利申请量呈增长趋势；⇩ 表示专利申请量呈下降趋势。以下表中符号含义与此相同。

全球高端医疗器械领域各三级技术分支的新进入者情况见表 3.21。表中数据显示，高端医疗器械领域的各个三级技术分支均有实力较强的新进入者出现，但在数量和变化趋势方面各有不同。

表 3.21　全球高端医疗器械各三级技术分支新进入者趋势　　单位：件

一级分支	二级分支	三级分支	新进入者专利申请量					2019—2023 年申请量变化趋势	整体态势
			2019 年	2020 年	2021 年	2022 年	2023 年		
高端医疗器械	高端医学检测仪器	内窥镜设备	46	66	63	163	118	⤴	⇧
		放射诊断设备	7	29	9	7	0	⤵	⇩
		磁共振设备	28	61	128	74	7	⌢	⇨
		超声成像设备	0	14	30	23	7	⌢	⇨
	高端医学外科仪器	激光手术设备	33	80	93	55	10	⌢	⇩
		高频/射频手术设备	25	33	8	2	0	⤵	⇩
		冷冻手术设备	18	33	60	10	4	⌢	⇩
		介入设备	9	75	42	90	26	⌢	⇧
		手术机器人	23	111	130	129	83	⌢	⇧
		循环辅助设备	39	60	31	7	3	⤵	⇩
	体外诊断设备	生化诊断设备	7	14	40	13	1	⌢	⇨
		免疫诊断设备	32	19	24	31	2	⌢	⇨
		分子诊断设备	60	6	17	5	5	⤵	⇩

具体地，申请量较大的新进入者集中在内窥镜设备、磁共振设备和手术机器人这几个领域，尤其是手术机器人领域，从 2020 年到 2022 年连续三年的新进入者申请量之和都超过了百件，可见该领域的新进入者技术创新实力非常强。

从变化趋势来看，内窥镜设备、介入设备和手术机器人这几个技术分支的新进入者申请量呈现明显的上升趋势。内窥镜设备领域的新进入者集中在我国，仅湖南省华芯医疗器械有限公司一家在 2022 年和 2023 年就申请了百余件专利，这也造就了该领域明显上扬的趋势。手术机器人领域的新进入者从 2020 年开始集中进行专利布局，并且势头一直持续到 2022 年，这一领域的新进入者也以中国申请人居多。

磁共振设备领域的变化趋势虽然显示为持平状态，但该领域的新进入者多为国外企业，考虑到国外专利申请的公开周期相对较长，所以可以预见 2022 年和 2023 年该领域的新进入者申请量应该远不止于表格所示数量，从而可以判断该领域的新进入者也将展现出较猛的势头。

中国高端医疗器械领域各三级技术分支的新进入者情况见表 3.22。整体来看，中国范围内新进入者展现出增长趋势的技术分支比全球范围的多。

表 3.22　中国高端医疗器械各三级技术分支新进入者趋势　　　　单位：件

一级分支	二级分支	三级分支	新进入者专利申请量					2019—2023 年申请量变化趋势	整体态势
			2019 年	2020 年	2021 年	2022 年	2023 年		
高端医疗器械	高端医学检测仪器	内窥镜设备	97	143	173	261	162		⇧
		放射诊断设备	27	86	54	68	7		⇩
		磁共振设备	15	69	70	92	17		⇧
		超声成像设备	16	64	156	77	51		⇧
	高端医学外科仪器	激光手术设备	25	58	53	59	9		⇨
		高频 / 射频手术设备	17	58	102	117	55		⇧
		冷冻手术设备	17	34	48	27	9		⇨
		介入设备	23	161	156	159	48		⇧
		手术机器人	9	133	224	316	130		⇧
		循环辅助设备	2	25	64	94	51		⇧
	体外诊断设备	生化诊断设备	23	109	86	39	18		⇩
		免疫诊断设备	38	72	32	23	4		⇩
		分子诊断设备	16	6	23	15	5		⇨

从数量来看，申请量较大的新进入者集中在内窥镜设备、介入设备和手术机器人这几个领域，尤其是手术机器人领域，从 2020 年到 2023 年连续四年新进入者申请量之和都超过了百件，2022 年更是达到了 300 余件，可见中国在该领域的新进入者技术创新实力非常强。事实上，该领域进入全球新进入者

统计范围的申请人与中国的新进入者高度重合。由此可见，我国关注这一领域的新型高技术企业众多，发展前景很好。

从变化趋势来看，我国在高端医疗器械领域的大多数三级技术分支都呈现出明显的新进入者上升趋势，除了内窥镜设备、介入设备和手术机器人之外，在磁共振设备、超声成像设备、高频/射频手术设备、循环辅助设备等技术分支的新进入者申请量也都呈现出明显的上升趋势。

值得注意的是，放射诊断设备、生化诊断设备和免疫诊断设备三个技术分支的新进入者申请量呈现出比较明显的下降趋势，这说明我国在这几个领域缺乏具有一定实力的新进入者，或者这几个领域的新进入者的发展并不顺畅，需要在政策上给予重视。

3.6　协同创新情况分析

协同创新是产业中常见的形态，当企业认识到某一技术是未来的发展方向时，首先会在企业内部进行技术攻关，当自身技术攻关不可行，如缺少设备或人才时，企业会选择与其他单位或个人进行合作，共同进行技术研发。可以说，只有对于有一定技术含量并且被创新主体普遍关注的技术分支，创新主体之间才会积极进行协同申请以实现强强联合，因此协同创新的热点方向技术往往意味着这一技术发展前景广阔，从另一个角度提供了产业发展之道。此外，某些技术含量高、研发投入大的领域，单靠某一企业自己的力量往往难以支撑，需要多方联合进行更高效的技术创新，因此，协同创新申请量的比例也在一定程度上代表了该领域的技术创新难度和技术含量水平。

如图 3.51 所示，全球医疗器械领域在各个二级技术分支中的协同创新数量都不是很多，占比大多在 1% 以下，医疗支撑和运输器械、保健康复器械等技术含量相对较低的领域，协同创新占比在 0.1% ~ 0.2%，而高端医学检测仪器领域协同创新占比高达 4.5%。经查，其中多数协同创新发生在同一跨国集团的不同公司之间，如奥林巴斯、东芝等都有大量专利是由其旗下不同的公司联合申请的，可见在这种技术含量较高、涉及大型器械的领域，即使如奥林巴斯等超大型龙头企业，在技术创新层面也需要多部门协同进行。体外诊断设备领域的协同创新占比也比较高，达到了 2.8%。经查，其中有相当一部分协同创新申请是罗氏集团内部的协作，这同样说明了越是高端的技术，创新对于协同的需求越旺盛。

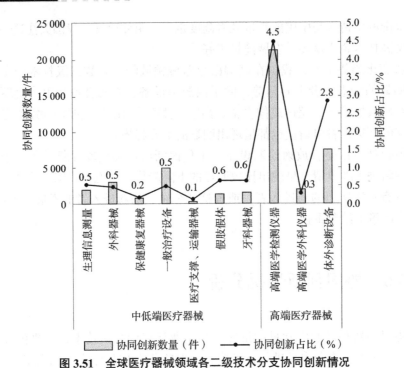

图 3.51　全球医疗器械领域各二级技术分支协同创新情况

3.7　专利运营活跃度情况分析

专利的运营指对专利进行许可、转让、诉讼等一系列获得经济效益或市场优势的行为。通过对专利运营热点进行分析，有利于进一步了解高端医疗器械产业的现状，为产业布局提供参考。一些研究类专利或者技术成熟度欠缺的专利，以及成品率达不到市场要求的专利，都不会成为专利转让、许可的主流，尤其对一些需要专利技术进行产品产业化的企业来说更是这样。因此，专利转让、诉讼活跃的技术领域一定程度上代表该技术领域产业化程度较高，技术和市场活跃度较高，也是被竞争主体竞相看好的技术方向。

3.7.1　全球医疗器械领域专利运营分析

从全球范围来看，医疗器械领域各技术分支的专利运营中，占比最高的类型都是权利转移（表 3.23），这也是绝大部分技术领域专利运营的最主要的方式。

表 3.23 全球医疗器械领域各技术分支的专利运营情况

技术分支		权利转移/件	质押/件	许可/件	诉讼/件	无效/件	合计/件	占比/%
一级分支	中低端医疗器械	271 662	49 421	14 084	5 403	2 341	342 911	10.94
	高端医疗器械	166 217	25 629	11 255	3 159	905	207 165	14.86
中低端医疗器械	生理信息测量	34 604	5 398	1 948	503	178	42 631	11.81
	外科器械	74 682	15 141	2 464	1 368	410	94 065	14.62
	保健康复器械	19 639	2 471	2 161	577	554	25 402	5.61
	一般治疗设备	42 553	7 984	3 186	710	465	54 898	5.53
	医疗支撑、运输器械	13 337	2 859	838	311	106	17 451	7.52
	假肢假体	29 148	6 842	1 138	450	122	37 700	18.30
	牙科器械	16 197	2 712	1 172	559	268	20 908	8.41
高端医疗器械	高端医学检测仪器	62 065	6 230	3 088	592	228	72 203	15.27
	高端医学外科仪器	78 377	16 129	3 153	1 368	489	99 516	14.56
	体外诊断设备	29 314	4 015	2 404	447	151	36 331	13.83

从一级技术分支来看，高端医疗器械领域的专利运营比例接近 15%，而中低端医疗器械领域这一占比不到 11%，可见，高端医疗器械领域的专利运用活跃度更高，说明该领域的专利产业化和技术成熟度更高，也是全球普遍关注的热点领域。对比两个领域在各类运营方面的数据可见，中低端医疗器械领域的诉讼和无效较多，这与该领域技术含量相较于高端医疗器械来说低一些有关，因此准入门槛也较低，竞争相对激烈；高端医疗器械领域的许可和权力转移较多，尤其是许可，超过了总申请量更大的中低端医疗器械领域，这也说明在该领域尚未形成比较有效的竞争机制。

具体到各二级技术分支，全球范围内专利运营占比最高的领域是假肢假体，占比超过 18%，其中涉及质押和许可的专利都比较多，这说明从全球范围来看，该领域的技术成熟度较高，产业化情况良好。高端医学检测仪器、外科器械、高端医学外科仪器、体外诊断设备及生理信息测量领域，专利运营占比也都超过了 10%。这几个领域的权利转移量都非常大，并且高端医学外科仪器领域和外科器械领域的专利质押和诉讼事件较多，而体外诊断设备领域的专利许可数量很突出。所有二级技术分支中，一般治疗设备和保健康复器械领域的专利运营比例较低，都不足 6%，这说明这两个领域的技术成熟度一般，关注度较低。

3.7.2　中国医疗器械领域专利运营分析

中国医疗器械领域各技术分支的专利运营情况见表 3.24，其中占比最高的类型也是权利转移，但与全球范围的情况相比，权利转移在各技术分支的专利运营总量中所占的比重大很多，也就是说，我国在医疗器械领域的专利运营手段较之全球总体情况来说比较单一，更多地依赖于权利转移，对其他运营手段的运用还不多，意识也不够强。

表 3.24　中国医疗器械领域各技术分支的专利运营情况

技术分支		权利转移/件	质押/件	许可/件	诉讼/件	无效/件	合计/件	占比/%
一级分支	中低端医疗器械	47 354	2 999	3 769	557	920	55 599	5.95
	高端医疗器械	20 466	1 389	1 767	169	309	24 100	8.91
中低端医疗器械	生理信息测量	4 885	227	287	23	50	5 472	6.71
	外科器械	10 000	542	965	113	141	11 761	6.14
	保健康复器械	8 695	511	616	162	251	102 35	5.31
	一般治疗设备	12 015	1 030	1 050	145	230	14 470	5.12
	医疗支撑、运输器械	5 051	323	382	23	41	5 820	4.80
	假肢假体	1 744	31	112	7	22	1 916	8.72
	牙科器械	2 440	256	205	26	113	3 040	6.10
高端医疗器械	高端医学检测仪器	8 098	457	714	61	96	9 426	18.93
	高端医学外科仪器	7 946	425	633	71	155	9 230	6.72
	体外诊断设备	4 288	471	417	40	59	5 275	8.39

从一级技术分支来看，高端医疗器械领域的专利运营比例为 8.91%，而中低端医疗器械领域这一占比为 5.95%，可见，与全球范围的情况类似，在我国也是高端医疗器械领域的专利运营活跃度更高，但从具体数值来看，我国的专利运营比例相较于全球范围的情况低将近一半，这种差距反映出我国在医疗器械领域的中低端技术和高端技术方面的产业化程度都有待提高。

对比两个一级技术分支在各类运营方面的数据可见，中低端医疗器械领域的诉讼和无效占比更多，分别占到了全部专利运营数量的 1% 和 1.6%，而高端医疗器械领域这两类的占比分别为 0.7% 和 1.3%，可见，在我国，中低端医疗器械领域的竞争更加激烈，而在高端医疗器械领域尚未形成比较有效的竞争机制。

具体到各二级技术分支，中国范围内专利运营占比最高的领域是高端医学检测仪器，占比接近 19%，反映出高端医学检测仪器是我国当前的热点领域。其余二级技术分支的专利运营比例都未超高 10%，其中，保健康复器械领域的诉讼数量占到了该领域全部专利运营数量的 1.5%，远超其他二级技术分支，这说明该领域的产业竞争相当激烈；体外诊断设备领域的专利许可数量占比在所有二级技术分支中最高，达到了 8.4%。总体来看，我国医疗器械各二级技术分支除了高端医学检测仪器领域各类运营都相对活跃之外，其他技术分支的专利运营也各有特点。

专利许可是指专利技术所有人或其授权人许可他人在一定期限、一定地区、以一定方式实施其所拥有的专利，并向他人收取使用费用。由表 3.25 可以看出，我国医疗器械领域中，发明专利的许可率为 0.6%，实用新型专利的许可率为 0.5%，可见发明专利通常具有更高的技术价值，更吸引企业寻求许可；但实用新型专利的许可率并未比发明专利低很多，说明在我国实用新型专利的技术含量仍旧得到了医疗器械领域各产业主体的认可。

表 3.25　中国专利许可率　　　　　单位：%

类型	企业	高校 / 研究所	个人	医院	总体
发明专利	0.6	0.9	0.4	0.2	0.6
实用新型专利	0.7	0.8	0.7	0.1	0.5

从各类申请人的许可情况来看，高校 / 研究所申请人专利许可率最高，特别是发明专利，许可率为 0.9%，而医院申请人的专利许可率最低，发明专利和实用新型专利分别为 0.2% 和 0.1%，由此可见，我国高校 / 研究所在医疗器械领域的专利产业化程度较高，产学研结合效果良好，而医院的专利产业化程度较低。

3.7.3　天津市专利转让 / 许可 / 质押分析

天津市医疗器械领域各技术分支的专利运营情况见表 3.26，各技术分支都有权利转移发生，在各分支的专利运营总量中的相应占比也都是最高的。

表 3.26　天津市医疗器械领域各技术分支专利运营情况

技术分支		权利转移 /件	质押 /件	许可 /件	诉讼 /件	无效 /件	合计 /件	占比 /%
一级分支	中低端医疗器械	717	42	60	3	11	833	5.30
	高端医疗器械	261	39	20	2	2	324	6.94

续表

技术分支		权利转移/件	质押/件	许可/件	诉讼/件	无效/件	合计/件	占比/%
中低端医疗器械	生理信息测量	44	6	3	0	1	54	3.14
	外科器械	144	21	14	0	1	180	5.43
	保健康复器械	130	3	12	0	3	148	5.33
	一般治疗设备	272	5	21	3	5	306	6.49
	医疗支撑、运输器械	75	1	3	0	0	79	3.69
	假肢假体	5	5	4	0	0	14	2.52
	牙科器械	20	0	0	0	0	20	3.47
高端医疗器械	高端医学检测仪器	58	12	7	0	0	77	6.43
	高端医学外科仪器	119	10	12	2	2	145	7.40
	体外诊断设备	79	17	1	0	0	97	6.56

从一级技术分支来看，高端医疗器械领域的专利运营比例为6.94%，而中低端医疗器械领域这一占比为5.30%，可见天津市也是高端医疗器械领域的专利运营活跃度更高，但两项占比与全国范围相比都更低一些。对比两个一级技术分支，中低端医疗器械领域的许可占比更多，而高端医疗器械领域质押占比更多，可见天津市在高端医疗器械领域的专利金融活动开展较多。

天津市医疗器械领域各二级技术分支的专利运营占比都不足10%，其中高端医疗器械的三个二级技术分支占比排名都比较靠前，都超过了6%，占比排名在最后的是假肢假体领域，仅为2.52%。高端医学外科仪器领域涉及所有运营方式，且专利许可数量较多，可见天津市在该领域的技术成熟度较高。牙科器械领域仅有专利转移，没有专利涉及许可、诉讼和无效；医疗支撑和运输器械、假肢假体和高端医学检测仪器等几个技术分支仅涉及专利转移、质押和许可，可见这几个领域的专利运营手段比较单一。

从专利运营主体类型来看，天津市医疗器械领域的企业专利权人的专利运营数量远超其他几类专利权人，并且涉及所有类型的运营方式，可见天津市企业的专利运营活跃度明显高于其他三类运营主体（表3.27）。

表3.27　天津市专利运营主体运营的专利数量分布　　单位：件

专利运营方式	企业	高校/研究所	个人	医院	总体
权利转移	756	41	98	51	946
质押	80	0	0	0	80
许可	48	14	12	3	77
诉讼	5	0	0	0	5
无效	8	1	4	0	13

3.7.4　天津市专利运营和我国其他重点城市的差异对比分析

1. 运营主体基础实力

天津与国内其他重点城市医疗器械专利运营数据的对比情况见表 3.28。从总量来看，北京的运营数量最多，超过了 5300 件，而深圳超过上海位列第二。除了北京、上海和深圳，其他城市的运营专利数量都在 3000 件以下，天津的总量与武汉接近。

表 3.28　城市间专利运营数量对比　　　　　　　　　　单位：件

类型	北京	上海	深圳	广州	苏州	杭州	重庆	成都	南京	武汉	天津
转让	4 577	4 171	4 034	2 134	2 343	1 698	1 300	1 291	1 662	1 001	969
许可	357	443	699	141	200	327	53	82	188	54	81
质押	231	181	259	249	191	148	234	144	96	126	76
诉讼	82	41	95	31	13	41	16	5	6	10	5
无效	77	82	189	66	57	41	48	12	6	18	12
合计	5 324	4 918	5 276	2 621	2 804	2 255	1 651	1 534	1 958	1 209	1 143

从各运营类型来看，北京各个类型相对均衡，诉讼数量有 80 多件，相较于多数城市来说比较多；深圳的许可、质押、诉讼和无效都是几个城市中最多的，许可接近 700 件，无效接近 200 件，远远超过了其他城市，这与深圳市的创新主体以企业为主并且企业多从事热门技术研发有关。重庆的质押数量达到了 234 件，相较于其他运营类型非常突出，可见重庆市在知识产权质押方面的工作值得借鉴。

2. 运营主体潜力

一个区域的有效专利和在审专利数量决定了该区域的创新和发展潜能。表 3.29 中列出了天津市和国内其他重点城市的授权有效专利数量、授权有效发明专利数量和审中发明专利申请数量。

整体来看，北京、上海和深圳仍然稳居前三位，其中北京的授权有效专利数量和其中的发明专利数量是所有城市中最多的，但审中发明专利申请数量低于上海，与深圳接近。从有效发明专利的占比来看，三个城市也都是最高的，均超过了 20%，其他城市则均都在 20% 以下，天津有效专利中发明占比为 17%，武汉最低，只有 14%。

审中发明专利申请与有效发明专利的对比在一定程度上反映了城市的上升势

头迅猛程度。上海在审发明专利数量远超授权有效发明专利的数量，表现出强劲势头。类似的还有武汉。天津在这一方面表现不错，只比前两者稍逊。因此，天津虽然在数量上与其他几个城市还有差距，但目前呈上升势头，前景广阔。

表 3.29　城市间专利运营主体潜力对比

类型	北京	上海	深圳	广州	苏州	杭州	重庆	成都	南京	武汉	天津
授权有效专利 / 件	37 327	32 250	33 305	19 892	17 323	17 068	12 555	14 405	13 399	11 594	7 543
授权有效发明专利 / 件	9 604	7 067	6 968	3 438	3 458	3 101	1 955	2 322	2 475	1 613	1 309
审中发明专利申请 / 件	10 491	12 331	10 352	4 695	5 433	4 975	2 548	2 850	3 453	2 856	2 093
授权发明占比 /%	25.73	21.91	20.92	17.28	19.96	18.17	15.57	16.12	18.47	13.91	17.35

3.8　创新人才储备分析

专利尤其是高价值专利的产出仅凭一己之力很难完成，往往需要依托一个团队才能实现，因此发明人数量在一定程度上能够反映出某个领域的创新人才的储备情况。

3.8.1　全球发明人分析

通常来说，一个领域专利申请量大，所拥有的发明人数量就会多，但二者并非完全成正比的关系。表 3.30 中列出了全球在医疗器械各技术分支的发明人数量，其中体外诊断设备领域的发明人最多，其次是一般治疗设备领域，如图 3.19 所示，全球医疗器械领域专利申请量排名第一的技术分支是一般治疗设备，体外诊断设备排名第六，对比可见，体外诊断设备平均每件专利申请所对应的发明人更多，这说明该领域的创新人才储备更丰富。

表 3.30　全球创新人才拥有量　　　　　　　　单位：个

一级技术分支	全球发明人数量	二级技术分支	全球发明人数量
中低端医疗器械	1 924 976	生理信息测量	491 855
		外科器械	667 436
		保健康复器械	472 356
		一般治疗设备	1 006 533
		医疗支撑、运输器械	278 239
		假肢假体	233 189
		牙科器械	212 432

续表

一级技术分支	全球发明人数量	二级技术分支	全球发明人数量
		高端医学检测仪器	475 454
高端医疗器械	2 161 979	高端医学外科仪器	695 494
		体外诊断设备	1 147 805

3.8.2 中国发明人分析

表 3.31 中列出了中国在医疗器械各技术分支的发明人数量,其中一般治疗设备领域发明人最多,远超第二梯队的体外诊断设备、保健康复器械和外科器械。对比图 3.24 不难发现,体外诊断设备专利申请量虽然小于专利申请量占比,但前者的发明人数量超出后者 30% 多,这也反映出中国在体外诊断设备领域的创新人才储备比较丰富。

表 3.31 中国创新人才拥有量   单位:个

一级技术分支	中国发明人数量	二级技术分支	中国发明人数量
		生理信息测量	135 996
		外科器械	222 733
		保健康复器械	239 911
中低端医疗器械	807 820	一般治疗设备	315 631
		医疗支撑、运输器械	175 356
		假肢假体	29 235
		牙科器械	50 733
		高端医学检测仪器	114 513
高端医疗器械	463 580	高端医学外科仪器	169 064
		体外诊断设备	238 991

3.8.3 天津市发明人分析

从表 3.32 中可以看出,天津市创新人才拥有量最多的是一般治疗设备领域,这与中国范围的情形一致。

天津市在医疗支撑、运输器械领域的发明人数量全球占比最高,其次是保健康复器械、外科器械、一般治疗设备、生理信息测量领域和体外诊断设备领域，均超过 0.6%。可见，与全球水平相比，天津市的创新人才较多地集中在中低端医疗器械领域，高端医疗器械领域体外诊断设备方面的创新人才也较多。

表 3.32　天津市创新人才拥有量在全球、全国的占比

技术分支	全球发明人数量 / 个	中国发明人数量 / 个	天津发明人数量 / 个	天津 / 全球 /%	天津 / 中国 /%
生理信息测量	491 855	135 996	3 103	0.63	2.28
外科器械	667 436	222 733	4 383	0.66	1.97
保健康复器械	472 356	239 911	4 047	0.86	1.69
一般治疗设备	1 006 533	315 631	6 323	0.63	2.00
医疗支撑、运输器械	278 239	175 356	3 001	1.08	1.71
假肢假体	233 189	29 235	702	0.30	2.40
牙科器械	212 432	50 733	794	0.37	1.57
高端医学检测仪器	475 454	114 513	1 984	0.42	1.73
高端医学外科仪器	695 494	169 064	3 574	0.51	2.11
体外诊断设备	471 169	121 762	2 875	0.61	2.36

从中国占比来看，天津市在假肢假体领域的创新人才储备占比最高，达到了 2.40%，其次是体外诊断设备，占比为 2.36%，生理信息测量、高端医学外科仪器和一般治疗设备的中国占比也都在 2% 及以上。整体来看，天津市在各二级技术分支中的创新人才储备基本均衡。

表 3.33 中列出了天津市与其他几个重点省市在创新人才储备上的对比情况。其中，各个省市发明人数量最多的技术分支都是一般治疗设备。除此之外，山东省在医疗支撑、运输器械和外科器械领域的发明人数量远超其他几个省市；广东省在生理信息测量、牙科器械和体外诊断设备等几个领域的发明人数量优势明显。

表 3.33　天津市创新人才拥有量与其他省市创新人才拥有量的对比　单位：个

二级技术分支	山东	广东	北京	上海	天津
生理信息测量	9 959	19 381	15 327	10 223	3 103
外科器械	35 459	19 225	16 047	15 900	4 383
保健康复器械	32 578	25 439	12 703	12 600	4 047

续表

二级技术分支	山东	广东	北京	上海	天津
一般治疗设备	44 205	33 296	20 713	19 201	6 323
医疗支撑、运输器械	30 483	13 685	8 411	8 303	3 001
假肢假体	1 392	2 723	4 135	3 596	702
牙科器械	4 869	6 831	3 254	2 848	794
高端医学检测仪器	14 909	12 586	8 932	8 925	1 984
高端医学外科仪器	20 465	17 808	14 359	14 282	3 574
体外诊断设备	8 771	17 642	14 581	11 280	2 875

　　天津市在高端医学外科仪器、体外诊断设备及假肢假体领域与其他几个省市的差距相对较小，在高端医学检测仪器和医疗支撑、运输器械领域与其他几个省市的差距较大。

3.9　小结

　　近年来，无论是在全球范围内还是在我国，医疗器械领域专利申请量都保持着良好的增长势头，其中，我国的增长势头迅猛，是全球专利申请量整体增长的主要因素。国内各省市及医疗器械各技术分支在 2000 年以后的专利申请量都有所增长，但增长幅度各有差别。

　　从地域分布来看，医疗器械领域来自美国的专利申请量占比最大，其次是中国和日本。而就目标专利申请局来看，中国专利申请量遥遥领先，美国和日本排在后面。中国专利申请绝大部分是国内申请，山东、广东、江苏、浙江、北京和上海是排名靠前的省市。

　　从技术分布来看，无论是全球还是重点国家，都以中低端医疗器械为主，但占比有所差别，其中日本和美国的高端医疗器械申请量占比更大。无论是全球还是各重点国家，一般治疗设备的申请量占比都很大。除此之外，各个国家各有侧重，美国在高端医学外科仪器领域占比突出，日本则对高端医学检测仪器领域有所偏重。具体来说，内窥镜设备是日本专利布局的重点，而手术机器人和高频/射频治疗设备是美国专利布局的重点。

　　从创新主体的角度来看，全球范围排名靠前的申请人都是企业，而国内则主要是医院和高校，其中高端医疗器械领域企业占比更大。

从新进入者角度来看，中低端医疗器械领域的保健康复器械和医疗支撑、运输器械两个技术分支关注度最高；高端医疗器械方面，全球范围内内窥镜设备、介入设备和手术机器人是热点，而国内除了这三个技术分支，热点还包括磁共振设备、超声成像设备和循环辅助设备。

高端医学检测仪器领域是协同创新占比最高的技术分支；从专利运营数据来看，我国明显低于全球水平，而高端医疗器械领域明显高于中低端医疗器械领域。

总体来看，我国在医疗器械领域还处于以量取胜的阶段，在专利申请质量方面相较于全球水平尤其是美国和日本还有一定差距。

天津市在医疗器械领域的专利申请量持续增长，技术分布与中国整体水平接近，但在磁共振设备领域明显落后，在生化诊断和免疫诊断设备领域显现出优势。天津市创新主体的企业占比高于全国水平，专利运营活跃度一般，与国内其他重点城市有一定差距，但从运营主体潜力来看具有一定优势，前景看好。天津市的创新人才储备有限，在保健康复器械、医疗支撑和运输器械、高端医学外科仪器和体外诊断设备等几个技术分支有所偏重。

第4章　重点技术领域分析

由第3章内容可知，我国及天津市在高端医疗器械领域的专利布局占比明显低于全球水平和美国、日本的水平，导致我国和天津市在医疗器械领域的专利技术缺乏核心竞争力。因此，我国和天津市要想提高医疗器械领域的整体实力，需要重点发展高端医疗器械相关技术。天津市地处京津冀经济圈，在京津冀一体化的发展趋势下处于重要的战略地位，扮演着经济、产业发展的重要角色，因此更需要担负起优先发展高端医疗器械相关技术的重任。

具体到高端医疗器械，首先，如第3章数据所呈现的，我国在磁共振设备领域的专利布局明显弱于全球和美国水平，相较于日本差距更大，而天津市则落后于我国整体水平，与全球和美国、日本的差距悬殊，这为天津市医疗器械的后续发展敲响了警钟。其次，天津市在手术机器人领域拥有得天独厚的研究资源，天津大学及其机器人与智能系统研究院培养了大批医疗机器人相关人才，相关专利申请量也非常可观，从占比来看与我国整体水平持平，但与美国还有较大差距，更重要的是，天津市并无相关龙头企业，因此，该领域的专利技术一方面缺乏系统性，另一方面未能充分产业化。如何发挥该领域的技术优势，将其切实转化为生产力，是天津市亟需关注的问题。最后，体外诊断设备是近几年随着新冠疫情和流感病毒高发而备受关注的领域，其中，免疫诊断设备逐渐开始由医院专用向家用转变，需求量持续增长。天津市在免疫诊断领域的基础较强，关注度较高，相关专利申请量占比超过了全球和全国整体水平，如何保持在这一领域的优势，培育高价值专利，实现从量到质的飞跃，是天津市需要思考的重要问题。

基于上述原因，本章选择了高端医疗器械领域的三个三级技术分支，即磁共振设备、手术机器人和免疫诊断设备，对其技术路线进行梳理，对重点专利进行分析，以期为后续的技术布局提供参考。

4.1 磁共振设备

1946 年，美国哈佛大学爱德华·帕赛尔（Edward Purcell）和菲力克斯·布洛克（Felix Block）领导的研究小组率先发现物质的核磁共振现象，此后很快发展出一门新的学科——核磁共振波普学，开始作为一种分析手段广泛应用于物理、化学、生物等领域，1973 年开始应用于医学临床检测。

4.1.1 技术路线分析

经过近五十年的发展，磁共振设备从一开始的 GPS（即 GE、飞利浦和西门子）三家独大，到后来的日本、韩国和中国企业逐渐崛起，经历了从机械部件到软件控制等一系列的技术发展。

分析全球有关磁共振设备的专利技术可以发现，磁共振领域在各个阶段的优势企业排名是不断变化的，从 1990—2010 年之间的 GPS 加东芝和日立的组合，到 2010 年之后韩国三星和中国上海联影的加入，打破了 GPS 和日企在该领域的垄断（表 4.1）。从技术层面来看，2000 年前主要关注成像质量，包括信噪比和分辨率，2000 年之后更加关注图像处理，包括准确的解剖识别和边界定位，2006 年之后开始关注磁共振与其他模态成像的融合和在诊断、治疗过程中的应用，2011 年以来的关注点集中到自动优化控制，包括个性化、适用性等。

表 4.1　磁共振设备领域技术路线

时间	专利申请量/件	重点申请人	技术关注点	代表专利
1990 年之前	5 044	东芝、GE、日立、飞利浦、西门子	提高信噪比	西门子 US4506224A 核磁共振仪高频场系统 GEUS4859945A 优化的信噪比 GEUS4709212A 结合不同脉冲序列时序的核磁共振图像提高图像信噪比的方法

续表

时间	专利申请量/件	重点申请人	技术关注点	代表专利
1990—2000 年	9 224	GE、日立、东芝、飞利浦、西门子	提高分辨率	西门子 US6380740B1 用磁共振获取时间分辨和位置分辨的三维数据集的方法和用于实施该方法的设备
				飞利浦 US5810728A 用于引导导管的 MR 成像方法和装置
2000—2005 年	9 376	飞利浦、GE、西门子、日立、东芝	提高准确性	西门子 US6556008B2 用于操作磁共振成像设备的方法，确保在不同检查中获得的图像与对象的不同位置重合
				GEUS7058210B2 肺部疾病检测方法及系统
			提高定位精度	飞利浦 US6708054B2 基于 MR 的实时放射治疗肿瘤模拟器
				西门子 US7343189B2 将患者反复置于同一相对位置的方法和装置
2006—2010 年	11 096	飞利浦、西门子、GE、东芝、佳能	多模态融合	飞利浦 US10980508B2 用于整合活检和治疗的系统和方法
			辅助诊断	西门子 US8260397B2 用于确定肾功能参数的磁共振方法和装置
2011—2015 年	18 219	西门子、飞利浦、东芝、三星、佳能	运动补偿	飞利浦 EP2566388B1 医学成像系统中的运动补偿和患者反馈
			消除伪影	西门子 US9035653B2 迭代磁共振图像重建的采样模式
2015—2020 年	19 831	西门子、飞利浦、佳能、上海联影、GE	个性化	飞利浦 US11099249B2 为磁共振成像提供线圈
			自动优化控制	西门子 US11199598B2 具有主动干扰抑制的 MRI 扫描仪和用于 MRI 扫描仪的干扰抑制方法
				西门子 US10204426B2 准备医学成像设备的扫描协议

续表

时间	专利申请量/件	重点申请人	技术关注点	代表专利
2021—2023 年	7 437	西门子、飞利浦、佳能、上海联影、GE	自动优化控制	西门子 US20220183637A1 确定影像学检查适应性的方法
				西门子 US20210389759A1 预测用于磁共振设备的模块的潜在故障

4.1.2　重点专利分析

1. 涉诉专利（限于中国）

目前，尽管 GPS 三巨头在磁共振设备产业的绝对垄断地位已经被打破，联影等中国企业已经在该领域进行了多项专利布局，但总体来看，核心技术仍旧掌握在西门子、飞利浦和 GE 等几家龙头跨国企业手上。可以说，该领域在中国尚未形成有效的竞争机制，因此该领域在中国的涉诉专利十分少见。表 4.2 中列出了磁共振设备领域中国的涉诉专利，该专利是联影于 2013 年提交申请、2014 年获得授权的一项发明专利，该专利于 2016 年 12 月获得第十八届中国专利金奖。

表 4.2　磁共振设备领域中国涉诉专利

公开（公告）号	名称	申请日	当前申请（专利权）人	法律状态
CN104035059B	平面回波成像序列图像的重建方法	2013 年 3 月 6 日	上海联影医疗科技股份有限公司	有效

表 4.2 中的专利要保护的是一种平面回波成像序列图像的重建方法。如图 4.1 所示，其目的是有效去除伪影，具体包括获取平面回波成像数据 Si，并同时采集三条没有经过相位编码的参考回波信号 R_1、R_2、R_3；通过所述参考回波信号计算出需要对所述平面回波成像数据进行校正的参数；将所述平面回波成像数据沿读出方向进行一维傅里叶变换，得到变换结果 FSi，并用所述校正参数校正 FSi，计算出校正后的平面回波成像数据；对校正后的平面回波成像数据沿相位编码方向做一维傅里叶变换，得到图像。该发明提供的平面回波成像序列的图像重建方法，在有偏离场存在的情况下，能够保持平面回波序列

成像快速成像，且有效地去除 $N/2$ 伪影，同时能够校正由于偏离场存在而导致的图像变形。图 4.1 为平面回波成像序列图像重建方法的流程示意图及平面回波数据的相位偏差和相位偏移校正示意图。

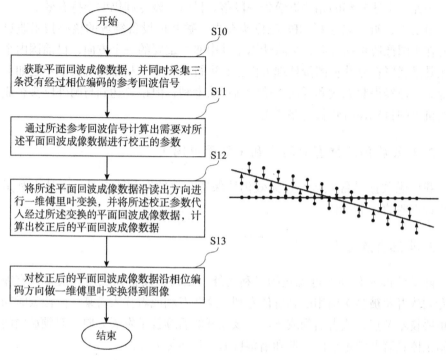

图 4.1　CN104035059B 附图

　　上述专利的相关诉讼可谓一波三折。西门子（深圳）磁共振有限公司（以下简称西门子公司）不服原国家知识产权局专利复审委员会（以下简称专利复审委员会）于 2017 年 10 月 9 日作出的第 33719 号无效宣告请求审查决定（以下简称被诉决定），于法定期限内向北京知识产权法院提起行政诉讼。被诉决定系专利复审委员会针对西门子公司就上海联影公司拥有的名称为"平面回波成像序列图像的重建方法"的第 201310072198.X 号发明专利（以下简称本专利）提出的无效宣告请求而作出。北京知识产权法院于 2019 年 4 月 26 日判决：一、撤销原国家知识产权局专利复审委员会作出的第 33719 号无效宣告请求审查决定；二、国家知识产权局就专利号为 201310072198.X、名称为"平面回波成像序列图像的重建方法"的发明专利重新作出无效宣告请求审查决定。对此判决，西门子公司和国家知识产权局均提出上诉。8 月 24 日，中国裁判文书网公布了最高人民法院作出的对西门子公司与联影有关专利 ZL201310072198.X 的行政二审裁决的全文。最高人民法院认为：原审判决对本专利权利要求 1 中"计算"一词的解释有误，导致相关事实认定及法律适用错误。国家知识产权局、联影公司的上诉请求成立，应予支持。西门子公司的上诉请求不能成立，应予驳回。

至此，上述专利的相关诉讼告一段落。目前，该专利仍旧维持有效。

事实上，近年来包括 GPS 三巨头在内，磁共振设备领域的核心技术改进主要在于图像质量的提高，去除伪影是其中非常重要的一个方面，目前国内企业尤其是联影在磁共振图像处理方面已经进行了多项专利布局，其中不乏如上述专利一样经得起无效和诉讼考验的高价值专利，但距离达到与国外巨头企业分庭抗争的目标还有较长的路要走。

2. 无效后仍维持有效的专利（限于中国）

我国磁共振设备领域经过无效仍然保持有效的专利不多见，上述专利是其中最重要的一个专利。

3. 其他重点专利

除了涉诉专利和经过无效的专利之外，磁共振设备领域还有很多拥有庞大专利族群及被多次引用的高价值专利，这些专利或者代表着某一阶段或时期的重要技术节点，或者引领或预示了该领域的后续技术发展方向，对领域内的创新主体具有非常重要的参考和借鉴价值，具体见表 4.3。

表 4.3　磁共振设备领域中国重点专利

序号	公开（公告）号	名称	公开（公告）日	当前申请（专利权）人
1	CN1729484A	用于 MRI 中的各向同性成像及使用各向同性或近似各向同性成像的定量图像分析中的多个成像平面的融合	2006 年 2 月 1 日	康复米斯公司
2	CN101975936A	一种基于 CS 压缩感知技术的快速磁共振成像方法	2011 年 2 月 16 日	杭州电子科技大学
3	CN1600268A	血流分析装置以及血流分析方法	2005 年 3 月 30 日	东芝医疗系统株式会社
4	CN1946339A	用于提供适形放射治疗同时对软组织进行成像的系统	2007 年 4 月 11 日	佛罗里达大学研究基金会有限公司
5	CN102540116A	磁共振成像方法和系统	2012 年 7 月 4 日	中国科学院深圳先进技术研究院
6	CN106600571A	融合全卷积神经网络和条件随机场的脑肿瘤自动分割方法	2017 年 4 月 26 日	中国科学院自动化研究所

续表

序号	公开（公告）号	名称	公开（公告）日	当前申请（专利权）人
7	CN105361883A	膝关节置换三维空间下肢生物力线的确定方法	2016 年 3 月 2 日	方学伟
8	CN102124361A	使用磁共振波谱图像数据对 PET 或 SPECT 核成像系统的衰减校正	2011 年 7 月 13 日	皇家飞利浦电子股份有限公司
9	CN1260698A	逐渐移位牙齿的方法和装置	2000 年 7 月 19 日	阿莱恩技术有限公司
10	CN108210072A	基于 MRI 和 CTA 的脑组织及血管实体复合模型的制备方法	2018 年 6 月 29 日	扈玉华
11	CN102423264A	基于图像的生物组织弹性的测量方法及装置	2012 年 4 月 25 日	乐普（北京）医疗器械股份有限公司
12	CN101067650A	基于部分频谱数据信号重构的信号去噪方法	2007 年 11 月 7 日	骆建华
13	CN106714681A	用于在医学成像扫描期间追踪和补偿患者运动的系统、设备和方法	2017 年 5 月 24 日	凯内蒂科尔股份有限公司
14	CN1934458A	用于 B0 偏移的动态匀场设定校准	2007 年 3 月 21 日	皇家飞利浦电子股份有限公司
15	CN1929781A	用于脉管斑块检测和分析的自动化方法和系统	2007 年 3 月 14 日	依斯克姆公司
16	CN101708123A	肝纤维化分级研究的磁共振弹性成像检测系统及其方法	2010 年 5 月 19 日	上海理工大学
17	CN104224179A	一种磁共振成像系统的磁场稳定方法和装置	2014 年 12 月 24 日	中国科学院电工研究所
18	CN201384493Y	用于磁共振系统的定位装置	2010 年 1 月 20 日	西门子（深圳）磁共振有限公司
19	CN101360453A	医学图像的计算机辅助定性定量分析的方法和系统	2009 年 2 月 4 日	美的派特恩公司
20	CN103717129A	脑磁图源成像	2014 年 4 月 9 日	加利福尼亚大学董事会
21	CN101262816A	用于核磁共振成像的无线病人监控设备	2008 年 9 月 10 日	梅德拉股份有限公司
22	CN1689510A	磁共振灌注成像的数字化方法	2005 年 11 月 2 日	中国科学院自动化研究所
23	CN103076580A	梯度放大器、逆变器控制器、磁共振成像系统及控制方法	2013 年 5 月 1 日	通用电气公司
24	CN105726026A	基于脑网络与脑结构信息的轻度认知障碍疾病分类方法	2016 年 7 月 6 日	电子科技大学

续表

序号	公开（公告）号	名称	公开（公告）日	当前申请（专利权）人
25	CN101155548A	评估神经病症的方法和系统	2008 年 4 月 2 日	曼提斯库拉 EHF.公司
26	CN103505206A	一种基于压缩感知理论的快速并行动态磁共振成像方法	2014 年 1 月 15 日	山东大学威海分校，董恩清
27	CN1121801A	高均匀度无涡流平板式核磁共振成像仪用永磁磁体	1996 年 5 月 8 日	王魁武，天津市富辰高新技术公司
28	CN108229066A	一种基于多模态超连接脑网络建模的帕金森自动识别方法	2018 年 6 月 29 日	北京航空航天大学
29	CN1516561A	用于检测和评估欺骗和隐瞒识别以及对信息的认识 / 情绪反应的功能性脑成像	2004 年 7 月 28 日	宾夕法尼亚大学理事会
30	CN102018511A	磁共振成像装置以及磁共振成像方法	2011 年 4 月 20 日	东芝医疗系统株式会社
31	CN1185307A	医用影像计算机诊断系统	1998 年 6 月 24 日	杨宏伟
32	CN109276248A	用于医学影像系统的自动摆位方法和医学影像系统	2019 年 1 月 29 日	上海联影医疗科技股份有限公司
33	CN104997511A	用于磁共振化学交换饱和转移成像的 CESTR 测量方法和系统	2015 年 10 月 28 日	中国科学院深圳先进技术研究院
34	CN101915901A	磁共振成像方法及装置	2010 年 12 月 15 日	中国科学院深圳先进技术研究院
35	CN104267361A	基于结构特征的自适应定量磁化率分布图复合重建的方法	2015 年 1 月 7 日	厦门大学
36	CN102217934A	磁共振成像方法及系统	2011 年 10 月 19 日	中国科学院深圳先进技术研究院
37	CN101051387A	使用局部加权拟合的图像配准	2007 年 10 月 10 日	韦伯斯特生物官能公司
38	CN1918480A	磁共振成像方法	2007 年 2 月 21 日	皇家飞利浦电子股份有限公司
39	CN102362192A	磁共振成像中针对刚性、非刚性、平移、旋转和跨平面运动的运动检测和校正	2012 年 2 月 22 日	皇家飞利浦电子股份有限公司
40	CN103917166A	一种表征颈动脉斑块的方法和系统	2014 年 7 月 9 日	VP 诊断公司
41	CN1951323A	磁共振成像设备	2007 年 4 月 25 日	GE 医疗系统环球技术有限公司
42	CN103917164A	血管血流模拟的系统、其方法及计算机软件程序	2014 年 7 月 9 日	EBM 株式会社
43	CN104644205A	用于影像诊断的患者定位方法及系统	2015 年 5 月 27 日	上海联影医疗科技股份有限公司

续表

序号	公开（公告）号	名称	公开（公告）日	当前申请（专利权）人
44	CN1449721A	具有医学图像测量功能的医学图像处理装置	2003 年 10 月 22 日	东芝医疗系统株式会社
45	CN1224502A	利用超极化惰性气体对于核磁共振和磁共振成像质量的提高	1999 年 7 月 28 日	劳伦斯·伯克利国家实验室
46	CN105147416A	一种组织器官缺损部位弥合物构建方法及构建系统	2015 年 12 月 16 日	深圳市艾科赛龙科技股份有限公司
47	CN101903790A	增加体线圈中的有效 B0 和 B1 均匀性的无源匀场片	2010 年 12 月 1 日	皇家飞利浦电子股份有限公司
48	CN106030330B	用于磁共振成像的屏气检测	2020 年 2 月 14 日	皇家飞利浦有限公司
49	CN1294425C	被提供有在利用子采样时形成影像的 RF 线圈的 MRI 设备	2007 年 1 月 10 日	皇家飞利浦电子股份有限公司
50	CN105321194B	曲线修正装置及方法、存储介质	2020 年 3 月 3 日	富士胶片株式会社
51	CN1287730C	用于磁共振系统的阻容线圈装置	2006 年 12 月 6 日	通用电气公司
52	CN106535745B	用于鼻窦扩张术的导丝导航	2021 年 9 月 21 日	阿克拉伦特公司
53	CN109378076B	用于在血流特性建模中进行灵敏度分析的方法和系统	2022 年 4 月 5 日	哈特弗罗公司
54	CN101426426B	用于当执行对病人的医疗成像时使用的支撑系统	2011 年 8 月 31 日	西弗科医疗器械公司
55	CN111163692B	依据体内测量重建解剖结构	2023 年 8 月 15 日	纳维克斯国际有限公司
56	CN108366896B	患者推床和患者转运装置	2023 年 9 月 12 日	QFIX 系统有限责任公司
57	CN108324303B	计算机断层系统的造影方法	2021 年 10 月 8 日	台达电子工业股份有限公司
58	CN109074665B	用于经由医学成像系统导航到目标解剖对象的系统和方法	2022 年 1 月 11 日	阿文特公司
59	CN106333703A	相对位置调节装置及医疗成像设备	2017 年 1 月 18 日	上海联影医疗科技股份有限公司
60	CN105574878B	使用局部加权拟合的图像配准	2020 年 4 月 28 日	韦伯斯特生物官能公司
61	CN116570847A	用于通过改善患者的射血分数来治疗心力衰竭的方法	2023 年 8 月 11 日	索尼维有限公司
62	CN1707253B	MRI 用磁场发生器	2011 年 6 月 22 日	日立金属株式会社
63	CN108603923B	使用预先确定浓度的 ^{19}F 同位素作为参考进行的 MRI 系统的校准	2021 年 6 月 4 日	布朗梅尔松根股份公司
64	CN111610478B	一种具有磁体运动的可移动的 MRI 系统	2023 年 5 月 26 日	中加健康工程研究院（合肥）有限公司

序号	公开（公告）号	名称	公开（公告）日	当前申请（专利权）人
65	CN113069691B	用于放射治疗的图像导引	2023 年 8 月 15 日	伊利克塔股份有限公司
66	CN110234275B	用于发射引导式高能光子传输的系统	2023 年 8 月 22 日	反射医疗公司
67	CN102510735A	用于经放射外科减轻心律失常的心脏治疗套件、系统和方法	2012 年 6 月 20 日	计算机心脏股份有限公司
68	CN103607947B	解剖标志的检测	2017 年 7 月 18 日	史密夫和内修有限公司
69	CN101765399B	强磁场性能得到提高的超导体、其制造方法、以及包含该超导体的 MRI 仪器	2013 年 8 月 21 日	金溶进
70	CN113822960A	用于生成合成成像数据的方法、系统及计算机可读介质	2021 年 12 月 21 日	伊利克塔股份有限公司
71	CN109310362B	通过来自磁共振成像的应变测量值快速定量评估心脏功能	2023 年 3 月 10 日	心肌解决方案股份有限公司
72	CN103735266B	MRI 中应用的介入性医疗装置	2016 年 6 月 22 日	卡地亚第斯股份有限公司
73	CN103282081B	放射治疗设备	2017 年 6 月 23 日	伊利克塔股份有限公司，皇家飞利浦电子股份有限公司
74	CN107007282A	用于估计动态动脉/组织/静脉系统的感兴趣的量的系统和方法	2017 年 8 月 4 日	奥利亚医疗公司
75	CN101460095B	支持结构化假设检验的多模成像系统和工作站	2012 年 5 月 16 日	皇家飞利浦电子股份有限公司
76	CN103717130B	用于修整对电磁场的响应的经表面改质材料	2016 年 9 月 7 日	中央佛罗里达大学研究基金公司
77	CN104094130B	使用 B1 场绘制的温度确定	2018 年 5 月 22 日	皇家飞利浦有限公司
78	CN105105775B	心肌运动解析装置	2018 年 11 月 9 日	东芝医疗系统株式会社
79	CN107110939B	用于测定心血管疾病或事件的风险参数的系统	2021 年 5 月 14 日	力保科学公司

4.1.3　结语

　　磁共振设备领域属于高端医疗器械领域起源较早的技术分支，经过多年发展，从一开始的 GPS 三家独大，到后来日本、韩国和中国的企业逐渐崛起，经历了从机械部件到软件控制等一系列的技术发展。目前，上海联影在该领域已占有一席之地。

该领域在中国的专利运营活跃度不高，由于垄断性较强，未形成有效竞争，因而鲜有涉及诉讼和无效的专利。但经过多年积累，各个龙头企业都积累了非常多的重点专利，对于了解该技术领域的发展和现状具有重要的借鉴意义。

4.2　手术机器人

手术机器人是集多项现代高科技手段于一体的综合体。利用机器人做手术时，医生的双手不碰触患者。一旦手术位置确定，装有摄像机和 / 或其他外科工具的机械臂将实施切断、止血及缝合等动作，外科医生通常只需坐在手术室的控制台上远程观测和控制机械臂工作。

手术机器人技术的发展历史可追溯到 20 世纪 80 年代在神经外科领域的第一次机器人手术试验。第一套医疗机器人系统是在传统工业机器人的基础上改造而成的。此后，随着新材料、新型传感器、新型机器人执行器及实时计算技术的兴起，手术机器人技术得以进一步发展。手术机器人通常由手术控制台、配备机械臂的手术车及成像系统组成。外科医生操控手术控制台，观察由放置在患者体内的腔镜传输的手术区域的三维影像，实现机械臂操控及该机械臂附带的手术器械及腔镜的移动。机械臂模拟人类的手臂，实施一系列仿真人体手腕的动作，同时可消除人手的震颤，以使微创手术实现更好的治疗效果。如图 4.2 所示为达芬奇手术机器人系统。

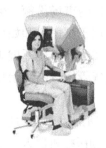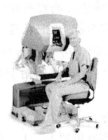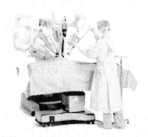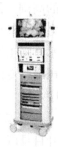

图 4.2　达芬奇手术机器人系统

图片来源：乐晴智库 . 深度解析：达芬奇手术机器人如何垄断整个医疗市场？ [EB/OL]. [2016-12-08]. https://www.eepw.com.cn/article/201612/341342.htm.

手术机器人属于多学科交叉领域，有着极高的技术壁垒。手术机器人主要功能模块包括人机交互与显示、医学图像、系统软件、机器人装置、定位装置，涉及的学科包括力学、计算机科学、机械科学、微电子学和临床医学等。系统软件中的图像重构、空间配准和机械控制等是手术机器人的核心部分。硬件装置如机械臂的设计需要与手术具体情况相结合，必须充分考虑医生的习惯和临床应用场景，和医生紧密配合，反复试验，即医生向工程师提供对于产品在功能、安全和工艺方面的需求，工程师根据医生的需求进行产品设计方案的初步规划，经医生和工程师反复沟通、测试和修改，克服合作中遇到的医学和理工科在不同层次上的重重障碍，不断改善产品性能。由于具有较高的技术壁垒，手术机器人的研发周期较长，主要涉及以下环节：原理样机设计开发、设计验证、注册产品标准制定、工业样机定型、产品注册检验、临床试验、技术审评、企业质量管理体系审核、获取目标国家的食品药品监督管理局认证。整个周期累计时长可达十余年之久。国内手术机器人企业因研发起步时间晚，缺乏技术积累、资金和专业复合型人才支持，机器人制造的三大核心零部件——控制器、伺服电机和减速机仍主要依赖进口。

根据应用的外科领域分类，手术机器人主要可以分为以下五种：腔镜手术机器人、骨科手术机器人、泛血管手术机器人、经自然腔道手术机器人和经皮穿刺手术机器人。目前，腔镜手术机器人是商业化最为成功的代表。

美国是手术机器人的发源地，也是全球主要的技术来源国。我国虽然在这一领域起步晚于美国，但近年来也获得了长足发展。如图 4.3 所示为中美两国在手术机器人领域的发展阶段对比情况。

手术机器人领域的企业以直观外科（intuitive surgical，也有的翻译为直觉外科）手术操作公司为首，曾以诱人的投资回报率把手术机器人推到了前所未有的高潮，但同时，不断涌入的市场主体也影响着直观外科的市场份额。美敦力强势推出 Hugo 机器人，已获欧盟安全标志 CE 认证，用于泌尿科和妇科手术。强生以 34 亿美元收购了奥瑞斯健康公司（Auris Health）。奥瑞斯健康公司最初专注于肺癌，拥有 FDA 批准的平台，目前用于支气管镜诊断和治疗程序。

在被视为主要市场之一的中国市场上，各企业也在不断加大研发力度，提升自身市场竞争力，期望早日赶超达芬奇机器人。上海微创医疗机器人（集团）股份有限公司（下文简称微创机器人）与山东威高手术机器人有限公司曾在 2021 年的直观外科年报中作为达芬奇手术机器人的竞争对手出现。

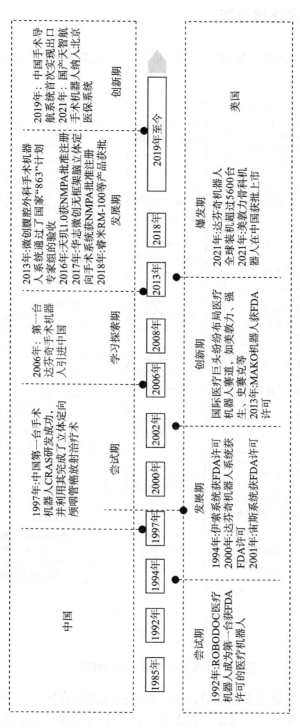

图 4.3　中美两国手术机器人发展阶段对比

4.2.1 技术路线分析

分析全球手术机器人领域的专利，可以大致厘清该领域的技术发展路线，如图 4.4 所示。

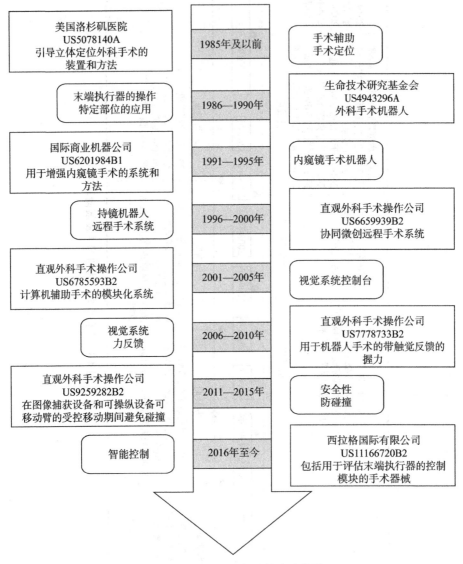

图 4.4 手术机器人领域技术路线图

手术机器人本身是手术器械自动化和智能化的综合体。在 1985 年之前，手术机器人还仅仅是一个雏形，技术重点在手术辅助和手术定位方面。1986

年之后，手术机器人正式以一个完整的手术系统的形象出现，初始时关注重点在末端执行器的控制及在特定部位、特定手术场合的应用，2000 年前后出现远程手术机器人，此后的技术布局重点在视觉系统和控制台方面的设计。2006年之后，手术机器人越来越多地应用于腹腔镜、血管及神经手术，精细化需求提高，因而此阶段涌现出大量有关力反馈、安全性等的专利技术。2015 年之后，手术机器人领域的专利布局主要集中到智能控制方面，以期进一步提高手术机器人的智能化水平。

4.2.2　重点专利分析

1. 无效后仍维持有效的专利（限于中国）

涉及手术机器人的中国专利鲜有涉及诉讼的。该领域经过无效审查仍然保持有效的专利见表 4.4。

表 4.4　手术机器人领域中国无效后仍保持有效的专利

序号	公开（公告）号	名称	申请日	当前申请（专利权）人	法律状态
1	CN110946653B	一种手术导航系统	2018 年 12 月 29 日	华科精准（北京）医疗科技有限公司	有效
2	CN111012499B	一种医疗辅助机器人	2018 年 12 月 29 日	华科精准（北京）医疗科技有限公司	有效
3	CN217090896U	一种用于神经外科全脑动脉造影的手术机器人系统	2022 年 1 月 7 日	易度河北机器人科技有限公司	有效
4	CN209316053U	一种用于目标物运动跟踪的标记点组件	2018 年 6 月 20 日	上海电气集团股份有限公司	有效
5	CN105852783B	一种胶囊内窥镜控制系统	2016 年 4 月 22 日	重庆金山科技（集团）有限公司	有效
6	CN210520935U	胶囊内窥镜控制设备	2019 年 5 月 31 日	上海安翰医疗技术有限公司	有效
7	CN111184497B	胶囊内窥镜控制方法及系统	2020 年 4 月 8 日	上海安翰医疗技术有限公司	有效
8	CN103222842B	一种控制胶囊内窥镜在人体消化道运动的装置及方法	2013 年 4 月 18 日	安翰科技（武汉）股份有限公司	有效

华科精准（北京）医疗科技有限公司是一家专注于医用机器人技术和智能医疗产品创新的公司，目前团队开发了各类医用机器人、医用导航系统、医

用软件、医用电极、医用激光等产品十余种。该公司在 2003 年就开始了智能医疗创新的成功尝试,通过颅内电极的自主技术创新和产业化,逐渐完成该领域 90% 以上的国产化替代,每年支撑相关手术 5000 余台,直接推动了我国功能神经外科的发展。

表 4.4 中有 2 件经过无效审查后仍然保持有效的专利,其中,CN110946653B 涉及一种手术导航系统。该专利于 2022 年 6 月 24 日由南京华讯知识产权顾问有限公司提出无效请求,经国家知识产权局专利局复审和无效审理部审查,于 2022 年 12 月 27 日作出决定,宣布维持该专利权全部有效。

华科精准(北京)医疗科技有限公司的另一件专利 CN111012499B 是上述专利的系列申请,其涉及一种医疗辅助机器人。针对该专利的无效请求也是由南京华讯知识产权顾问有限公司提出的。两案并案处理,于同一日作出决定,同样被宣告全部权利要求维持有效。

2. 其他重点专利

手术机器人领域的相关专利或者专利申请,有一些涉及手术机器人整体的设计,有一些则涉及手术机器人的局部特征或者基础技术,包括导航技术、传感器、控制器等。无论是整体技术还是局部技术,都有可能成为后续技术发展的风向标,或者成为企业在该领域话语权的助力。表 4.5 中列出了被多次引用或者拥有较多同族的专利或者专利申请,以及作为该领域的龙头企业的直观外科手术操作公司和上海微创医疗机器人(集团)股份有限公司的部分重要专利或专利申请,所列专利或专利申请对于领域内的创新主体具有重要的参考价值。

表 4.5 手术机器人领域中国重点专利

序号	专利	名称	公开(公告)日	当前申请(专利权)人
1	CN2488482Y	机械臂的关节锁紧机构	2002 年 5 月 1 日	天津市华志计算机应用有限公司
2	CN102469995B	混合手术机器人系统的手柄件	2015 年 3 月 11 日	伊顿公司
3	CN101023879B	具有记录能力的外科器械	2013 年 3 月 20 日	伊西康公司
4	CN102247177B	手术控制台和手持式手术装置	2016 年 2 月 10 日	柯惠 LP 公司
5	CN102973317A	微创手术机器人机械臂布置结构	2013 年 3 月 20 日	周宁新,王树新
6	CN101426453A	假体装置和用于植入假体装置的系统和方法	2009 年 5 月 6 日	马可外科公司

续表

序号	专利	名称	公开（公告）日	当前申请（专利权）人
7	CN1216454A	施行最小侵入性心脏手术的方法和装置	1999 年 5 月 12 日	电脑动作公司
8	CN102933163A	用于基于患者的计算机辅助手术程序的系统和方法	2013 年 2 月 13 日	史密夫和内修有限公司
9	CN103251458A	一种用于微创手术机器人的丝传动四自由度手术器械	2013 年 8 月 21 日	天津工业大学
10	CN101862220A	基于结构光图像的椎弓根内固定导航手术系统和方法	2010 年 10 月 20 日	中国医学科学院北京协和医院
11	CN1155833A	用于医疗处理的活节机械手	1997 年 7 月 30 日	伍云升
12	CN202146362U	一种基于光学导航七自由度颅颌面手术辅助机械臂	2012 年 2 月 22 日	上海交通大学医学院附属第九人民医院
13	CN102429726A	基于图像导航的并联机器人辅助人工颈椎间盘置换手术定位方法	2012 年 5 月 2 日	哈尔滨工业大学
14	CN101797182A	一种基于增强现实技术的鼻内镜微创手术导航系统	2010 年 8 月 11 日	北京理工大学
15	CN107028659A	一种 CT 图像引导下的手术导航系统及导航方法	2017 年 8 月 11 日	新博医疗技术有限公司
16	CN107296650A	基于虚拟现实和增强现实的智能手术辅助系统	2017 年 10 月 27 日	西安电子科技大学
17	CN107970060A	手术机器人系统及其控制方法	2018 年 5 月 1 日	武汉联影智融医疗科技有限公司
18	CN109730779A	一种血管介入手术机器人导管导丝协同控制系统及方法	2019 年 5 月 10 日	深圳市爱博医疗机器人有限公司
19	CN101001563A	胶囊式内窥镜控制系统	2007 年 7 月 18 日	韩国科学技术研究院
20	CN107773305A	一种四自由度肿瘤穿刺辅助机器人	2018 年 3 月 9 日	山东科技大学
21	CN101495023A	用于进行微创外科手术的系统	2009 年 7 月 29 日	航生医疗公司
22	CN106725711A	骨质磨削机器人、椎板磨削手术机器人控制系统及方法	2017 年 5 月 31 日	中国科学院深圳先进技术研究院
23	CN104546147A	一种腹腔镜微创手术机器人机械臂 RCM 机构	2015 年 4 月 29 日	中国科学院重庆绿色智能技术研究院
24	CN102105116A	患者定位系统	2011 年 6 月 22 日	美敦特克有限公司

续表

序号	专利	名称	公开（公告）日	当前申请（专利权）人
25	CN102895031A	肾脏虚拟手术方法及其系统	2013 年 1 月 30 日	深圳市旭东数字医学影像技术有限公司
26	CN107928791A	一种机器人辅助穿刺方法、系统及装置	2018 年 4 月 20 日	上海钛米机器人股份有限公司
27	CN108294814A	一种基于混合现实的颅内穿刺定位方法	2018 年 7 月 20 日	首都医科大学宣武医院，北京理工大学
28	CN111467036A	手术导航系统、髋臼截骨的手术机器人系统及其控制方法	2020 年 7 月 31 日	上海电气集团股份有限公司
29	CN101420911B	患者可选择的关节成形术装置和手术器具	2012 年 7 月 18 日	康复米斯公司
30	CN101426446A	用于触觉表达的装置和方法	2009 年 5 月 6 日	马可外科公司
31	CN107049443A	一种 CT 图像实时引导的肺穿刺机器人本体机构	2017 年 8 月 18 日	北京理工大学
32	CN104146767A	辅助外科手术的术中导航方法和导航系统	2014 年 11 月 19 日	李书纲
33	CN101999941A	微创血管介入手术机器人送管送丝装置	2011 年 4 月 6 日	燕山大学
34	CN111565655B	用于模块化外科器械的控制系统布置	2023 年 10 月 24 日	爱惜康有限责任公司
35	CN110719761B	用于机器人手术器械的器械接口	2023 年 9 月 15 日	CMR 外科有限公司
36	CN113974824A	用于组织消融的方法和设备	2022 年 1 月 28 日	维兰德·K·沙马
37	CN110432987B	机器人手术的模块化机械手支架	2023 年 1 月 24 日	直观外科手术操作公司
38	CN116782841A	具有带有可单独附接的外部安装的布线连接器的智能重新加载的电动外科器械	2023 年 9 月 19 日	西拉格国际有限公司
39	CN108992169B	用于优化植入物与解剖学的配合的系统和方法	2022 年 10 月 28 日	史密夫和内修有限公司
40	CN102125451B	用于以机械方式定位血管内植入物的系统和方法	2014 年 8 月 13 日	柯惠 LP 公司
41	CN111655337B	在微泡增强的超声程序中控制治疗剂的递送	2023 年 6 月 27 日	医视特有限公司

序号	专利	名称	公开（公告）日	当前申请（专利权）人
42	CN105832279B	用于执行体内过程的内窥镜系统、装置和方法	2022 年 11 月 4 日	香港生物医学工程有限公司
43	CN101564310B	PEM 和 BSGI 活检装置和方法	2013 年 5 月 8 日	德威科医疗产品公司
44	CN102670306A	体内使用的生物医学单元、其系统及生物医学应用程序	2012 年 9 月 19 日	博通公司
45	CN116350307A	末端执行器和末端执行器驱动设备	2023 年 6 月 30 日	得克萨斯大学体系董事会，安督奎斯特机器人公司
46	CN105796182B	用于医疗程序中的可无线探测的物体及其制造方法	2019 年 11 月 29 日	柯惠 LP 公司
47	CN116712655A	导管系统	2023 年 9 月 8 日	直观外科手术操作公司
48	CN104080419A	具有可分离元件的手术帘	2014 年 10 月 1 日	创新手术方案有限责任公司
49	CN107205789B	医疗用机械手系统	2020 年 3 月 20 日	奥林巴斯株式会社
50	CN113476719A	用于鼻窦扩张术的导丝操纵	2021 年 10 月 8 日	阿克拉伦特公司，韦伯斯特生物官能（以色列）有限公司
51	CN111481291B	硬件受限的远程中心机器人操纵器的冗余轴线和自由度	2023 年 10 月 20 日	直观外科手术操作公司
52	CN109890300B	外科装置导引及监测装置、系统和方法	2023 年 2 月 28 日	艾鲁森特医疗股份有限公司
53	CN115486942A	流传输连接器和系统、流消歧以及用于映射流供应路径的系统和方法	2022 年 12 月 20 日	直观外科手术操作公司
54	CN115517764A	脑导航方法和设备	2022 年 12 月 27 日	阿尔法奥米茄工程有限公司
55	CN116531060A	插管密封组合件	2023 年 8 月 4 日	直观外科手术操作公司
56	CN108175503B	用于在外科程序的准备中布置手术室中的对象的系统	2022 年 3 月 18 日	史赛克公司
57	CN107693121B	用于机器人外科手术器械末端执行器的夹持力控制	2021 年 12 月 31 日	直观外科手术操作公司
58	CN110461227B	通过电气自感测的体内探针导航	2022 年 7 月 19 日	纳维克斯国际有限公司

序号	专利	名称	公开（公告）日	当前申请（专利权）人
59	CN111449756B	使用模式区分操作员动作的机器人系统操作模式的用户选择	2023 年 6 月 16 日	直观外科手术操作公司
60	CN104968310A	用于过量和 / 或冗余的组织的牵开器 / 稳定器及使用方法	2015 年 10 月 7 日	格斯瑞德医药有限责任公司
61	CN108883297B	使用运动预测的治疗控制	2022 年 1 月 4 日	伊利克塔股份有限公司
62	CN115089306A	手术器械的保护套	2022 年 9 月 23 日	IP2IPO 革新有限公司
63	CN116135170A	医疗系统和医疗系统的控制方法	2023 年 5 月 19 日	奥林巴斯株式会社
64	CN109348220B	用于优化视频流的方法和系统	2023 年 6 月 6 日	直观外科手术操作公司
65	CN105078580B	手术机器人系统及其腹腔镜操作方法以及体感式手术用图像处理装置及其方法	2017 年 9 月 12 日	伊顿公司
66	CN104173109A	用于导管和其他外科工具的可配置的控制手柄	2014 年 12 月 3 日	韦伯斯特生物官能（以色列）有限公司
67	CN101227870B	用于外科手术及其他应用的软件中心和高度可配置的机器人系统	2012 年 8 月 8 日	直观外科手术操作公司
68	CN101340853A	外科手术机器人的铰接和可调换内窥镜	2009 年 1 月 7 日	直观外科手术操作公司
69	CN101242789B	消毒手术帷帘	2011 年 10 月 19 日	直观外科手术操作公司
70	CN102892363A	手术系统器械架构	2013 年 1 月 23 日	直观外科手术操作公司
71	CN102458293A	用于微创外科手术的虚拟测量工具	2012 年 5 月 16 日	直观外科手术操作公司
72	CN102458294A	用于微创外科手术的虚拟测量工具	2012 年 5 月 16 日	直观外科手术操作公司
73	CN102665588B	用于微创手术系统中的手存在性探测的方法和系统	2015 年 7 月 22 日	直观外科手术操作公司
74	CN100389730C	用于手术工具的柔性肘节	2008 年 5 月 28 日	直观外科手术操作公司

序号	专利	名称	公开（公告）日	当前申请（专利权）人
75	CN106132342B	将远程操作外科手术器械固定到致动器的闩锁	2019 年 9 月 13 日	直观外科手术操作公司
76	CN106102639B	手术器械与远程操作致动器之间的无菌屏障	2020 年 3 月 13 日	直观外科手术操作公司
77	CN111281550A	手术器械与远程操作致动器之间的无菌屏障	2020 年 6 月 16 日	直观外科手术操作公司
78	CN112022244A	遥控式致动的手术器械的调准和接合	2020 年 12 月 4 日	直观外科手术操作公司
79	CN111281497A	外科手术套管安装件及相关的系统和方法	2020 年 6 月 16 日	直观外科手术操作公司
80	CN107736937B	用于手术系统的器械托架组件	2021 年 2 月 5 日	直观外科手术操作公司
81	CN104066398B	用于钉仓状态和存在检测的方法和系统	2016 年 10 月 26 日	直观外科手术操作公司
82	CN112274250A	用于在远程操作医疗系统中呈现器械的屏幕识别的系统和方法	2021 年 1 月 29 日	直观外科手术操作公司
83	CN111839737A	用于铰接臂中的分离式离合的系统和方法	2020 年 10 月 30 日	直观外科手术操作公司
84	CN102171006B	用于外科器械的无源预载和绞盘驱动	2015 年 5 月 20 日	直观外科手术操作公司
85	CN106232049A	手术帷帘和包括手术帷帘和附接传感器的系统	2016 年 12 月 14 日	直观外科手术操作公司
86	CN106102642B	外科手术套管安装件及相关的系统和方法	2020 年 3 月 31 日	直观外科手术操作公司
87	CN107111684A	用于过滤局部化数据的系统和方法	2017 年 8 月 29 日	直观外科手术操作公司
88	CN101500470B	微创手术系统	2015 年 3 月 25 日	直观外科手术操作公司
89	CN104688282A	微创手术系统	2015 年 6 月 10 日	直观外科手术操作公司
90	CN106584445B	不动点机构	2018 年 12 月 25 日	上海微创医疗机器人（集团）股份有限公司

序号	专利	名称	公开（公告）日	当前申请（专利权）人
91	CN111000636B	传动组件、驱动盒、手术器械系统及机器人系统	2021 年 8 月 27 日	上海微创医疗机器人（集团）股份有限公司
92	CN110368092A	手术机器人及手术器械	2019 年 10 月 25 日	上海微创医疗机器人（集团）股份有限公司
93	CN106308933B	传动机构以及手术器械	2018 年 10 月 16 日	上海微创医疗机器人（集团）股份有限公司
94	CN108433814B	手术机器人系统及其手术器械	2019 年 12 月 24 日	上海微创医疗机器人（集团）股份有限公司
95	CN110464467B	传动、驱动、无菌、器械盒组件与手术器械系统、机器人	2021 年 3 月 12 日	上海微创医疗机器人（集团）股份有限公司
96	CN112957127B	传动、驱动、无菌、器械盒组件与手术器械系统、机器人	2022 年 6 月 17 日	上海微创医疗机器人（集团）股份有限公司
97	CN112957128B	传动、驱动、无菌、器械盒组件与手术器械系统、机器人	2022 年 7 月 1 日	上海微创医疗机器人（集团）股份有限公司
98	CN106618736B	具有双自由度的机械臂和手术机器人	2019 年 3 月 8 日	上海微创医疗机器人（集团）股份有限公司
99	CN106963494B	手术机器人用蛇形关节、手术器械及内窥镜	2019 年 3 月 26 日	上海微创医疗机器人（集团）股份有限公司
100	CN108056823B	手术机器人终端	2020 年 9 月 22 日	上海微创医疗机器人（集团）股份有限公司
101	CN109806002B	一种手术机器人	2021 年 2 月 23 日	上海微创医疗机器人（集团）股份有限公司
102	CN111973280B	手术机器人终端	2022 年 2 月 22 日	上海微创医疗机器人（集团）股份有限公司

续表

序号	专利	名称	公开（公告）日	当前申请（专利权）人
103	CN106109019B	器械盒及手术器械	2018 年 11 月 9 日	上海微创医疗机器人（集团）股份有限公司
104	CN107049492B	手术机器人系统及手术器械位置的显示方法	2020 年 2 月 21 日	上海微创医疗机器人（集团）股份有限公司
105	CN108186120B	手术机器人终端	2020 年 12 月 4 日	上海微创医疗机器人（集团）股份有限公司
106	CN112315585B	手术机器人终端	2022 年 4 月 8 日	上海微创医疗机器人（集团）股份有限公司
107	CN106175934B	手术机器人及其机械臂	2019 年 4 月 30 日	上海微创医疗机器人（集团）股份有限公司
108	CN108420538B	手术机器人系统	2020 年 8 月 25 日	上海微创医疗机器人（集团）股份有限公司
109	CN111643191B	手术机器人系统	2021 年 11 月 5 日	上海微创医疗机器人（集团）股份有限公司
110	CN111388090B	一种手术器械、手术器械系统及手术机器人	2023 年 4 月 28 日	上海微创医疗机器人（集团）股份有限公司
111	CN106236276B	手术机器人系统	2019 年 9 月 17 日	上海微创医疗机器人（集团）股份有限公司
112	CN109620410B	机械臂防碰撞的方法及系统、医疗机器人	2021 年 1 月 26 日	上海微创医疗机器人（集团）股份有限公司
113	CN108042162B	手术机器人系统及其手术器械	2020 年 6 月 16 日	上海微创医疗机器人（集团）股份有限公司
114	CN114191087A	悬吊盘摆位机构及手术机器人	2022 年 3 月 18 日	上海微创医疗机器人（集团）股份有限公司

序号	专利	名称	公开（公告）日	当前申请（专利权）人
115	CN111888012B	手术器械平台	2021 年 11 月 5 日	上海微创医疗机器人（集团）股份有限公司
116	CN113749777B	手术器械平台、器械组件及手术器械	2023 年 7 月 18 日	上海微创医疗机器人（集团）股份有限公司
117	CN107009363A	医疗机器人及其控制方法	2017 年 8 月 4 日	上海微创医疗机器人（集团）股份有限公司
118	CN108748153B	医疗机器人及其控制方法	2020 年 12 月 18 日	上海微创医疗机器人（集团）股份有限公司
119	CN108030518B	手术器械	2021 年 4 月 23 日	上海微创医疗机器人（集团）股份有限公司

4.2.3 结语

手术机器人在高端医疗器械领域属于相对新兴的技术分支，尽管该领域的技术一度被直观外科所垄断，但目前国内外已经有多家企业进军该领域，如我国的企业进行了大量专利布局，可以说该领域在一定程度上形成了有效竞争格局。但是目前该领域的专利运营活跃度一般，没有涉及诉讼的专利，涉及无效的专利也比较少。从技术发展来看，该领域从手术辅助、手术定位发源进而形成医疗机器人，从对视觉系统、控制台等硬件进行创新到反馈智能控制等软件方面的创新，已经形成全方位技术发展的局面。

4.3 免疫诊断设备

免疫诊断是基于抗原、抗体间的特异性免疫反应来检测各种疾病的方法，根据其标记信号的不同，衍生出了各种不同的免疫诊断方法，主要涵盖病毒和血源检查、肝炎检测、性病监测（HIV 等）、肿瘤检测等领域。

　　近年来，尤其是 2020 年以来全球受到新冠疫情的巨大影响，促使免疫诊断领域的技术创新快速发展，如图 4.5 所示，免疫诊断领域的国内市场规模从 2020 年开始以每年 20% 的增速快速增长。

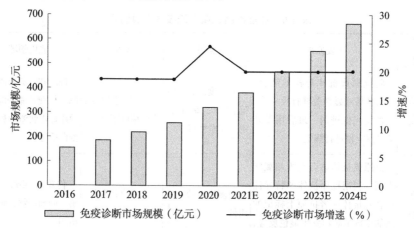

图 4.5　国内免疫诊断市场规模及增速

图片来源：中国医疗器械蓝皮书编委会 .2021 中国医疗器械蓝皮书：医疗器械深化改革发展报告 [M]. 北京：中国医药科技出版社，2023.

　　免疫诊断市场规模的不断扩大吸引了国内外龙头企业和新兴企业的关注，除了霍夫曼－拉罗奇（Hoffmann-La Roche）有限责任公司（下文简称罗氏）、雅培等在该领域积累了多年经验的巨头之外，西门子、迈瑞等国内外医疗器械龙头企业也开始进军该领域，国内的郑州安图生物工程股份有限公司（下文简称安图生物）等企业快速崛起，专攻该领域（图 4.6）。

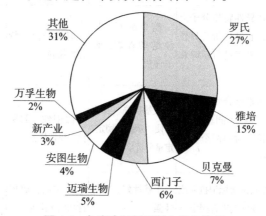

图 4.6　免疫诊断领域国内竞争格局

图片来源：粤开医药 . 医疗器械系列报告（四）体外诊断篇：并驱争先，前景广阔 [EB/OL]. [2023-10-24]. https://www.ykzq.com/Institute_Details_new.html?id=1906114& channelid=43.

免疫诊断领域有多重主流技术，这是该领域与医疗器械领域的其他技术分支相比一个显著的特点。每一种技术都基于不同的原理，均有其优势和不足，所适用的领域也各有不同，各主流技术及其特点见表4.6。

表 4.6　免疫诊断领域主流技术及其特点

主流技术	主要原理	优势	不足	适用领域
化学发光	将抗原或抗体与样本结合，由微孔板或磁珠等捕捉反应物，再加发光促进剂，最后用发光信号测定仪进行测定	灵敏度高、线性范围宽、结果稳定、安全性好	发光过程短，检测精度不高	检测和鉴定未知的抗原，检测心肌标志物、肿瘤标志物激素和各种蛋白质等
酶联免疫	抗原或抗体结合在固相载体表面，利用抗原抗体的特异性结合及抗体或者抗原上标记的酶催化特定底物发生显色反应，实现目标物检测	检测速度快、费用低	重复性不好，假阳性、半定量	传染性疾病、内分泌、肿瘤药物、血型等检测
胶体金	蛋白质等高分子被吸附到胶体金颗粒表面的包被过程，聚合物聚集后肉眼可见	成本低、使用方便、快速读取结果	假阳性、半定量	乙肝、HIV、标志物、女性妊娠、毒品等检测
胶乳比浊	抗体或抗原吸附在胶乳颗粒上，与抗原或抗体发生交联反应，形成抗原抗体复合物，胶乳颗粒发生凝聚	成本低、操作简单、快速、特异性强	半定量	特定体液蛋白检测
荧光免疫	在固定的特异性物质分子上标记荧光素，通过分析特异性反应产物的荧光素进行示踪和检测	简单易行，图像结果直观，便于评价	时间长，非特异性染色	细菌、病毒、皮肤活性等检测
时间分辨荧光	根据铜系元素螯合物发光特点，用时间分辨技术测量荧光，同时检测波长和时间两个参数进行信号分辨	灵敏度高、操作简便、示踪物稳定、定量分析量程宽	假阳性、假阴性、仪器依赖	激素、病毒性肝炎、肿瘤等检测
放射免疫	利用放射性同位素标记抗原或抗体并通过免疫反应进行测定	敏感性好、特异性强	成本高、放射性物质污染大	激素、微量蛋白、肿瘤标志物和药物微量物质检测

资料来源：粤开医药. 医疗器械系列报告（四）体外诊断篇：并驱争先，前景广阔 [EB/OL]. [2023-10-24]. https://www.ykzq.com/Institute_Details_new.html?id=1906114&channelid=43.

4.3.1　技术路线分析

从发展历程看，免疫诊断经历了放射免疫分析技术、酶联免疫分析技术、免疫胶体金技术、时间分辨荧光免疫分析技术和化学发光免疫分析技术等多个发展阶段。其中，酶联免疫和化学发光是目前较为主流的技术，国外主流市场以化学发光为主，国内医院化学发光和酶联免疫并存。

目前，各类技术基本上都还在使用，但各自所处的阶段不尽相同。如图 4.7 所示，放射免疫技术已经进入衰退阶段，而时间分辨荧光技术则处于萌芽阶段，酶联免疫、胶体金等技术已经比较成熟，化学发光、荧光免疫、胶乳比浊等技术还在成长阶段。

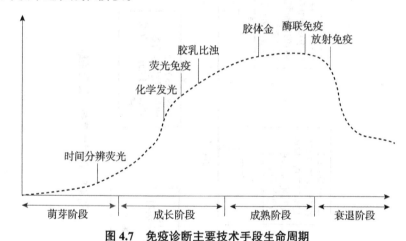

图 4.7　免疫诊断主要技术手段生命周期

图片来源：粤开医药. 医疗器械系列报告（四）体外诊断篇：并驱争先，前景广阔 [EB/OL]. [2023-10-24]. https://www.ykzq.com/Institute_Details_new.html?id=1906114&channelid=43.

因此，拟进入该领域的创新主体应将关注点放在处于萌芽期和成长期的技术上，而目前主营处于衰退期和成熟期的技术的企业则可考虑及时调整技术方向。

目前相对成熟的技术主要是酶联免疫技术，该技术的发展路线如图 4.8 所示。

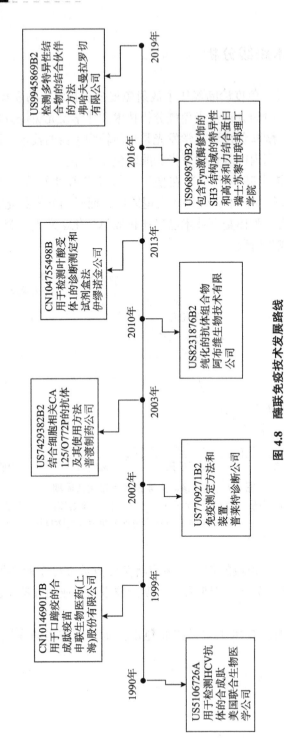

图 4.8 酶联免疫技术发展路线

4.3.2　重点专利分析

1. 涉诉专利（限于中国）

表 4.7 中列出了免疫诊断领域涉及诉讼的中国专利，共有 4 件，其中公告号为 CN1050668C、名称为"用于实现早期检测败血症并对治疗进行跟踪的方法的药盒"的发明专利因两中国企业涉嫌侵权而被专利权人诉至上海市第一中级人民法院，被告之一深圳市新产业生物医学工程股份有限公司以管辖权问题提出抗辩，后被驳回。表中序号 2、3 对应的专利是同一申请人的系列申请，且被同时提出无效宣告请求，最终两案均因修改超出原始申请文件的记载范围而被宣告全部无效。表中序号 4 对应的专利申请涉及复审程序，该专利申请来自中国企业，被驳回后申请人提出复审请求，驳回决定被维持，诉讼阶段法院支持了驳回决定的观点。

表 4.7　免疫诊断领域中国涉诉专利

序号	公开（公告）号	名称	法律状态 / 事件	当前申请（专利权）人	申请日
1	CN1050668C	用于实现早期检测败血症并对治疗进行跟踪的方法的药盒	期限届满 | 诉讼 | 口头审理	布拉姆斯股份公司	1993 年 8 月 19 日
2	CN100538362C	用于收集磁性颗粒的磁性材料及其应用	期限届满 | 诉讼 | 无效程序 | 权利转移 | 口头审理	三菱化学美迪恩斯株式会社	2003 年 11 月 7 日
3	CN101398428B	用于收集磁性颗粒的磁性材料及其应用	期限届满 | 诉讼 | 无效程序 | 权利转移	三菱化学美迪恩斯株式会社	2003 年 11 月 7 日
4	CN102147408A	一种测定抗 SmD1 抗体 IgG 的方法及试剂装置	驳回 | 诉讼 | 复审	深圳市亚辉龙生物科技股份有限公司	2010 年 12 月 31 日

总体来看，免疫诊断设备领域的涉诉专利涉及多种情况，但数量很少，可见该领域形成了一定的竞争，但并不充分。

2. 无效后仍维持有效的专利（限于中国）

免疫诊断领域涉及无效审查的专利有 12 件，表 4.8 中列出了经过无效宣告审查后仍然维持有效的中国专利，共有 4 件，专利权人均为中国企业，其中

3 件是来自同一家中国企业的实用新型专利。经查，这 3 件专利是系列申请，均由同一请求人于同日提出无效宣告请求，最终这 3 件专利经过修改均被维持有效。

总的来看，免疫诊断领域涉及无效审查的专利很少，这从侧面说明该领域的竞争并不激烈，但由表 4.8 可见，无效宣告请求集中在近几年，这或许说明该领域的竞争正在加强。

表 4.8　免疫诊断领域中国无效后仍维持有效的专利

序号	公开（公告）号	名称	当前申请（专利权）人	申请日
1	CN108120834B	一种凝集变异细胞的试剂组合物	上海君联医疗设备有限公司	2017 年 12 月 8 日
2	CN210071842U	用于干式荧光／胶体金试剂卡检测的双向贯通式承载器	思库科技（广州）有限公司	2019 年 6 月 3 日
3	CN210181051U	一种用于干式荧光／胶体金试剂卡检测的堆叠式储存装置	思库科技（广州）有限公司	2019 年 6 月 3 日
4	CN210294271U	一种干式荧光／胶体金试剂卡的配套检测设备	思库科技（广州）有限公司	2019 年 6 月 3 日

3. 其他重点专利

表 4.9 中列出了免疫诊断领域的一些重点专利和专利申请，其均具有较多同族专利并且被多次引用。整体来看，表 4.9 中的专利和专利申请多来自国外申请人。

表 4.9　免疫诊断领域其他重点专利

序号	公开（公告）号	名称	当前申请（专利权）人	申请日
1	CN86103715A	横向流动的鉴定设备	米来克斯公司	1986 年 5 月 31 日
2	CN1202929A	用于主动可编程矩阵器件的设备和方法	内诺金有限公司	1996 年 9 月 6 日
3	CN1119145C	脂质体组合物及其使用方法	埃斯佩里安 LUV 发展公司	1996 年 10 月 11 日
4	CN1245561A	抗原特异性 IgG 的检测	罗赫诊断器材股份有限公司	1997 年 11 月 26 日
5	CN1297380A	混合物成分的连续磁性分离	佛罗里达州立大学	1999 年 2 月 19 日
6	CN1344366A	表面等离子体振子谐振传感器	维尔股份有限公司	2000 年 1 月 28 日

序号	公开（公告）号	名称	当前申请（专利权）人	申请日
7	CN1271410C	微载体的编码	麦卡提斯股份有限公司	2000 年 4 月 12 日
8	CN1350638A	用于电化学定量分析固相内被分析物的系统	英特克科学公司	2000 年 5 月 5 日
9	CN1468375A	采用生物化学标记物诊断纤维化疾病的方法	巴黎公共救济院	2000 年 10 月 24 日
10	CN1348096A	一种均相特异性检测核酸的探针及应用方法	栾国彦、李庆阁、梁基选	2001 年 1 月 13 日
11	CN1416365A	微阵列制造技术及设备	基因谱公司	2001 年 2 月 22 日
12	CN1444646A	具有凸起的样品表面的芯片	齐翁米克斯股份有限公司	2001 年 2 月 23 日
13	CN1441703A	微型反应器	生物加工有限公司	2001 年 3 月 9 日
14	CN1535268A	用于早老性痴呆的死前诊断和淀粉样蛋白沉积的体内成像和预防的硫黄素衍生物	匹兹堡大学	2001 年 8 月 24 日
15	CN1489634A	胃癌患者血清中的循环 EB 病毒 DNA	三本基因研究香港有限公司	2002 年 1 月 30 日
16	CN1461349A	一种提高杂交核酸检测灵敏度的方法	三星电子株式会社	2002 年 4 月 17 日
17	CN1602422A	分离及标记样品分子的方法	系统生物学研究所、华盛顿大学、阿普利亚公司	2002 年 5 月 14 日
18	CN1522304A	脓毒症或脓毒相关综合征生物芯片在诊断上的应用	斯尔思实验室有限公司	2002 年 6 月 28 日
19	CN1639555A	样品测试装置	迅捷医疗诊断公司	2003 年 1 月 14 日
20	CN1643379A	具有可变的发射强度与发射频率的发光球形非自发光硅胶颗粒	麦格纳麦迪克斯有限公司	2003 年 3 月 27 日
21	CN1646916A	用于对结合甘露聚糖的凝集素（MBL）进行免疫化学测定的组分、方法和试剂盒	安蒂博迪肖普股份有限公司	2003 年 4 月 16 日
22	CN1459633A	使用标记组合在心脏疾病的情况下作出预后判断	弗哈夫曼拉罗切有限公司	2003 年 5 月 14 日
23	CN1658902A	用于生化分析、诊断和治疗的具有可变物理结构的热敏聚合物载体	麦格纳麦迪克斯有限公司	2003 年 5 月 28 日
24	CN1671864A	指示电化学过程的光信号	得克萨斯州农工大学	2003 年 7 月 22 日

续表

序号	公开（公告）号	名称	当前申请 （专利权）人	申请日
25	CN1771438A	改进的复合微阵列载片	3M 创新有限公司	2004 年 2 月 27 日
26	CN1820201A	使用微球体检测和多重 定量样品中分析物的方法	生物赛泰克斯公司	2004 年 5 月 26 日
27	CN1573315A	用于判断化验结果的流 量检测	雅培快速诊断国际无 限公司	2004 年 6 月 4 日
28	CN1573316A	分析读数光学装置	雅培快速诊断国际无 限公司	2004 年 6 月 4 日
29	CN1573314A	化验结果的早期判断	雅培快速诊断国际无 限公司	2004 年 6 月 4 日
30	CN1839318A	生物传感器和对象测定 方法	旭化成株式会社	2004 年 8 月 27 日
31	CN1637155A	采用电流体动力效应将 生物分子印刷在基质上的 装置和方法	三星电子株式会社	2004 年 11 月 24 日
32	CN1922488A	试验条的光学分析设备 和方法	普利奥尼克斯股份公司	2005 年 2 月 18 日
33	CN1969190A	多峰性纳米结构，其制 造方法以及其使用方法	埃默里大学	2005 年 4 月 19 日
34	CN101027558A	确定流体中感兴趣物质 的存在和 / 或浓度的方法	霍尔有效技术有限公司	2005 年 6 月 20 日
35	CN101019026A	应用免疫磁性分离法分离 生物粒子的微观流体系统	基斯特 - 欧洲研究 协会	2005 年 8 月 22 日
36	CN101111769A	快速而灵敏的生物感测	皇家飞利浦电子股份 有限公司	2006 年 1 月 30 日
37	CN101120252A	作为生物标记物用于上 皮来源的癌症的诊断和预 后的 CYR61	儿童医学中心公司	2006 年 2 月 17 日
38	CN101198871A	具有集成到达时间测量 的快速磁性生物传感器	皇家飞利浦电子股份 有限公司	2006 年 6 月 14 日
39	CN101578517A	分析反应中光损伤的缓解	加利福尼亚太平洋生 物科学股份有限公司	2006 年 12 月 1 日
40	CN101421622A	作为癌症生物标志物的 游离 NGAL	儿童医学中心公司	2007 年 2 月 16 日
41	CN101646942A	载脂蛋白指纹图谱技术	埃梅利塔·德古兹 曼·布雷耶	2007 年 3 月 23 日
42	CN101416054A	荧光测定法	商诊疗有限公司	2007 年 3 月 23 日
43	CN101438156A	具有纳米线的生物传感 器及其制造方法	财团法人首尔大学校 产学协力财团、美泰克 公司	2007 年 4 月 4 日

续表

序号	公开（公告）号	名称	当前申请（专利权）人	申请日
44	CN101438162A	精准的磁性生物传感器	皇家飞利浦电子股份有限公司	2007 年 4 月 24 日
45	CN101611316A	感测磁性粒子的磁传感器设备和方法	皇家飞利浦电子股份有限公司	2008 年 1 月 28 日
46	CN101971028A	检测样品中选定类型的分子的方法和系统	康斯乔最高科学研究公司、航空航天技术全国学院	2008 年 9 月 23 日
47	CN101896819A	对癌症的诊断测试、预测测试和预后测试	剑桥癌症诊断有限公司	2008 年 10 月 15 日
48	CN101971001A	用于过滤生物物质的装置和方法	赛托系统有限公司	2009 年 1 月 9 日
49	CN101978275A	用于鉴定生物样品中细菌的系统	普凯尔德诊断技术有限公司	2009 年 2 月 5 日
50	CN101981450A	底物偶联珠的长期储存方法	马克专利公司	2009 年 3 月 13 日
51	CN102066941A	用于生物传感器的新型Au/Ag 核–壳复合材料	财团法人首尔大学校产学协力财团	2009 年 5 月 7 日
52	CN102057275A	检测减压伤口治疗中的感染	凯希特许有限公司	2009 年 6 月 3 日
53	CN102227637A	捕获粒子	通用医疗公司	2009 年 9 月 25 日
54	CN102265155A	用于制备和使用多重检测中的大孔珠粒的方法和体系	卢米耐克斯公司	2009 年 11 月 10 日
55	CN102395885A	均相凝集免疫测定方法和用于这种方法的试剂盒	贝克曼考尔特生物医学有限公司	2010 年 4 月 14 日
56	CN102640002A	检测糖化血红蛋白百分比的系统和方法	瑞莱生物工程股份有限公司	2010 年 5 月 20 日
57	CN102472745A	使用纸基微流体系统的定量和自校准化学分析	蒙纳殊大学	2010 年 6 月 30 日
58	CN102753708A	DNA 测序方法以及用于实现所述方法的检测器和系统	生命技术公司	2011 年 1 月 4 日
59	CN102939539A	皮下葡萄糖传感器	灯船医药有限公司	2011 年 2 月 15 日
60	CN102947703A	多表位测定	皇家飞利浦电子股份有限公司	2011 年 6 月 14 日
61	CN103328981A	用于自动化可重复使用的平行生物反应的系统和方法	测序健康公司	2011 年 10 月 4 日

续表

序号	公开（公告）号	名称	当前申请（专利权）人	申请日
62	CN103384829A	预测大肠直肠癌复发的生物标记	财团法人工业技术研究院	2012 年 1 月 11 日
63	CN102650643A	狼疮抗凝物检测用试剂盒及狼疮抗凝物存在与否判断方法	希森美康株式会社	2012 年 2 月 28 日
64	CN103930782A	使用组织激发的荧光分析物的测量	纽约市哥伦比亚大学理事会	2012 年 9 月 14 日
65	CN103842818A	具有增强的 MS 信号的聚糖和其他生物分子的快速荧光标记	沃特世科技公司	2012 年 9 月 28 日
66	CN104380107A	制备生物传感器的方法	诺威奥森斯有限公司	2013 年 4 月 17 日
67	CN104364656A	诊断和监视癌症的体外方法	索蒂奥公司	2013 年 6 月 27 日
68	CN103852577A	微流体装置和通过使用该微流体装置富集靶细胞的方法	三星电子株式会社	2013 年 9 月 13 日
69	CN105026933A	用于现场快速生物标志物和 / 或分析物定量的多路体积条形图芯片	卫理公会医院	2013 年 10 月 16 日
70	CN104854457A	用于分析体液样本的方法	弗哈夫曼拉罗切有限公司	2013 年 12 月 19 日
71	CN105431738A	胃癌的预后预测模型的建立方法	洛博生物科技有限公司	2014 年 4 月 7 日
72	CN105339797A	早期乳腺癌的预后预测诊断用基因标记物及其用途	建峃立嗣股份公司	2014 年 4 月 18 日
73	CN106461668A	用于捕获循环肿瘤细胞的仿生微流体装置	伊利诺伊大学评议会	2015 年 3 月 9 日
74	CN108449996A	微流体装置及其使用方法	POC 医疗系统有限公司	2016 年 8 月 5 日

4.4 小结

磁共振设备、免疫诊断设备两个技术分支的历史比较久，发展时间较长，经历了数代技术的不断更新或者多种技术的更迭，而手术机器人技术起步时间较晚，目前正在飞速发展过程中。

　　从涉诉和无效专利的数据来看，以上三个技术分支都不多，尤其是磁共振设备领域，涉及诉讼和无效的专利仅有一件，而手术机器人领域则没有涉讼专利，因此，在这三个技术领域都还没有形成有效的竞争，尤其是磁共振设备领域，垄断局面仍需尽快打破。

　　从所列的重点专利来看，较高水平的专利技术仍旧多数掌握在国外创新主体手中，专利壁垒依然存在，国内创新主体仍需努力。

第 5 章　重点创新主体分析

某一领域的技术发展往往是由该领域的重点创新主体尤其是龙头企业引领的，这些创新主体通常具有其重点技术布局方向和清晰的技术脉络，研究分析这些重点创新主体的技术分布和技术发展趋势，一方面能够快速了解该领域的技术重点、技术脉络，另一方面也能够帮助新进入者迅速找到技术突破口，确立技术布局方案。

本章针对第 4 章介绍的三个重点技术领域，每个领域分别选择一家国外龙头企业和一家国内的重点创新主体，对其专利布局趋势、专利地域分布、技术分布、重点发明人及重点专利进行统计和分析。

5.1　西门子

西门子医疗作为全球医疗解决方案的供应商之一，拥有超过 170 年的历史，是医学影像、实验室诊断和医疗信息技术等领域的领先制造商和服务供应商，业务领域涵盖预防、早期检测、诊断、治疗和后期护理等多个环节，向客户提供全方位诊疗产品和解决方案，是全球医疗服务的重要参与者。目前，西门子在中国磁共振市场的占有率排名第一。

西门子采用本土化生产 + 差异化产品策略，在上海、深圳和无锡建有生产工厂，主要生产 CT、MRI、X 射线机、超声及临床治疗等产品。西门子医疗自 1983 年开始生产医用磁共振系统，是世界上少数几家拥有磁共振成像系统全套核心技术的公司之一。在西门子医疗的全球战略支持下，成立了西门子（深圳）磁共振有限公司（SSMR），并迅速成长为除西门子磁共振（MRI）事业部德国总部以外最大的研发及生产中心，拥有磁共振系统整机研发及生产能力。

西门子医疗在 20 世纪 90 年代开始在人工智能（Artificial Intelligence，AI）领域的持续投入，目前已在全球建立四个超级计算中心，具备每秒千万亿次浮点计算的强大计算能力。结合西门子在医学影像设备领域的庞大客户群，其在以大数据的机器学习为代表的人工智能领域积累了大量的专利与成果。西门子已建立来自 60 多万台影像设备的超过 3 亿幅经过标注和报告的医学影像大数据集，取得了 400 多项人工智能领域的技术专利，并已推出 30 余款商业化的 AI 应用。

西门子医疗将人工智能技术和磁共振日常临床应用紧密结合，推出了 Syngo Virtual Cockpit 远程操作平台，可实现"一对多"磁共振远程操作，结合西门子磁共振人工智能扫描平台，有效帮助中小型医疗机构解决磁共振扫描"痛点"，实现医联体、影像中心之间的图像扫描参数一致化、成像标准化、诊断精确化。

表 5.1 中列出了西门子医疗在磁共振设备领域的主要产品。

表 5.1　西门子医疗磁共振（MRI）设备产品概览

产品型号	类型	推出时间	技术亮点
MAGNETOM Aera	1.5T	2014 年	具备 Direct RFTM 射频内置技术、第四代 Tim 全景成像矩阵技术
MAGNETOM ESSENZA	1.5T	2014 年	搭载智多星 Dot 平台，全景成像矩阵（Tim）技术、BLADE "刀锋成像"、REVEAL 类 PET 成像、SWI 磁敏成像、VIEWS 微观成像等临床诊断技术
MAGNETOM Aera XJ	1.5T	2015 年	融合 3.0T 技术大孔径、短磁体、舒适性强的超先进 1.5T 磁共振，具备西门子第四代 Tim 全景成像技术和 Dot 智多星平台
MAGNETOM Skyra	3.0T	2015 年	数字化太空舱成像系统，第四代超高清全景一体化线圈，分辨率更高，实现最高级 256 方向纳米级神经纤维成像
MAGNETOM Avanto	1.5T	2015 年	开创全身系统性疾病诊断的临床应用新领域，具有类 PET 成像技术，可用于对癌因子的早期筛查及转移检查
MAGNETOM Prisma	3.0T	2015 年	采用 AS 主动屏蔽和 E.I.S. 外部干扰屏蔽相结合的技术，针对神经学、肿瘤学、骨科等领域，加快成像速度的同时提高图像质量
MAGNETOM Spectra	3.0T	2017 年	新一代数字化 3.0T 磁共振成像设备，具备聚能舱 Direct RF 内置射频技术、Tim 4G 全景矩阵技术和 Tim TXTure Form 适形技术，实现多部位成像
MAGNETOM Sempra	1.5T	2017 年	具备人工智能平台、独有智能磁体技术及 Connect Plan 全球智能互联方案，精准识别、一键获取快速准确成像结果

续表

产品型号	类型	推出时间	技术亮点
MAGNETOM Amira	1.5T	2017 年	搭载自西门子高端 3T 上移植的 FREE ZEit 平台，可实现自由呼吸状态下体部运动脏器的高清扫描和肝脏的快速多动态的多期扫描
MAGNETOM Vida	3.0T	2019 年	具备生命感知矩阵系统，通过传感器矩阵感知人体信号，在体部、心脏、颈部等各部位均实现了精确、无需门控的扫描

资料来源：健康界研究院 . 2021 中国医用 MRI 设备市场研究报告 [EB/OL]. [2021-11-15]. https://www.sohu.com/a/501190716_121189020.

本节从专利角度对西门子的技术进行分析，这其中，"西门子"包括了西门子股份公司、西门子保健有限责任公司、美国西门子医疗解决公司、西门子医疗保健诊断公司、SIEMENS ELEMA AB、上海西门子医疗器械有限公司、西门子（深圳）磁共振有限公司等。

5.1.1　专利申请趋势及全球专利布局情况

如图 5.1 所示，西门子早在 1923 年就开始进行专利申请，但年申请量一直维持在百件以下；直到 1970 年，西门子在全球的专利年申请量突破了百件，并在此后保持缓慢但持续的增长；2001 年，西门子的全球专利申请量快速增长，到 2004 年全球专利年申请量突破千件，后续虽一直在波动，但年申请量基本保持在千件以上。

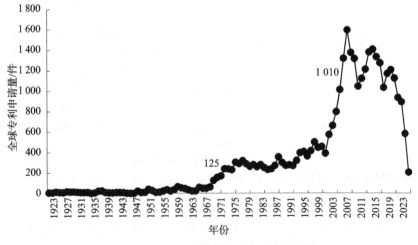

图 5.1　西门子医疗器械全球专利申请趋势

西门子医疗器械全球专利区域布局如图 5.2 所示。作为一家德国企业,西门子在德国的专利申请量最大,占到了其全部专利申请的 31%;由于美国的专利制度实施较早,并且西门子对于美国市场非常重视,所以在美国的专利申请量也很大,占到了总量的 27%。西门子在中国的专利申请量占比为 12%,可见西门子对于中国市场及中国专利的布局也非常重视。

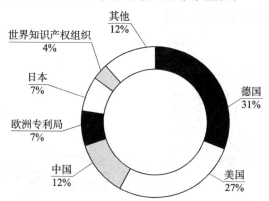

图 5.2　西门子医疗器械全球专利区域布局

5.1.2　技术分布情况分析

西门子在全球范围的技术布局情况如图 5.3 所示。总体来看,西门子的技术重心在高端医疗器械,专利申请量占比达到了 73%。而在高端医疗器械的各三级技术分支中,西门子在放射诊断设备领域的专利申请量最大,接近 12 500 件,其次是磁共振设备领域,申请量接近 9000 件。除了上述两个技术分支外,西门子在超声成像设备和手术机器人领域也有较多专利申请,都超过了 2000 件。西门子在其他几个技术分支的专利申请量比较少,都未超过千件。

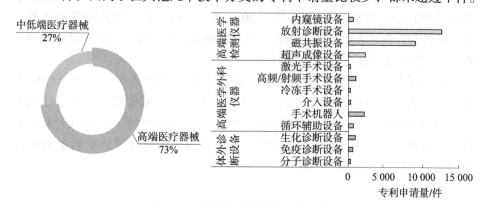

图 5.3　西门子医疗器械专利技术布局

综合来看，西门子在医疗器械领域各个分支的技术布局十分不均衡，其主要关注点在放射诊断设备和磁共振设备两个技术分支。

如图 5.4 所示，西门子在磁共振领域的专利布局的区域分布与总体医疗器械的分布情况略有差别，其中，在美国的专利申请量最大，占到了 37%，其次是德国，占比为 26%，中国的申请量占比为 18%，可见西门子在磁共振领域对美国和中国市场的倾斜度更高。

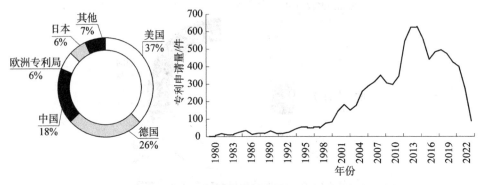

图 5.4　西门子在磁共振设备领域专利区域布局及申请趋势

从申请趋势来看，西门子在磁共振设备领域的专利申请从 1980 年开始，在 2000 年进入快速增长期，到 2014 年达到峰值，年申请量达到 628 件，此后每年的申请量呈下降趋势。

5.1.3　协同创新情况分析

西门子在磁共振设备领域的协同创新情况如图 5.5 所示。图中显示，除了西门子内部各公司之间的频繁合作之外，西门子与 GE 医疗的合作最为密切，并且这种合作从 2004 年一直持续到 2022 年。从两者共同申请的专利技术来看，两者的合作是多角度的，涵盖了磁共振领域从线圈设计、脉冲设置到图像重建、图像校正等多个方面的技术。

西门子与大学的合作也颇多，以磁共振设备领域为例，与之合作的大学有埃尔朗根－纽伦堡弗里德里希·亚历山大大学、麻省理工学院、杜克大学、纽约大学等，其中，与埃尔朗根－纽伦堡弗里德里希·亚历山大大学的合作频次最多，专利申请有 30 余件，与伦敦国王学院合作的专利申请也有 19 件。

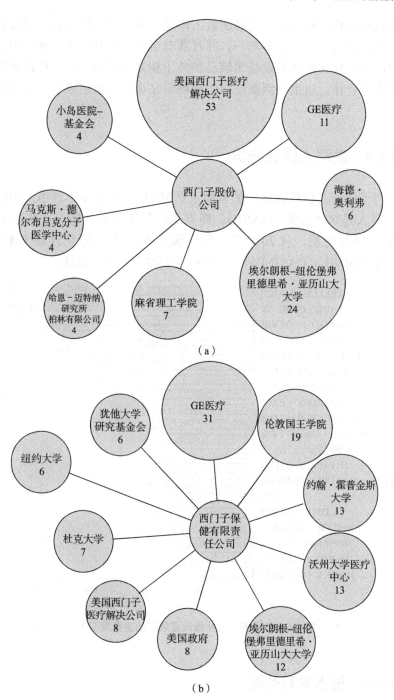

（a）

（b）

图 5.5　西门子在磁共振设备领域协同创新情况（单位：件）

从数量来看，西门子与其他创新主体进行协同创新的专利申请数量并不多，但从合作对象来看并不单一，并且既有企业，也有大学、研究中心和医院。西门子尽管在磁共振设备领域已经处于相对垄断的地位，但技术创新仍需寻求多方合作，这也从侧面说明协同创新是企业不断追求技术突破的重要方式。

5.1.4 发明人情况分析

西门子在磁共振设备领域的发明人情况如图 5.6 所示，其中，申请量最多的发明人是 ZELLER·MARIO，拥有 200 余件专利申请。这些专利申请集中在 2014 年之后，仅 2018 年一年，该发明人就提交了 51 件专利申请。PAUL·DOMINIK、CARINCI·FLAVIO 是其重要的团队成员。

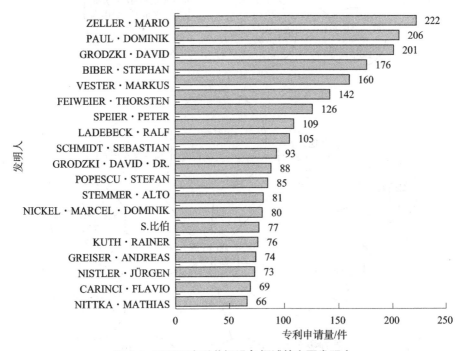

图 5.6 西门子在磁共振设备领域的主要发明人

5.1.5 重点专利列表

西门子的部分重点专利及专利申请见表 5.2。

表 5.2　西门子重点专利

序号	公开（公告）号	名称	申请日
1	CN102905642A	将腹腔镜检查机器人的器械臂运动到相对于套针的预定的相对位置的方法	2011 年 4 月 21 日
2	US9066737B2	Method for moving an instrument arm of a laparoscopy robot into a predeterminable relative position with respect to a trocar	2011 年 4 月 21 日
3	US20130158385A1	Therapeutic ultrasound for use with magnetic resonance	2012 年 5 月 3 日
4	CN103565436A	与生理周期协调的磁共振成像	2013 年 7 月 30 日
5	US9259282B2	Collision avoidance during controlled movement of image capturing device and manipulatable device movable arms	2013 年 12 月 10 日
6	US20140035577A1	Magnetic resonance imaging coordinated with a physiological cycle	2013 年 7 月 25 日
7	WO2017019609A1	Sensor array	2016 年 7 月 25 日
8	US20160319329A1	Dynamic assay selection and sample preparation apparatus and methods and machine-readable mediums thereof	2014 年 9 月 12 日
9	WO2016011308A1	Sensor array	2015 年 7 月 17 日
10	US9244085B2	Devices containing dried reagents for reconstitution as calibration and-or quality control solutions, and methods of production and use thereof	2012 年 11 月 19 日
11	WO2012143173A1	Combined MRI and radiation therapy equipment	2012 年 3 月 8 日
12	WO2013078130A1	Devices containing dried reagents for reconstitution as calibration and/or quality control solutions, and methods of production and use thereof	2012 年 11 月 19 日
13	DE102012209190A1	Verfahren zu einer erfassung von informationen wenigstens eines auf einer patientenlagerungsvorrichtung angeordneten objekts in einer medizinischen bildgebungsvorrichtung sowie eine medizinische bildgebungsvorrichtung zur durchführung des Verfahrens	2012 年 5 月 31 日
14	US20120330154A1	Medical examination and-or treatment device	2011 年 3 月 4 日
15	US20120202232A1	Heparin-insensitive method for determining direct coagulation factor inhibitors	2012 年 2 月 6 日
16	US20150335268A1	Measuring breathing of a patient during a magnetic resonance examination	2015 年 5 月 12 日

序号	公开（公告）号	名称	申请日
17	US8469891B2	Viscoelasticity measurement using amplitude-phase modulated ultrasound wave	2011 年 2 月 17 日
18	US20130239331A1	Inflation support system for MR guided HIFU	2012 年 3 月 19 日
19	WO2015120008A1	System and method for dynamic virtual collision objects	2015 年 2 月 4 日
20	US9235973B2	Method and medical imaging device for communication between a control unit and a patient and/or an operator	2013 年 6 月 26 日
21	US9655563B2	Early therapy response assessment of lesions	2014 年 8 月 28 日
22	CN103445865A	采集对象的信息的方法以及执行该方法的医学成像装置	2013 年 5 月 29 日
23	US20110196202A1	Capsule guiding system	2011 年 4 月 21 日
24	US20120116162A1	Capsule medical device guidance system	2011 年 7 月 21 日
25	US20170071671A1	Physiology-driven decision support for therapy planning	2015 年 9 月 11 日
26	US10064682B2	Collision avoidance during controlled movement of image capturing device and manipulatable device movable arms	2015 年 9 月 23 日
27	US9747525B2	Method and system for improved hemodynamic computation in coronary arteries	2015 年 5 月 7 日
28	US20180150929A1	Method and system for registration of 2d-2.5d laparoscopic and endoscopic image data to 3D volumetric image data	2015 年 5 月 11 日
29	US20180078222A1	System having a mobile control device and method for outputting a control signal to a component of a medical imaging apparatus	2017 年 9 月 5 日
30	DE102014216718A1	Steuerung der positionierung eines scanbereichs einer medizintechnischen bildgebenden anlage	2014 年 8 月 22 日
31	WO2015058044A1	Method and system for machine learning based assessment of fractional flow reserve	2014 年 10 月 17 日
32	US20160174875A1	Assembly for the extraction of respiratory gas samples	2014 年 8 月 6 日
33	US8968205B2	Sub-aperture control in high intensity focused ultrasound	2011 年 2 月 10 日
34	EP3467531A1	Magnetic resonance tomograph with active interference suppression and method for suppressing interference in a magnetic resonance tomograph	2017 年 10 月 5 日

续表

序号	公开（公告）号	名称	申请日
35	US10702186B2	Method and apparatus for identifying an organ structure of an examined object in magnetic resonance image data	2016 年 12 月 6 日
36	US9033859B2	Method and device for determining a radiotherapy treatment plan	2012 年 3 月 13 日
37	US9265971B2	Systems, methods, and devices for real-time treatment verification using an electronic portal imaging device	2014 年 2 月 7 日
38	US20140331406A1	Patient transportation systems	2014 年 4 月 11 日
39	WO2013138428A1	A framework for personalization of coronary flow computations during rest and hyperemia	2013 年 3 月 13 日
40	US9700219B2	Method and system for machine learning based assessment of fractional flow reserve	2014 年 10 月 16 日
41	CN103285531A	与成像的高强度聚焦超声配准	2013 年 2 月 28 日
42	WO2018130315A1	Transport device and method of operating such transport device	2017 年 9 月 1 日
43	DE102013202559B3	Optimierung einer MR-pulssequenz durch automatisches optimieren von gradientenpulsen in veränderbaren intervallen	2013 年 2 月 18 日
44	US20150237222A1	Imaging modality and method for operating an imaging modality	2015 年 2 月 18 日
45	CN104422915A	用匀场线圈用于磁共振系统的患者适应的 B0 均匀化方法	2014 年 8 月 21 日
46	US20140347054A1	Magnetic resonance system with whole-body transmitting array	2014 年 5 月 21 日
47	US9317917B2	Method, reconstruction device, and magnetic resonance apparatus for reconstructing magnetic resonance raw data	2014 年 12 月 31 日
48	US20130342851A1	Method for gathering information relating to at least one object arranged on a patient positioning device in a medical imaging device and a medical imaging device for carrying out the method	2013 年 5 月 30 日
49	US20130088452A1	Device controller with connectable touch user interface	2012 年 10 月 4 日
50	US9888968B2	Method and system for automated therapy planning for arterial stenosis	2015 年 7 月 17 日
51	WO2016182550A1	Method and system for registration of 2d/2.5d laparoscopic and endoscopic image data to 3D volumetric image data	2015 年 5 月 11 日

序号	公开（公告）号	名称	申请日
52	US20150126797A1	Method and device for bunching a beam of charged particles	2012 年 5 月 31 日
53	US20130345565A1	Measuring acoustic absorption or attenuation of ultrasound	2012 年 6 月 25 日
54	US9289627B2	System and method for estimating and manipulating estimated radiation dose	2011 年 6 月 22 日
55	US9381376B2	Systems, devices, and methods for quality assurance of radiation therapy	2012 年 10 月 12 日
56	US9538925B2	Method and system for machine learning based assessment of fractional flow reserve	2015 年 4 月 13 日
57	US20130041236A1	Sample analysis system and method of use	2011 年 4 月 22 日
58	US20130066204A1	Classification preprocessing in medical ultrasound shear wave imaging	2011 年 9 月 9 日
59	US20130245441A1	Pressure-volume with medical diagnostic ultrasound Imaging	2012 年 3 月 13 日
60	US20150003577A1	Method for positioning a body region of interest in the isocentre of a CT imaging system	2013 年 1 月 22 日
61	US20150272547A1	Acquisition control for elasticity ultrasound imaging	2014 年 3 月 31 日
62	US20130085615A1	System and device for patient room environmental control and method of controlling environmental conditions in a patient room	2012 年 2 月 16 日
63	CN104939869A	用于弹性超声成像的获取控制的系统和方法	2015 年 3 月 31 日
64	US9974454B2	Method and system for machine learning based assessment of fractional flow reserve	2017 年 6 月 7 日
65	US9987504B2	Portal dosimetry systems, devices, and methods	2015 年 4 月 2 日
66	US10022564B2	Systems, methods, and devices for radiation beam alignment and radiation beam measurements using electronic portal imaging devices	2016 年 2 月 5 日
67	WO2013163120A1	Sensor array	2013 年 4 月 23 日
68	WO2012059253A1	Endoscope having 3D functionality	2011 年 8 月 23 日
69	WO2011141372A1	Endoscopy capsule for detecting a metabolic product of a pathogen located in or on the wall of a hollow organ of the human or animal gastrointestinal tract	2011 年 5 月 6 日
70	US9642586B2	Computer-aided analysis of medical images	2014 年 8 月 18 日
71	US20150260856A1	X-ray radiation detector and CT system	2013 年 7 月 10 日
72	JP2018515197A	腹腔鏡および内視鏡による 2D-2.5D 画像データにおけるセマンティックセグメンテーションのための方法およびシステム	2015 年 4 月 29 日

序号	公开（公告）号	名称	申请日
73	US10448003B2	System and method for triangulation-based depth and surface visualization	2015 年 3 月 31 日
74	US20200104695A1	Methods and systems for radiotherapy treatment planning using deep learning engines	2018 年 9 月 28 日

5.2　直观外科

直观外科包括直观外科手术操作公司（Intuitive Surgical Operations Inc.）和直观外科手术公司（Intuitive Surgical Inc.），成立于 1995 年，总部位于美国桑尼维尔。弗雷德里克·莫尔是直观外科的灵魂人物，他联合打造了被誉为手术医疗机器人的鼻祖——达芬奇手术机器人。1995 年，莫尔与 Acuson（超声诊断设备制造商）的联合创始人罗伯·杨格与该公司前风险投资官约翰·弗洛因德共同创立了直观外科。他们在与斯坦福研究院多次协商后，成功拿下了其 Lenny 机器人的知识产权。这就是达芬奇机器人垄断市场 20 多年故事的开始，始于一次成功的商业收购，之后沿着脉络加速前进。一切就位后，直观外科于 1996 年 4 月份组建了一支工程师团队，研发了三代机器人样机，进行了大量动物和人体试验，最终于 1999 年推出了达芬奇（da Vinci）手术系统。

直观外科在产品发展之初确定了四项关键设计准则：第一，也是最重要的一项准则，就是非常可靠、稳定的系统，并且具有失效保护，来保证手术设备的可行性；第二，系统需要提供给医生对器械的直观控制；第三，器械末端需要具有灵活的六自由度（上下、前后、左右、旋转、开合、弯曲）；第四，系统需要有逼真的 3D 视觉效果（3D 内窥镜）。这些设计准则保证了系统能够恢复医生在普通腹腔镜手术中失去的能力。上述技术分别来自斯坦福研究院、IBM 和麻省理工学院。

基于这样的思路，达芬奇手术系统可以分为医生端、病人端、显示端三部分。以往外科医生做手术需要站在手术台前数小时，依靠有限的视野决定下一个操作，而使用达芬奇手术机器人的医生仅需坐在椅子上，全程以舒适的符合人体工程学的方式操作医生端机器，通过十指和脚部踏板全程遥距操控几米外的手术台，手术器械尖端与外科医生的双手同步运动。达芬奇手术机器人系统构成如图 5.7 所示。

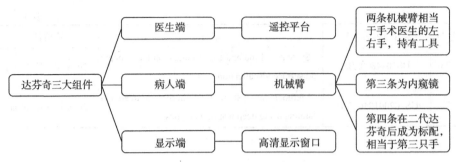

图 5.7 达芬奇手术机器人系统构成

资料来源：The Big Picture. 直觉外科——外科机器人霸者 [EB/OL]. [2022-04-04]. https://baijiahao. baidu.com/s?id=1729166847461399327&wfr=spider&for=pc.

直观外科的创始人莫尔于 2002 年离开直观外科，进入强生。自 2017 年开始，直观外科的一些专利陆续过期。尽管其仍在不断发展新技术，但在美敦力、强生及中国企业的冲击下，直观外科在手术机器人领域的霸主地位在逐渐动摇。

5.2.1 专利申请趋势及全球专利布局情况

手术机器人是相对较新的技术，直观外科在成立之初购买了斯坦福研究院的一些专利。如图 5.8 所示，直观外科旗下的专利申请从 1990 年开始进行，2005 年进入震荡增长期，到 2015 年达到峰值，年申请量超过 900 件，此后呈现震荡式下降。

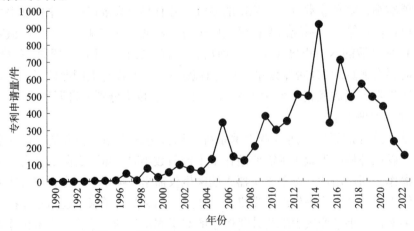

图 5.8 直观外科医疗器械全球专利申请趋势

如图 5.9 所示，作为一家美国企业，直观外科在美国的专利申请量最大，占到了其全部专利申请的 36%。据统计，直观外科的达芬奇手术系统已经覆盖了美国 2/3 以上的中大型医院，甚至连一些社区医院也已经配备了达芬奇手术机器人。除了在美国进行专利布局，直观外科对于海外市场也比较重视，在欧洲专利局、中国、世界知识产权组织和日本的专利申请量占比都在 10% 及以上。据统计，达芬奇手术机器人已经覆盖全球约 70 个国家与地区。在中国，"达芬奇"完成的手术量增速非常快。2006 年北京 301 医院引进第一台达芬奇手术机器人，2015 年以后进入增量爆发期，年度手术量超过万例并持续增加。2012—2019 年，"达芬奇"在我国完成的手术量逐年增加，年度复合增长率超过 60%，2019 年完成手术量约 4 万例。截至 2019 年底，"达芬奇"在我国累计完成的手术量已经超过 13 万例。

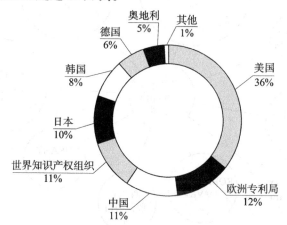

图 5.9　直观外科医疗器械全球专利区域布局

5.2.2　技术分布情况分析

如图 5.10 所示，在直观外科全球近 8000 件专利申请中，有 86% 是关于手术机器人的，另外的 14% 尽管不要求保护手术机器人整机，但基本上也都涉及手术机器人周边部件，如可能作为末端执行器的外科器械等。

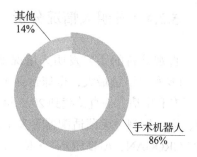

图 5.10　直观外科医疗器械专利技术布局

5.2.3 协同创新情况分析

直观外科的协同创新情况如图 5.11 所示。图中显示，直观外科与西门子的合作频次最多，协同创新专利申请共有 15 件。分析发现，两者的合作聚焦在手术机器人执行手术期间的图像处理和导航方面。直观外科与约翰·霍普金斯大学的合作专利申请有 13 件，涉及任务轨迹分析和用户界面优化。总体来看，直观外科的协同创新占比不大。

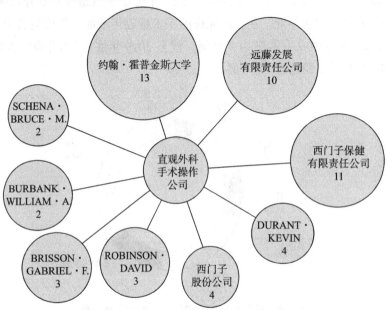

图 5.11　直观外科协同创新情况（单位：件）

5.2.4 发明人情况分析

直观外科的主要发明人情况如图 5.12 所示。其中，COOPER·THOMAS G. 的专利申请量最大，全球达到了 314 件，并且该发明人从 1997 年开始就参与了专利申请，一直持续到 2023 年，相关专利技术涵盖面非常广，涉及触觉反馈、运动控制、无菌适配器等多个方面。该发明人拥有一支实力较强的团队，MC GROGAN、ANTHONY·K.、ANDERSON、S. CHRISTOPHER、HOLOP·ROBERT·E. 等都是团队中的重要成员。

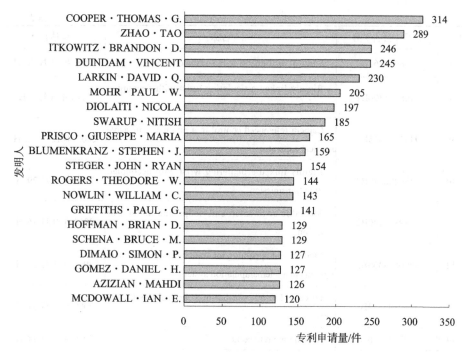

图 5.12　直观外科主要发明人

ZHAO·TAO 是直观外科专利申请量排名第二的发明人，其专利申请从 2008 年一直延续到 2022 年，专利技术主要聚焦在手术导航、图像引导等方面。

5.2.5　重点专利列表

直观外科的部分重点专利及专利申请见表 5.3。

表 5.3　直观外科部分重点专利及专利申请

序号	公开（公告）号	名称	申请日
1	US7695481B2	Medical robotic system with different scaling factors	2006 年 7 月 17 日
2	US5907664A	Automated endoscope system for optimal positioning	1996 年 3 月 11 日
3	US9119654B2	Stabilizer for robotic beating-heart surgery	2012 年 1 月 13 日
4	US11000331B2	Electrosurgical tool cover	2018 年 7 月 13 日
5	US10376178B2	Systems and methods for registration of a medical device using rapid pose search	2013 年 5 月 13 日
6	US9949802B2	Multi-component telepresence system and method	2010 年 9 月 15 日

续表

序号	公开（公告）号	名称	申请日
7	US8939963B2	Surgical instruments with sheathed tendons	2008 年 12 月 30 日
8	US8241306B2	Rigidly-linked articulating wrist with decoupled motion transmission	2010 年 5 月 6 日
9	US7155315B2	Camera referenced control in a minimally invasive surgical apparatus	2005 年 12 月 12 日
10	US9402619B2	Rigidly-linked articulating wrist with decoupled motion transmission	2014 年 9 月 29 日
11	US9808140B2	Steerable segmented endoscope and method of insertion	2014 年 9 月 15 日
12	US6574355B2	Method and apparatus for transforming coordinate systems in a telemanipulation system	2001 年 3 月 21 日
13	US9895813B2	Force and torque sensing in a surgical robot setup arm	2008 年 3 月 31 日
14	US20200352666A1	Articulating retractors	2020 年 6 月 24 日
15	US11098803B2	Seals and sealing methods for a surgical instrument having an articulated end effector actuated by a drive shaft	2019 年 1 月 31 日
16	US9786203B2	Minimally invasive surgical training using robotics and telecollaboration	2015 年 4 月 22 日
17	US20200331147A1	Tool position and identification indicator displayed in a boundary area of a computer display screen	2020 年 7 月 7 日
18	US11382702B2	Medical robotic system providing an auxiliary view including range of motion limitations for articulatable instruments extending out of a distal end of an entry guide	2019 年 6 月 19 日
19	US9561045B2	Tool with rotation lock	2007 年 4 月 16 日
20	US5891142A	Electrosurgical forceps	1997 年 6 月 18 日
21	US20050228452A1	Steerable catheters and methods for using them	2005 年 2 月 11 日
22	US5733246A	Viewing scope with image intensification	1996 年 4 月 2 日
23	US9155449B2	Instrument systems and methods of use	2012 年 8 月 28 日

序号	公开（公告）号	名称	申请日
24	US7621868B2	Convergence optics for stereoscopic imaging systems	2005 年 1 月 14 日
25	US20190125166A1	Tissue visualization and manipulation system	2018 年 12 月 18 日
26	US20180116735A1	Surgical robotic tools, data architecture, and use	2017 年 10 月 23 日
27	JP2005514144A	結腸の分光学的試験についての装置および方法	2002 年 12 月 20 日

5.3　罗氏

罗氏公司是全球制药和诊断领域的领导者，成立于 1896 年，总部位于瑞士巴塞尔，业务遍及全球 100 多个国家和地区。其核心业务包括制药和诊断两个部分，诊断业务占比为 23%。罗氏公司的诊断产品主要用于检测血液、组织和其他液体等，为专业医护人员提供诊疗所需要的信息。2000 年，罗氏公司诊断业务正式进入中国，并将总部设在上海。近些年来，罗氏公司在北京、广州、沈阳、西安、武汉、成都、南京及杭州均设立了分公司或办事处，罗氏公司诊断业务在中国的员工超过 2000 名。目前，中国已成为罗氏公司诊断业务全球第二大市场，仅次于美国。罗氏公司诊断业务在中国市场年平均增长率基本维持在 25% 左右。

5.3.1　专利申请趋势及全球专利布局情况

如图 5.13 所示，罗氏公司从 1960 年就开始进行专利布局，但量都比较少，直到 20 世纪 90 年代开始加大专利布局力度，到 2000 左右达到顶峰。近年来罗氏公司在全球的年专利申请量有所下降，但仍保持在 200 ～ 400 件 / 年的较高水平。

罗氏公司的市场遍布全球，因而非常注重在全球范围的专利布局。如图 5.14 所示，作为欧洲企业，其在欧洲专利局的专利申请量最大，占比达到了 20%，其次是日本，占比达到了 13%。因为罗氏公司早在 1970 年就在日本建立了研究中心，所以其日本子公司的专利申请量很大。罗氏公司在中国的专利申请量占比为 7%，因为其进入中国市场较晚，但非常重视中国市场，所以近年来进行了大量专利布局。

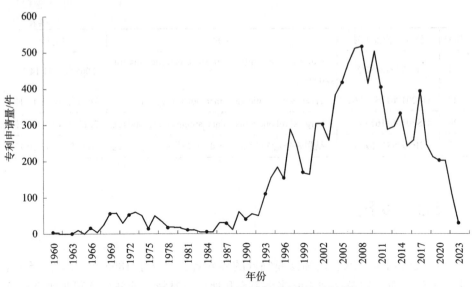

图 5.13　罗氏公司医疗器械全球专利申请趋势

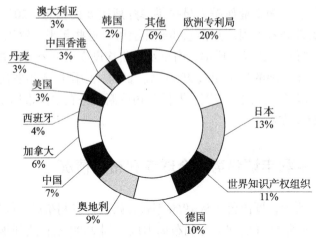

图 5.14　罗氏公司医疗器械全球专利分布

5.3.2　技术分布情况分析

罗氏公司在医疗器械领域的主要业务是体外诊断，如图 5.15 所示，相关专利申请占到了 75%，这其中，有 59% 涉及生化诊断，而分子诊断和免疫诊断分别占比 20% 左右。

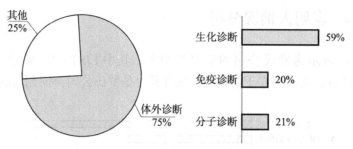

图 5.15　罗氏公司医疗器械技术分布

5.3.3　协同创新情况分析

罗氏公司的协同创新主要发生在其集团内部各个企业之间，如申请量最大的弗哈夫曼拉罗切有限公司与申请量第二的罗赫诊断器材股份有限公司的协同创新量最大，达到了 2000 多件，前者与旗下罗氏糖尿病护理公司、罗氏序列解决公司、罗氏诊断营运股份有限公司的联合申请也不少。除了集团内部的合作，罗氏与健泰科生物技术公司和文塔纳医疗系统公司也有较多联合申请。

总体来看，罗氏公司与外部的协同创新并不多，具体如图 5.16 所示。

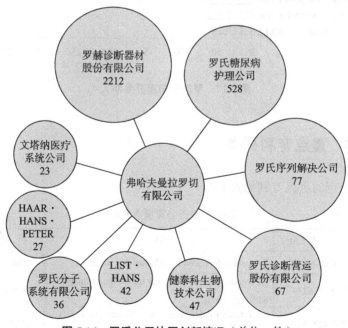

图 5.16　罗氏公司协同创新情况（单位：件）

5.3.4 发明人情况分析

图 5.17 所示为罗氏公司的重要发明人，其中 LIST·HANS 的申请量最大，有 342 件，遥遥领先于其他人，而且其也是罗氏公司协同创新的一个重要对象。

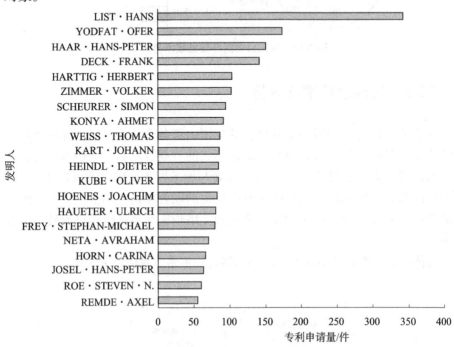

图 5.17 罗氏公司重要发明人

5.3.5 重点专利列表

罗氏公司的重点专利见表 5.4。

表 5.4 罗氏公司重点专利

序号	公开（公告）号	名称	申请日
1	US4005002A	Apparatus for measuring substrate concentrations	1974 年 8 月 1 日
2	US3979262A	Compositions and methods for the determination of oxidizing agents	1975 年 2 月 11 日
3	US4642295A	Methods of determining fructosamine levels in blood samples	1982 年 12 月 15 日

续表

序号	公开（公告）号	名称	申请日
4	US4645742A	Materials for determining fructosamine levels in blood samples	1984 年 7 月 18 日
5	US5104811A	Test carrier and method for the analytical determination of components of body fluids	1987 年 12 月 18 日
6	US5288636A	Enzyme electrode system	1990 年 12 月 14 日
7	WO1992011389A1	HLA dqbeta DNA typing	1991 年 12 月 20 日
8	EP0540997A1	Methods and reagents for HLA class I DNA typing	1992 年 10 月 28 日
9	DE19604156A1	Schneidvorrichtung für haut zur schmerzarmen entnahme kleiner blutmengen	1996 年 2 月 6 日
10	US5997561A	Skin cutter for painless extraction of small blood amounts	1997 年 2 月 4 日
11	US6326156B1	Method of identifying compounds having antiepileptic anticonvulsant or anxiolytic activities	1997 年 6 月 3 日
12	DE19753850A1	Probennahmevorrichtung	1997 年 12 月 4 日
13	WO1999030152A1	Improved electrochemical biosensor test strip	1998 年 12 月 2 日
14	EP1035920B1	Capillary active test element having support and covering	1998 年 12 月 3 日
15	US6210421B1	Cutting device for skin for obtaining small blood samples in almost pain-free manner	1999 年 10 月 13 日
16	US6645732B2	Antigen-specific IgG detection	1999 年 11 月 8 日
17	US6489129B1	Antigen-specific IgM detection	1999 年 11 月 15 日
18	US6171849B1	Method for the determination of HDL cholesterol by means of a rapid diagnostic agent with an integrated fractionating step	2000 年 1 月 12 日
19	US6881378B1	Multilayered analytical device	2000 年 3 月 17 日
20	US6379317B1	Analytical measuring device with lancing device	2000 年 5 月 25 日
21	DE10053974A1	System zur blutentnahme	2000 年 10 月 31 日
22	WO2001066010A1	Blood lancet with hygienic tip protection	2001 年 2 月 28 日
23	WO2002036010A1	System for withdrawing blood	2001 年 10 月 30 日
24	EP1333756B1	System for withdrawing blood	2001 年 10 月 30 日
25	WO2002056751A2	Lancet device having capillary action	2002 年 1 月 22 日
26	WO2002062210A1	System，for monitoring the concentration of analytes in body fluids	2002 年 2 月 2 日
27	EP1424040A1	Body fluid testing device	2002 年 11 月 26 日

续表

序号	公开（公告）号	名称	申请日
28	DE10302501A1	Vorrichtung und verfahren zur aufnahme einer körperflüssigkeit für analysezwecke	2003 年 1 月 23 日
29	DE10343896A1	Testgerät zur untersuchung von körperflüssigkeiten	2003 年 9 月 19 日
30	WO2004044571A1	Measuring apparatus used for determining an analyte in a liquid sample, comprising polymer electronic components	2003 年 11 月 14 日
31	WO2004056269A1	Body fluid testing device	2003 年 12 月 22 日
32	WO2004064636A1	Device and method for receiving a body fluid for analysis	2004 年 1 月 10 日
33	WO2005012900A1	Biosensor with multiple electrical functionalities	2004 年 6 月 18 日
34	WO2004113910A1	Devices and methods relating to electrochemical biosensors	2004 年 6 月 18 日
35	WO2005032372A1	Test device for analyzing body fluids	2004 年 9 月 15 日
36	CN1628949A	带有嵌件的塑料注塑制件	2004 年 12 月 17 日
37	WO2005084545A1	Body fluid sampling device	2005 年 3 月 4 日
38	EP1709906A1	Method and device for blood sampling	2005 年 4 月 7 日
39	WO2005104948A1	Test magazine and method for using them	2005 年 4 月 29 日
40	WO2006013045A1	Blood collection system for collecting blood for diagnostic purposes	2005 年 7 月 27 日
41	WO2006027101A1	Lancet device for making a puncture wound	2005 年 8 月 23 日
42	US20060078928A1	Thermostable enzyme promoting the fidelity of thermostable DNA polymerases—for improvement of nucleic acid synthesis and amplification in vitro	2005 年 9 月 29 日
43	WO2006066915A1	Use of cyfra 21-1 as a marker for colorectal cancer	2005 年 12 月 22 日
44	WO2006119980A1	Determination of responders to chemotherapy	2006 年 5 月 10 日
45	WO2007025635A1	Method for producing a hole on the skin and suitable hand-held device therefor	2006 年 8 月 5 日
46	WO2007096182A1	PCR hot start by magnesium sequestration	2007 年 2 月 23 日
47	CN102016574A	结构优化的便携式测量系统	2007 年 7 月 10 日
48	WO2008052742A1	New ds DNA binding fluorescent dyes	2007 年 10 月 30 日
49	WO2008083844A1	Pricking device	2007 年 12 月 29 日
50	WO2008110267A1	Disposable puncturing device and reusable handling device for a puncturing device	2008 年 2 月 28 日
51	EP2163190A1	Electrode system for measurement of an analyte concentration in-vivo	2008 年 9 月 11 日

续表

序号	公开（公告）号	名称	申请日
52	WO2009037192A1	Disposable device for analyzing body fluid	2008 年 9 月 12 日
53	WO2009037341A1	Combination drive for a sampling system for collecting a liquid sample	2008 年 9 月 19 日
54	WO2009056299A1	Electrical patterns for biosensor and method of making	2008 年 10 月 29 日
55	WO2010043512A1	Oligonucleotide detection method	2009 年 10 月 6 日
56	WO2010094426A1	Method for producing an analytical magazine	2010 年 2 月 12 日
57	WO2011144661A1	Release reagent for vitamin d compounds	2011 年 5 月 18 日
58	CN103154849A	具有触摸屏显示器的手持糖尿病管理器	2011 年 10 月 12 日
59	WO2017123316A1	Deep sequencing profiling of tumors	2016 年 11 月 7 日

5.4　东软医疗

东软医疗隶属东软集团，目前旗下有东软医疗系统股份有限公司、上海东软医疗科技有限公司、北京东软医疗设备有限公司、东软医疗系统设备有限公司等，是国内较早涉足医疗设备领域的企业，也是最早研发并推出磁共振设备的厂商之一，曾推出号称"永磁之王"的 Superstar 产品。目前东软医疗已经成为面向全球提供服务的医疗影像设备领军企业之一，正在向以影像设备为基础的临床诊断与治疗全面解决方案提供商转变，致力于提供涵盖放射影像、常规检查、放疗与核医学、临床应用的全面解决方案，不断推动高端医疗设备迈入国产化时代。

东软医疗已布局数字化医学诊疗设备、体外诊断设备及试剂、医疗设备和医学影像数据服务（MDaaS）解决方案、设备服务与培训四大业务线，构建了完善的九大产品线，包括八条硬件产品线——计算机断层扫描（CT）、磁共振（MRI）、数字血管造影机（DSA）、数字 X 线机（XR）、核医学成像设备（PET-CT）、放射治疗设备（RT）、超声设备（US）、实验室自动化设备（IVD），以及战略性产品线 MDaaS，能够提供放射影像、常规检查、放疗与核医学、临床应用解决方案。

东软在上海建立了全球磁共振研发中心，一方面发力高端磁共振设备研发，凭借上海开放的优势向全球输出中国自主知识产权磁共振设备。当前，东软医疗磁共振研发中心已与国际专家小组达成合作，致力于脑卒中解决方案研究。另一方面，东软致力于人工智能医学影像解决方案的创新研发。

此外，东软医疗还与广州呼吸健康研究院（钟南山院士团队）、广州医科大学附属第一医院国家呼吸系统疾病临床医学研究中心联合组建了"呼吸影像大数据与人工智能应用联合实验室"，创建了 elungCARE 呼吸健康影像云平台，开展呼吸系统疾病的筛查、诊断和救治方法的研究。

截至目前，东软医疗主要的核磁共振（MRI）设备有 NeuMR 1.5T 盛世磁共振、NSM-S15P 超导磁共振成像系统、NSM-P035 永磁磁共振、Superstar 0.35T 永磁磁共振四种产品，主要以临床普及型核磁共振产品为主，以满足基层医疗影像设备市场需求。各型号产品情况见表 5.5。

表 5.5 东软医疗磁共振设备产品型号

产品型号	类型	推出时间	技术特点
NSM-P035 永磁磁共振	0.35T	2011 年	采用高梯度场及高切换度，保证高级序列实现；配备 MRA、MRCP、弥散成像及三维成像等高级序列，临床使用价值突出
Superstar 0.35T 永磁磁共振	0.35T	2015 年	均匀、稳定的全景开放式永磁磁体，具备多通道射频系统、强劲的梯度性能，采用宽体游离检查床，利于偏中心部位成像，方便危重患者扫描
NSM-S15P 超导磁共振成像 系统	1.5T	2016 年	NEuSENSE+16 通道并行加速平台，搭载东软自主研发的 4D 匀场、增强脂肪抑制技术等技术，形成东软腹部成像解决方案，支持 500mm 超大 FOV 及便中心成像
NeuMR 1.5T 盛世磁共振	1.5T	2020 年	搭载东软 AIM 影像管理平台，具备全脑一键多对比三维定量成像功能，利用优化的采集参数和独特数学算法，实现短时间内采集，包括定性和定量值及血管在内的多对比度高分辨率三维图像

资料来源：健康界研究院. 2021 中国医用 MRI 设备市场研究报告 [EB/OL]. [2021-11-15]. https://www.sohu.com/a/501190716_121189020.

5.4.1 专利申请趋势及全球专利布局情况

如图 5.18 所示，东软医疗从 2001 年起开始申请专利，其年申请量经过了 2008—2011 年的低谷期，而后从 2014 年开始持续快速增长，到 2018 年达到峰值，当年申请量达到了 128 件。2019 年之后，其年申请量有所下降，一部分原因是某些专利申请尤其是在其他国家申请的专利还未公开。

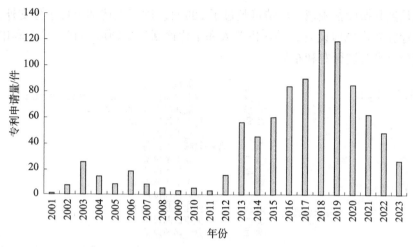

图 5.18　东软医疗全球专利申请趋势

如图 5.19 所示，东软医疗在全球的专利申请主要集中在我国，占比高达 86%；在美国的专利申请超过了百件，占比达到 12%。此外，东软医疗在欧洲专利局、奥地利、德国和日本也有少量专利申请，但都不超过 10 件。东软医疗在全面布局国内市场的同时也非常重视海外市场，弗若斯特沙利文公司数据显示，截至 2022 年，东软医疗是中国最大的 CT 制造商（按已安装系统总数统计），同时，东软

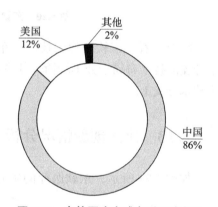

图 5.19　东软医疗全球专利区域布局

医疗也是中国最大的 CT 出口商（按销量统计）。自 2000 年首次"出海"，东软医疗已在国际市场上摸爬滚打 23 年，在美国、德国、俄罗斯、巴西、秘鲁、肯尼亚、阿拉伯联合酋长国、泰国、韩国及越南设立 11 家海外分支机构，面向全球 110 余个国家提供产品和服务，历史装机量达 45 000 余台。

5.4.2　技术分布情况分析

东软医疗在全球范围的技术布局情况如图 5.20 所示。东软医疗的技术重心在高端医疗器械，专利申请量占比达到了 84%。而在高端医疗器械的各三级技术分支中，东软医疗在放射诊断设备领域的专利申请量最大，超过 500 件，

其次是磁共振设备领域，申请量超过了 200 件。除了上述两个技术分支外，东软医疗在超声成像设备、手术机器人和生化诊断设备领域还有少量专利申请，其他分支没有进行专利布局。

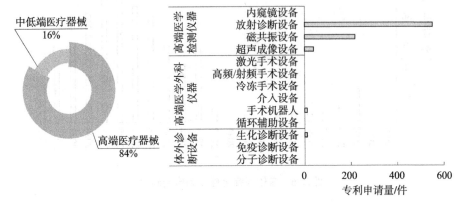

图 5.20　东软医疗专利技术布局

综合来看，东软医疗的技术分布与西门子非常类似，在医疗器械领域各个分支的技术布局十分不均衡，其主要关注点在放射诊断设备和磁共振设备两个技术分支上。

5.4.3　协同创新情况分析

如图 5.21 所示，东软医疗的协同创新主要发生在集团内部，包括上海东

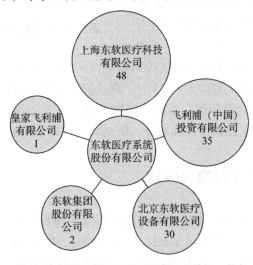

图 5.21　东软医疗协同创新情况（单位：件）

软医疗科技有限公司和北京东软医疗设备有限公司。除此之外，东软医疗的主要技术合作者是飞利浦，两者的共同申请有 30 余件。经分析，其合作的技术领域主要涉及磁共振和 CT 设备。

5.4.4 发明人情况分析

如图 5.22 所示，楼珊珊是东软医疗专利申请量最大的发明人，申请量总数达到了 123 件，其中包含 34 件国外申请。楼珊珊从 1997 年开始就参与了专利申请，其专利申请从 2002 年一直持续到 2023 年，相关专利技术以 CT 设备为主。

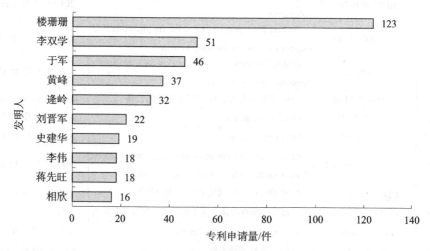

图 5.22 东软医疗主要发明人

东软医疗申请量排名第二和第三的李双学和于军都有 50 件左右的专利申请，专利技术也以 CT 设备为主。可见，东软医疗在 CT 设备领域的专利申请发明人比较集中，而在磁共振领域相对分散。

5.4.5 重点专利列表

东软医疗的部分重点专利及专利申请见表 5.6，其中涉及 CT 设备和磁共振设备的专利各占一部分。

表 5.6 东软医疗重点专利

序号	公开（公告）号	名称	申请日
1	EP3176597A3	Calibrating radio frequency power of magnetic resonance imaging system	2016 年 10 月 18 日

续表

序号	公开（公告）号	名称	申请日
2	CN105395200B	磁共振成像系统扫描方法、射频功率校准方法及装置	2015 年 12 月 2 日
3	US20170160368A1	Calibrating radio frequency power of magnetic resonance imaging system	2016 年 9 月 30 日
4	CN105476635B	一种核磁共振成像系统中射频线圈的定位方法和装置	2015 年 12 月 29 日
5	CN106510745B	PET 和 CT/MRI 机械联动系统及其联动扫描方法	2016 年 9 月 23 日
6	CN106139415A	一种多叶准直器移动托架的移动控制方法及装置	2016 年 7 月 6 日
7	EP3266501B1	Controlling movement of carriage of multi-leaf collimator	2017 年 7 月 6 日
8	US10330751B2	Determining position of radio frequency coil in magnetic resonance imaging system	2016 年 9 月 30 日
9	EP3187890B1	Radio frequency coil selection in a magnetic resonance imaging system	2016 年 9 月 28 日
10	CN106226714A	一种梯度放大器、控制方法及成像设备	2016 年 8 月 31 日
11	US10877117B2	Gradient amplifier	2017 年 8 月 22 日
12	EP3290939B1	Gradient amplifier	2017 年 8 月 24 日
13	US20140350953A1	Method for sharing medical image data based on cloud platform, cloud platform and system	2013 年 7 月 31 日
14	CN110664422A	探测器模块、探测器及医疗成像设备	2019 年 9 月 9 日
15	CN107362462B	一种多叶准直器移动托架的移动控制方法及装置	2017 年 6 月 28 日
16	EP3427667B1	Time calibration in pet device	2018 年 7 月 9 日
17	CN107970037B	成像方法和成像系统	2016 年 10 月 24 日
18	DE602017049687T2	Steuerung der schlitten-bewegung eines mehrblatt-kollimators	2017 年 7 月 6 日
19	US11331061B2	Imaging of photon-counting CT system	2020 年 9 月 23 日
20	CN110916697B	成像方法、装置及图像处理设备	2019 年 11 月 11 日
21	AT1449388T	Steuerung der schlittenbewegung eines mehrblatt-kollimators	2017 年 7 月 6 日
22	CN103479380B	椎骨和椎间盘形状位置参数的识别方法	2013 年 9 月 17 日
23	US9763636B2	Method and system for spine position detection	2014 年 9 月 17 日
24	EP3311747B1	Torque assisting device, method and mammary machine	2017 年 10 月 19 日
25	US20190295731A1	Displaying coronary arteries	2019 年 3 月 19 日
26	EP3542720B1	Displaying coronary arteries	2019 年 3 月 21 日
27	EP3789798A3	Detector modules, detectors and medical imaging devices	2020 年 9 月 8 日
28	DE602019002465T2	Darstellung von koronararterien	2019 年 3 月 21 日

续表

序号	公开（公告）号	名称	申请日
29	JP7162355B2	検出器モジュール、検出器及び医療用画像機器	2020 年 9 月 9 日
30	EP3819675B1	Imaging of photon-counting CT system	2020 年 10 月 16 日
31	AT1174221T	Drehmomentunterstützungsvorrichtung, verfahren und mamilläre maschine	2017 年 10 月 19 日
32	AT1360391T	Darstellung von koronararterien	2019 年 3 月 21 日
33	AT1320308T	Zeitkalibrierung in einer pet-vorrichtung	2018 年 7 月 9 日

5.5　微创机器人

微创机器人 2014 年启动研发图迈四臂腔镜手术机器人（作为微创集团的内部孵化项目），2015 年在中国成立公司，开始公司化运营，并启动研发鸿鹄骨科手术机器人。2021 年 11 月 2 日，微创机器人在香港联合交易所主板成功上市。该公司的专利申请绝大多数都是关于手术机器人的。

5.5.1　专利申请趋势及全球专利布局情况

微创是专利运用熟练度非常高的企业，作为其子公司，微创机器人从创立之初就非常重视专利布局，其自 2015 年开始进行专利申请，并且年申请量总体保持增势，2022 年申请量高达 143 件（图 5.23）。

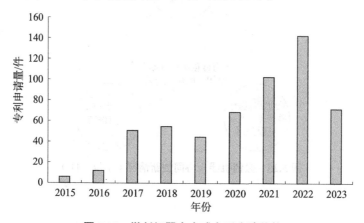

图 5.23　微创机器人全球专利申请趋势

微创机器人非常重视全球范围的专利布局，如图5.24所示，其有15%的专利申请是PCT国际申请，并且在欧洲专利局、巴西、印度尼西亚、美国、德国等国家都有专利申请。

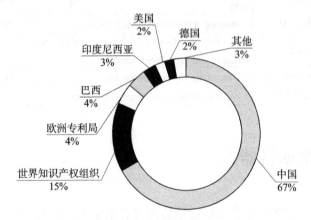

图5.24　微创机器人全球专利区域分布

5.5.2　协同创新情况分析

微创机器人的协同创新程度不高，主要协同创新主体包括四川大学华西医院、上海市胸科医院及微创优通医疗科技（嘉兴）有限公司（图5.25）。

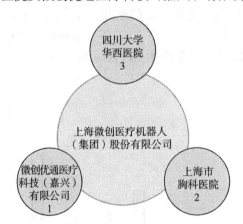

图5.25　微创机器人协同创新情况（单位：件）

5.5.3　发明人情况分析

微创机器人的重要发明人如图 5.26 所示，其中何超的申请量最大，国内外申请量达到了 372 件。何超系天津大学机械电子工程专业博士，2014 年 4月加入上海微创医疗器械（集团）有限公司，现任微创机器人总裁。

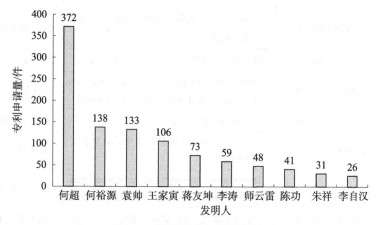

图 5.26　微创机器人重要发明人

5.5.4　重点专利列表

微创机器人的部分重点专利和专利申请见表 5.7。

表 5.7　微创机器人重点专利和专利申请

序号	公开（公告）号	名称	申请日
1	CN106109019B	器械盒及手术器械	2016 年 8 月 31 日
2	WO2018000870A1	手术机器人及其机械臂	2017 年 3 月 29 日
3	CN107009363A	医疗机器人及其控制方法	2017 年 6 月 9 日
4	WO2018040707A1	器械盒及手术器械	2017 年 6 月 29 日
5	WO2018059039A1	手术机器人系统	2017 年 6 月 30 日
6	WO2018177040A1	手术机器人用蛇形关节、手术器械及内窥镜	2018 年 2 月 11 日
7	WO2018224038A1	医疗机器人及其控制方法	2018 年 6 月 8 日
8	WO2019056871A1	手术机器人系统	2018 年 8 月 3 日
9	WO2019128494A1	手术机器人终端	2018 年 11 月 12 日

续表

序号	公开（公告）号	名称	申请日
10	WO2019128803A1	手术机器人终端	2018 年 12 月 19 日
11	WO2019174496A1	手术机器人系统及其手术器械	2019 年 3 月 5 日
12	WO2020042887A1	电子内窥镜及电子内窥镜系统	2019 年 8 月 8 日
13	CN110464467B	传动、驱动、无菌、器械盒组件与手术器械系统、机器人	2019 年 8 月 30 日
14	WO2020114233A1	机械臂防碰撞的方法及系统、医疗机器人	2019 年 11 月 18 日
15	US20220015846A1	Method and system for preventing collision between mechanical arms，and medical robot	2019 年 11 月 18 日
16	US20210121258A1	Surgical robot system	2020 年 4 月 29 日
17	WO2021037170A1	传动、驱动及无菌组件与手术器械及系统、手术机器人	2020 年 8 月 27 日
18	US20220287781A1	Transmission，driving，and sterile assemblies，surgical instrument and system，and surgical robot	2020 年 8 月 27 日
19	WO2021190365A1	一种手术器械、手术器械系统及手术机器人	2021 年 3 月 16 日

5.6　四川大学华西医院

四川大学华西医院（下文简称华西医院）始建于 1892 年，是国家三级甲等综合医院、西部疑难危急重症诊疗国家级中心、全国著名的高等医学院校，也是全国一流的医学科学研究和技术创新国家级基地，综合实力处于国内一流、国际先进行列。

医院学科综合实力强大，临床医学基本科学指标数据库（Essential Science Indicators，ESI）排名处于国际顶尖行列（全球前 0.5‰）。现有教育部国家重点学科 9 个，重点培育学科 2 个；有国家临床重点专科 37 个，数量名列全国医院第一。在国家三级公立医院绩效考核中连续四年获评 A++。在全国专科综合排名榜上，麻醉科、放射科排名第一。领军人才方面，有中国科学院院士1 人、"国字号"高层次人才 140 人次，国家级学会 / 协会主任委员 / 副主任委员专家 58 人、高级职称技术人员 1513 人、研究生导师 1056 人。在成人活体肝脏移植、肺癌外科和微创治疗、心脏介入治疗、脑神经外科及功能神经外科、中西医结合治疗重症胰腺炎、胃肠微创手术、临床麻醉、功能磁共振、核医学等多个领域处于国内乃至世界领先水平。

科研方面，华西医院建立了 23 万余平方米的独立的科研院区，现有包括生物治疗国家重点实验室、"2011" 协同创新计划、国家生物治疗转化医学重大科技基础设施、国家老年疾病临床医学研究中心、国家精准医学产业创新中心在内的 11 个国家级和 34 个省部级创新研究平台，以及动物影像、色谱/质谱、显微图像、基因测序、流式细胞、电镜技术平台等一系列前沿公共创新平台。其构建了全国医疗机构中唯一一条从原始靶点发现，到新药筛选、临床前试验、临床试验及上市后评价的创新链、服务链，形成集基础研究、转化研究、临床研究于一体的创新平台。近五年来，获得国家自然科学基金、科技重大专项、国家重点研发计划、科技创新-2030 重大项目等国家计划项目立项近千项，年均科研项目经费超过 10 亿元，牵头获得包括国家自然科学奖二等奖 1 项、国家科技进步二等奖 1 项、省部级一等奖 15 项在内的科技成果奖 100 项。2022 年首次发布的"中国医院创新转化排行榜"中，该院发明专利申请量、PCT 申请量均排名第一。新冠疫苗、国家麻醉 I 类新药、生物材料等科技成果累计转化（转让、许可、作价投资）220 余项，转化合同金额超 10 亿元。

5.6.1　专利申请趋势及全球专利布局情况

华西医院的专利布局开始得并不早，其在 2005 年才开始进行专利申请，直到 2010 年之后开始震荡式增长，在 2017 年进入快速增长期，到 2020 年达到峰值，当年专利申请量达到了 650 件，如图 5.27 所示。

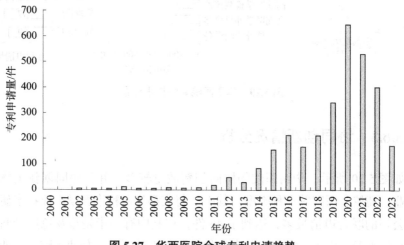

图 5.27　华西医院全球专利申请趋势

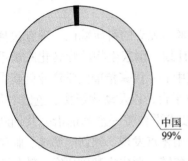

中国
99%

图 5.28 华西医院全球专利分布

如图 5.28 所示，华西医院的专利申请99% 是国内申请，有 20 余件 PCT 专利申请，向澳大利亚、韩国等国家递交的专利申请量也都比较少，不超过 5 件。可见，华西医院向海外进行专利布局的意识还有待加强。

5.6.2 技术分布情况分析

如图 5.29 所示，华西医院的专利申请中，72% 涉及中低端医疗器械，28% 涉及高端医疗器械；二级技术分支中，一般治疗设备的占比最高，约为 17%，其次是外科器械，为 17%；高端医疗器械的三个技术分支的占比也都不少，其中体外诊断设备占比达到了 10%。具体到体外诊断设备领域，有 42% 涉及生化诊断，30% 涉及免疫诊断，可见华西医院在免疫诊断方面的研发力度较大。

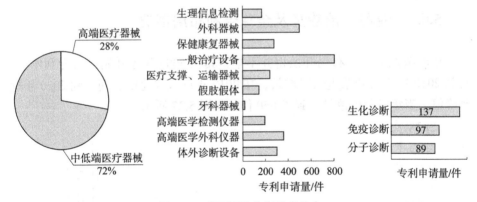

图 5.29 华西医院专利技术分布

5.6.3 协同创新情况分析

如图 5.30 所示，华西医院的协同创新数量较多，并且协同创新主体涵盖了企业、高校、医院等多种类型。其中，与成都华西精准医学产业技术研究院有限公司的联合申请最多，达到了 46 件，这其中有一半是涉及免疫诊断设备的。总体来看，作为一家具有非常强的科研能力的医院，华西医院与企业的合作还不够，产学研力度还有待进一步加强。

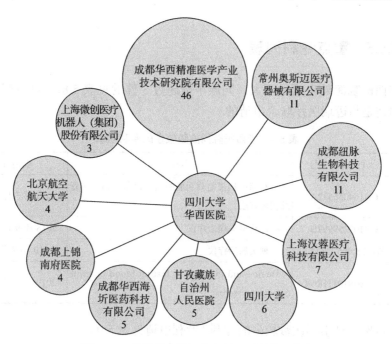

图 5.30　华西医院协同创新情况（单位：件）

5.6.4　发明人情况分析

华西医院人才济济，部分重要发明人及其专利申请情况如图 5.31 所示，其中，刘浩的申请量最大，超过了 170 件，其与杨毅等所在的团队致力于椎骨假体及相关手术器械的研制。李为民、张立所在团队则专攻免疫诊断设备。

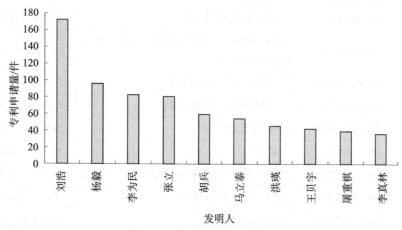

图 5.31　华西医院重要发明人

5.6.5 重点专利列表

华西医院海外申请量不大，同族申请超过 3 件的见表 5.8，其中序号 1 的专利申请是与迈瑞医疗联合申请的。

表 5.8 华西医院同族数较多的专利申请

序号	公开（公告）号	名称	申请日
1	CN104055532A	具有超声扫描监测功能的监护设备、超声装置及相应方法	2013 年 3 月 19 日
2	CN109259997B	一种新型头痛治疗仪	2018 年 9 月 19 日
3	WO2020057232A1	一种头痛治疗仪	2019 年 7 月 8 日
4	AU2019101118A4	Device and method for testing blood or urine osmotic pressure	2019 年 9 月 26 日

华西医院被引用次数较多的专利 / 专利申请见表 5.9。

表 5.9 华西医院被引用次数较多的专利 / 专利申请

序号	公开（公告）号	名称	申请日
1	CN1371658A	外科手术使用的一次性喉镜套	2002 年 4 月 2 日
2	CN2655812Y	动脉血氧饱和度探测装置	2003 年 11 月 26 日
3	CN201790814U	一种猴用磁共振扫描固定器	2010 年 9 月 6 日
4	CN201806987U	量筒式腹膜透析装置	2010 年 9 月 29 日
5	CN102648879A	人工椎间盘	2011 年 2 月 24 日
6	CN102824191A	粘贴式医用体外超声探头	2012 年 9 月 24 日
7	CN104055532A	具有超声扫描监测功能的监护设备、超声装置及相应方法	2013 年 3 月 19 日
8	CN104546104A	一种胫骨远端内侧钩钢板	2015 年 1 月 22 日
9	CN204744271U	一种腹腔镜手术肝脏悬吊装置	2015 年 5 月 20 日
10	CN104874079A	声门下吸引气管导管	2015 年 5 月 29 日
11	CN204932183U	助行器	2015 年 8 月 25 日
12	CN105496554A	一种颈椎单开门手术 3D 打印导板的制作方法	2015 年 12 月 30 日
13	CN205672310U	胰岛素针针头拆卸装置	2016 年 4 月 22 日
14	CN205832319U	便携式锐器盒	2016 年 6 月 13 日

序号	公开（公告）号	名称	申请日
15	CN106510921A	一种可调式脊柱压缩性骨折矫形器	2016 年 12 月 28 日
16	CN109512444A	一种具有盆底肌肉收缩监测及康复训练功能的探头	2018 年 12 月 28 日
17	CN109551808A	一种艾灶生产装置	2019 年 1 月 16 日
18	CN111449810A	一种用于椎体切除后重建的智能化骨科内植物	2020 年 4 月 30 日
19	CN112190240A	一种基于物联网的老年人健康监测报警设备及方法	2020 年 9 月 21 日
20	CN112089383A	一种消化道内窥镜弯曲及固定装置	2020 年 10 月 13 日

华西医院在免疫诊断设备领域拥有较多专利申请，并且基本上都是发明专利申请，且授权率非常高，其中部分涉及免疫诊断的发明专利见表 5.10。如表 5.10 中所展示的，华西医院在免疫诊断领域的专利申请大多涉及癌症筛查，尤其是肺癌筛查。

表 5.10　华西医院免疫诊断设备领域重点专利

序号	公开（公告）号	名称	申请日
1	CN105548546B	一种肺癌筛查试剂盒	2015 年 12 月 31 日
2	CN105548548B	一种肺癌筛查试剂盒	2016 年 2 月 26 日
3	CN105929164B	一种肺癌筛查试剂盒	2016 年 6 月 30 日
4	CN108088998B	一种肺癌筛查试剂盒	2016 年 11 月 23 日
5	CN107561280B	一种预测乳腺癌复发的试剂盒	2017 年 9 月 30 日
6	CN109212214B	一种肺癌筛查试剂盒	2018 年 9 月 25 日
7	CN110095606B	一种肺癌的筛查试剂盒	2019 年 4 月 26 日
8	CN110108877B	FAM172A 自身抗体检测试剂在制备肺癌筛查试剂盒中的用途	2019 年 5 月 30 日
9	CN110412271B	NCAM1 自身抗体检测试剂在制备肺癌筛查试剂盒中的用途	2019 年 6 月 26 日
10	CN110501507B	RPS6KA1 自身抗体检测试剂在制备肺癌筛查试剂盒中的用途	2019 年 7 月 31 日
11	CN110456079B	TAPBP 自身抗体检测试剂在制备肺癌筛查试剂盒中的用途	2019 年 9 月 20 日
12	CN110632306B	ENO2 自身抗体检测试剂在制备肺癌筛查试剂盒中的用途	2019 年 10 月 25 日

续表

序号	公开（公告）号	名称	申请日
13	CN110850088B	GTF2IRD2 自身抗体检测试剂在制备肺癌筛查试剂盒中的用途	2019 年 12 月 6 日
14	CN111929445B	新型冠状病毒抗体的检测试剂	2020 年 8 月 14 日
15	CN112526127B	一种破伤风抗原的检测方法及其应用	2020 年 10 月 28 日
16	CN114544955B	GASP-2 检测试剂在制备肺癌早期诊断和易感性检测试剂盒中的用途	2020 年 11 月 26 日
17	CN112924678B	鉴别甲状腺结节良恶性的试剂盒	2021 年 1 月 25 日
18	CN113092754B	一种基于免疫荧光和二维可视化多模式分析 HIV p24 抗原的检测产品及其应用	2021 年 4 月 9 日
19	CN113358866B	基于三重并联杂交链式反应的破伤风抗原的均相超灵敏二维可视化和荧光分析方法及应用	2021 年 4 月 22 日
20	CN113238053B	一种用于检测 STAT3 二聚化的质粒	2021 年 4 月 30 日
21	CN113252896B	一款利用肺泡灌洗液中 ND1 预测急性呼吸窘迫综合征预后的试剂盒	2021 年 5 月 13 日
22	CN113176408B	一种甲状腺癌预后情况判断的方法	2021 年 6 月 2 日
23	CN113687074B	基于磁分离脱氧核酶并循环切割的凝血酶检测方法及凝血酶试剂盒	2021 年 8 月 26 日
24	CN114252612B	基于神经细胞黏附分子的肝癌转移预测系统及方法	2021 年 12 月 10 日
25	CN217820404U	用于 Western Blot 的抗体孵育盒	2022 年 6 月 1 日
26	CN116539880B	检测代谢物和 / 或组织蛋白的试剂在制备痛风性关节炎筛查试剂盒中的用途	2023 年 5 月 9 日

5.7　小结

纵观医疗器械领域的重点创新主体，包括本章所列的西门子、直观外科、罗氏公司、东软医疗、微创机器人及华西医院，他们既有相同点也有很多自己的特点。其相同点在于，都有自己的研发重心，多年深耕于某一技术领域，网罗众多高端技术人才，投入大量人力物力，并且都具有非常强的专利意识。

总体来看，国外龙头企业经过多年积累，无论是在企业规模、技术研发历史还是在专利申请数量和质量上都具有明显的优势，但同时，如西门子等几家企业的专利申请量变化趋势所展示的，他们在近年都有不同幅度的下滑，这其中不乏人才流失、市场竞争及新冠疫情等因素的影响。反观国内的几家创新主体，都正处于方兴未艾之势，并且，东软医疗对标西门子，微创机器人对标直观外科，都展现出了不俗的技术创新能力。

华西医院作为国内创新能力较强的医院代表，一方面展现出我国医院的技术研发实力，另一方面也暴露出此类创新主体的问题，即与企业的合作偏少，产业化水平不够，这也导致专利技术走出国门的少。如何将这部分创新主体的新技术真正转化为产业能力，是相关创新主体和政府部门等需要思考和解决的问题。

第6章　天津市高端医疗器械产业发展定位

目前，我国高端医疗器械产业发展态势良好的典型城市包括北京、上海、深圳、广州、苏州、杭州、南京及武汉，将天津市高端医疗器械领域的各项指标通过专利数据分析与全球、全国及前述典型城市进行定位、对比分析，可以明确该领域发展定位，并揭示天津市在高端医疗器械领域发展中存在的结构布局、企业创新能力、技术创新能力、人才储备、专利运营等方面的问题，为后续的发展规划提供支撑。

本章将具体从天津市高端医疗器械产业结构定位、企业创新实力定位、创新人才储备定位、技术创新能力定位、专利运营实力定位五个角度展开分析。

6.1　天津市高端医疗器械产业结构定位

本节将从专利申请、有效率及主体分布情况入手，分析天津市在高端医疗器械领域与全球、全国及国内典型城市之间的异同，对比天津市与各典型城市之间的数据差异和特点，并解析天津市在高端医疗器械领域的结构特点，为后续的决策提供支撑。

6.1.1　天津市与全国／全球专利布局结构差异

高端医疗器械领域各三级技术分支在全球、全国及天津市三个维度的专利申请量以及天津市在全球和全国专利申请量中的占比情况见表6.1，三个维度中各三级技术分支在所属二级技术分支中的占比情况如图6.1所示。其中，高端医学检测仪器领域中，天津市在磁共振设备这一技术分支的占比无论是相对于全球还是相对于全国都是最低的，而且与另外三个三级技术分支差距较大。从各技术分支的占比来看，天津市在磁共振设备领域的专利申请量仅占高端医学检测仪器领域的 5%，与全国范围的 12% 和全球范围的 16% 差距较大。可见，天津市在高端医学检测仪器领域的弱项是磁共振设备。

高端医学外科仪器领域的六个技术分支中，天津市在循环辅助设备、高频/射频手术设备和手术机器人这三个分支的全球占比较低，而在手术机器人、介入设备这两个技术分支的中国占比较低，均为 1.32%。综合来看，天津市相较于全球水平弱项在循环辅助设备，而相较于全国水平弱项则在介入设备和手术机器人，也即天津市后两个技术分支的专利布局与全国整体水平还有一定差距。

体外诊断设备领域的三个技术分支无论是从全球占比还是从中国占比来看都相对较高，而免疫诊断设备的中国占比最高，接近 3%，可见免疫诊断设备领域是天津市的强项，在专利布局方面具有较明显的优势。

表 6.1　各维度三级技术分支专利申请量

技术分支	内窥镜设备	放射诊断设备	磁共振设备	超声成像设备	激光手术设备	高频/射频手术设备	冷冻手术设备	介入设备	手术机器人	循环辅助设备	生化诊断设备	免疫诊断设备	分子诊断设备
全球/件	159 069	142 306	78 654	103 411	37 699	168 147	15 042	319 068	115 920	102 524	128 561	62 099	83 017
中国/件	37 989	28 919	11 795	22 795	6 083	22 680	1 933	81 349	22 323	8 138	29 395	28 122	59 628
天津市/件	456	452	65	226	131	325	43	1 074	294	122	765	815	1 059
天津市/全球/%	0.29	0.32	0.08	0.22	0.35	0.19	0.29	0.34	0.25	0.12	0.60	1.31	1.28
天津市/中国/%	1.20	1.56	0.55	0.99	2.15	1.43	2.22	1.32	1.32	1.50	2.60	2.90	1.78

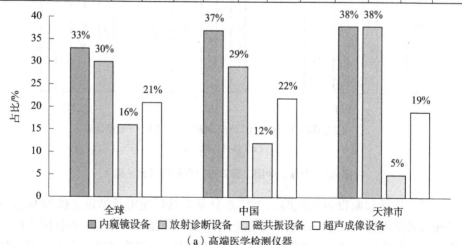

(a) 高端医学检测仪器

图 6.1　全球、中国、天津市产业结构对比

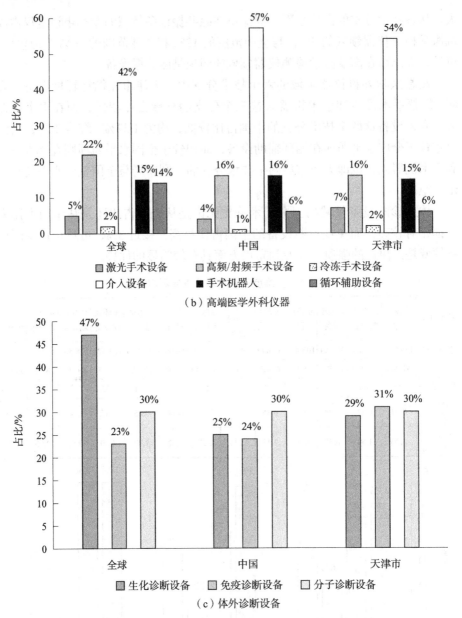

图6.1 全球、中国、天津市产业结构对比（续）

　　鉴于体外诊断设备领域的三个技术分支尤其是免疫诊断设备的专利布局展现出明显优势，且体外诊断本身也是近年来医疗器械领域全球和我国的研究热点，因此建议天津市继续保持免疫诊断设备领域的研发热度，着力培养相关创新人才，大力培育本地优势企业。

　　天津市手术机器人和介入设备领域与我国整体水平之间存在明显差异，建议天津市及时调研国内优势地区、企业，吸取成功经验，吸纳创新人才，吸引国内优势企业来津建立实验室、研发基地，从而有效带动本地技术创新能力快速提升。

　　天津市在磁共振设备领域的专利布局无论是与全球水平相比还是与全国水平相比都明显不足，鉴于该领域的优势企业和研发团队集中在海外，并且核心技术被国外龙头企业垄断，建议天津市采用引进海外精英人才、技术团队的方式，或者与海外优势企业建立技术联络，以快速培育本地研发团队，力求在该领域实现技术突破。

　　此外，免疫诊断设备与生物技术的发展息息相关，手术机器人、介入设备对各类传感器高度依赖，磁共振设备的数据处理和图像处理越来越智能化，因而受人工智能技术的发展影响很大。因此，建议天津市在进行产业布局结构优化时，要根据相关技术、上下游领域和市场的变化情况动态调整产业结构比例。

6.1.2　天津市与发达国家专利布局结构差异

　　美国、日本、德国、韩国及天津市在各个三级技术分支中的专利申请量见表6.2。在上述范围内各三级技术分支的占比情况如图6.2所示。

表 6.2　美国、日本、德国、韩国和天津市三级技术分支专利申请量　单位：件

范围	高端医学检测仪器				高端医学外科仪器						体外诊断设备		
	内窥镜设备	放射诊断设备	磁共振设备	超声成像设备	激光手术设备	高频/射频手术设备	冷冻手术设备	介入设备	手术机器人	循环辅助设备	生化诊断设备	免疫诊断设备	分子诊断设备
美国	37 748	28 533	30 736	32 203	16 286	93 290	9 923	159 337	66 208	70 863	47 631	20 062	28 995
日本	40 040	27 719	14 476	30 459	3 842	10 535	263	24 160	6 112	3 579	14 271	9 516	5 607
德国	6 391	9 420	8 128	2 266	2 811	8 811	527	14 070	5 684	5 978	6 678	3 598	2 576
韩国	3 137	6 035	2 947	5 960	1 119	5 330	259	5 427	3 481	787	4 081	2 187	4 953
天津市	456	452	65	226	131	325	43	1074	294	122	765	274	450

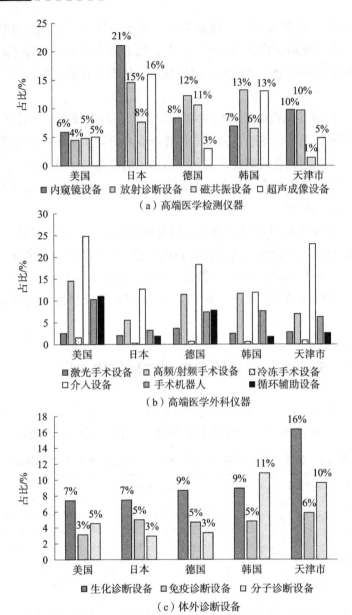

（a）高端医学检测仪器

（b）高端医学外科仪器

（c）体外诊断设备

图 6.2　天津市与发达国家产业结构对比

　　从申请量来看，天津市在高端医疗器械领域的各个技术分支均有一定数量的专利布局，初步形成了完整的产业结构基础。

　　将天津市在高端医疗器械领域的产业结构与美国、日本、德国、韩国几个发达国家的产业结构进行比较可见存在较大差异。天津市在介入设备领域的占比最高,其次是生化诊断、分子诊断、内窥镜和放射诊断设备领域。除了美国的介入设备占比较高外,其他几个国家介入设备的占比都未超过 20%。

从各技术分支的占比来看,日本在内窥镜设备领域一骑绝尘,并且 21% 的占比也使得该领域成为日本申请量最大的技术分支。天津市在该领域占比为 10%,高于另外三个国家,可见天津市在内窥镜设备领域的关注度尚可。放射诊断设备领域,日本、德国、韩国的占比都超过了 10%,天津市稍低,为 10%,而美国仅为 4%,可见天津市在放射诊断设备领域的专利布局还可以进一步增强。磁共振设备领域,德国占比最高,为 11%,其他几个国家都未超过 10%,而天津市占比仅为 1%,可见天津市在磁共振设备领域的专利布局比重相较于几个发达国家有很大差距。日本在超声成像设备领域的占比也最高,为 16%,韩国为 13%,美国和德国分别为 5% 和 3%,天津市在该领域占比为 5%,可见天津市与优势国家有较大差距。激光手术设备和冷冻手术设备领域,各个国家及天津市的占比都比较低,未表现出明显差异。高频 / 射频手术设备领域,美国、德国、韩国的占比都在 10% 以上,日本仅为 6%,而天津市占比为 7%,可见天津市在该领域的专利布局可比照优势国家再进一步。手术机器人领域,美国占比最高,为 10%,日本最低,为 3%,德国和韩国占比分别为 7% 和 8%,天津市则为 6%,可见天津市在该领域的专利布局具有一定的基础,但还有提升空间。美国在循环辅助设备领域的占比最高,为 11%,德国次之,为 8%,日本、韩国和天津市的占比都在 2% 左右,差距较大。天津市在生化诊断设备和免疫诊断设备领域的占比都明显超过了各个发达国家的占比,可见天津市在这两个领域具有较强的实力,可作为优势技术分支进行更深入的研究和挖掘。分子诊断设备领域,韩国占比最大,为 11%,天津市占比为 10%,超过了其余几个国家的占比,可见天津市在该领域的实力也相对较强。

综上,天津市在生化诊断设备、免疫诊断设备、分子诊断设备及介入设备四个技术分支的实力较强,建议在保持优势领域水平的基础上进行更深入的研究和挖掘;在内窥镜设备、手术机器人两个技术分支具有一定基础,可通过多种途径加大投入,追赶优势国家,实现量和质的飞跃;在放射诊断设备、超声成像设备、高频 / 射频手术设备、循环辅助设备和磁共振设备五个技术分支相较于发达国家还有较大差距,尤其是后两者,差距显著,因此需要尽快引进国外先进技术和经验,填补空白,缩小差距。

整体来看,天津市在高端医疗器械领域偏重体外诊断设备,除了介入设备,在高端医学检测仪器和高端医学外科仪器的占比都偏低,相较于发达国家,产业结构有待调整。

6.1.3 天津市龙头企业与全球龙头企业专利布局结构差异

全球和天津市龙头企业高端医疗器械二级技术分支专利申请量见表 6.3，天津市龙头企业与全球龙头企业产业结构对比如图 6.3 所示。其中，高端医疗器械领域全球龙头企业在三个技术分支均有专利布局，但基本都是偏重某一分支，其中大部分企业，包括飞利浦、奥林巴斯、西门子、富士胶片、GE、佳能及东芝，专利布局集中在高端医学检测仪器领域；少部分企业，包括美敦力和波士顿科学，将专利布局集中在高端医学外科仪器领域；罗氏公司的绝大多数专利申请在体外诊断设备领域；只有 BD 公司的重点专利布局涉及两个技术分支，分别是高端医学外科仪器和体外诊断设备。

表 6.3 全球和天津市龙头企业高端医疗器械二级技术分支专利申请量 单位：件

范围	企业名称	申请量		
		高端医学检测仪器	高端医学外科仪器	体外诊断设备
全球	飞利浦	27 493	7 451	2 415
	奥林巴斯	32 954	4 021	858
	西门子	22 198	2 870	1 511
	美敦力	854	21 161	1 178
	富士胶片	19 165	878	3 375
	波士顿科学	3 656	19 719	37
	GE	18 628	767	1 272
	罗氏	208	338	19 233
	佳能	12 948	455	1 117
	东芝	12 883	320	672
	BD 公司	83	7 311	6 075
天津市	博朗科技	94	5	0
	中新科炬	0	0	82
	华鸿科技	0	0	80
	博奥赛斯	0	0	59
	塑料研究所有限公司	0	57	1
	航天泰心	1	56	0
	正元盛邦	0	0	48

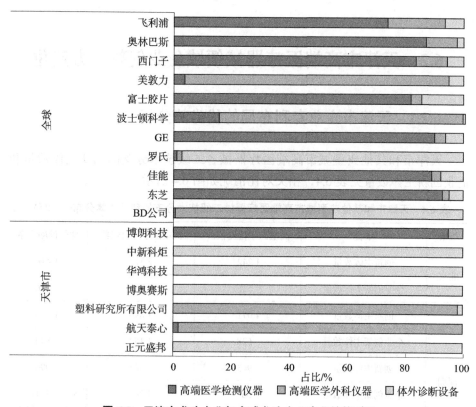

图 6.3　天津市龙头企业与全球龙头企业产业结构对比

与全球龙头企业相比，天津市各企业的技术分支均衡性差一些。除了博朗科技和塑料研究所有限公司涉及两个技术分支，其余企业都仅涉及一个技术分支。其中，中新科炬、华鸿科技、博奥赛斯及正元盛邦的重点是体外诊断设备，塑料研究所有限公司和航天泰心的重点是高端医学外科仪器，只有博朗科技将重点放在高端医学检测仪器上。

对比来看，天津市高端医疗器械领域各龙头企业的布局重点分布与全球各龙头企业恰好相反，全球各企业偏重于高端医学检测仪器的多，偏重体外诊断设备的少，而天津市各企业则更多偏重体外诊断设备。

综上，天津市在高端医疗器械领域的专利布局结构与产业结构一致，各技术分支的专利布局相对完整，但侧重点与发达国家和全球龙头企业有较大差别，主要聚集在体外诊断设备领域，高端医学检测仪器和高端医学外科仪器尤其是磁共振、辅助循环、手术机器人等领域整体比重偏小，相对来说产业结构不够优质。

6.2　天津市高端医疗器械领域企业创新实力定位

6.2.1　天津市企业专利布局的优劣势分析

天津市和其他典型城市高端医疗器械各二级技术分支的创新主体数量和企业创新主体数量见表 6.4，相关对比情况如图 6.4 所示。

表 6.4　天津市和其他典型城市高端医疗器械二级技术分支的创新主体分布　单位：个

城市	项目	高端医学检测仪器	高端医学外科仪器	体外诊断设备
北京	创新主体数量	1 242	2 313	1 416
	企业创新主体数量	536	911	816
上海	创新主体数量	1 071	1 896	1 225
	企业创新主体数量	628	1 152	844
深圳	创新主体数量	963	1 863	990
	企业创新主体数量	662	1 247	711
广州	创新主体数量	593	1 436	774
	企业创新主体数量	249	713	478
苏州	创新主体数量	572	974	648
	企业创新主体数量	401	709	527
杭州	创新主体数量	550	797	543
	企业创新主体数量	297	433	391
南京	创新主体数量	433	829	529
	企业创新主体数量	208	396	317
武汉	创新主体数量	388	722	430
	企业创新主体数量	151	311	299
天津	创新主体数量	434	763	405
	企业创新主体数量	179	340	246

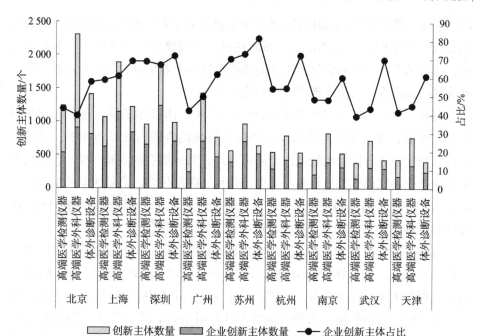

图 6.4　天津市与其他典型城市创新主体数量对比

从数量来看，北京市在三个技术分支中的创新主体数量都遥遥领先，高端医学外科仪器的创新主体数量超过 2000，另外两个分支也破千，可见北京市拥有庞大的创新主体队伍；上海紧随其后，三个技术分支的创新主体数量分别破千和接近 2000；各城市的创新主体数量基本与其在高端医疗器械领域的专利申请量排名相匹配。天津市在高端医学检测仪器和高端医学外科仪器领域的创新主体数量超过了武汉市，可见天津市在这两个领域的创新主体比较集中。

对比三个技术分支，各个城市中高端医学外科仪器领域的创新主体数量都是最多的，可见在这些城市高端医学外科仪器领域的创新主体相对集中。

从企业创新主体占比来看，各个城市中体外诊断设备领域的企业占比都是最高的。具体到各个城市，苏州各技术分支的企业占比都最大，深圳各技术分支的企业占比也都很大，而且比较均衡。这两个城市的共同点是相关技术实力强，政策支持力度大。以深圳为例，改革开放 40 多年来，从来料加工起步，工业制造能力稳步提升，逐渐建立起深厚的电子产业基础，加之机电一体化产业发达且聚集程度非常高，为医疗器械行业尤其是高端医疗器械的发展奠定了良好基础。同时，深圳市不断出台政策吸引投资、培育优势企业，在 2022 年印发了《深圳市促进高端医疗器械产业集群高质量发展的若干措施》，明确提出要支持医学影像、体外诊断、高值耗材、基因检测、手术机器人等细分领域，这有助于进一步加快培育本地高端医疗器械产业集群，切实抢占新一轮产业发展的制高点，增强本地产业核心竞争力。

高校、医院比较集中的城市如北京、广州、南京和武汉，企业占比相对较低。例如，北京市在高端医学外科仪器领域的企业占比仅为39%，其他两个技术分支企业占比也比较低。上海市例外，其所拥有的高校不少，但各技术分支的企业占比仍然都比较高。天津市高校、医院较多，高端医学检测仪器和高端医学外科仪器这两个技术分支的企业占比较低，分别是41%和45%，体外诊断设备领域则为61%，在各城市中处于中游水平。

总体来看，天津市在高端医学检测仪器和高端医学外科仪器领域的创新主体数量较多，但与典型城市如北京、上海、深圳、广州相比还有较大差距。从企业创新主体的占比来看，天津市在各城市中处于中等偏下水平，存在企业少、集中度不高的问题。天津市应学习其他城市如上海、深圳、苏州的经验，及时出台相关政策，培育、吸引一批优势企业，并借助高校多、医院多的优势，充分开展产学研合作，打造良好的创新生态。

6.2.2 天津市龙头企业专利竞争实力

天津市龙头企业各技术分支的专利申请量见表6.5。其中，高端医学检测仪器领域，博朗科技在内窥镜设备领域的专利申请量较多，专利技术覆盖妇科、泌尿外科、耳鼻喉、胸腹及骨科的内镜技术；高端医学外科仪器领域，塑料研究所有限公司在介入设备领域专利布局较多，航天泰心则专攻循环辅助设备，其核心技术在血泵。

表6.5 天津市龙头企业各技术分支专利申请量 单位：件

一级技术	二级技术	三级技术	博朗科技	中新科炬	华鸿科技	博奥赛斯	塑料研究所有限公司	航天泰心	正元盛邦
高端医疗器械	高端医学检测仪器	内窥镜设备	94	0	0	0	0	1	0
		放射诊断设备	0	0	0	0	0	0	0
		磁共振设备	0	0	0	0	0	0	0
		超声成像设备	0	0	0	0	0	0	0

续表

一级技术	二级技术	三级技术	博朗科技	中新科炬	华鸿科技	博奥赛斯	塑料研究所有限公司	航天泰心	正元盛邦
高端医疗器械	高端医学外科仪器	激光手术设备	0	0	0	0	0	0	0
		高频 / 射频手术设备	0	0	0	0	1	0	0
		冷冻手术设备	0	0	0	0	0	0	0
		介入设备	0	0	0	0	53	0	0
		手术机器人	0	0	0	0	0	0	0
		循环辅助设备	0	0	0	0	5	56	0
	体外诊断设备	生化诊断设备	0	36	80	20	0	0	15
		免疫诊断设备	0	46	0	44	1	0	33
		分子诊断设备	0	0	0	0	0	0	0

体外诊断设备领域的企业较多，其中华鸿科技专攻生化诊断设备，中新科炬、博奥赛斯和正元盛邦则在生化诊断和免疫诊断设备领域都有较多的专利申请。

综上所述，天津市在高端医疗器械领域的三个二级技术分支均有龙头企业，但从三级技术分支来看，企业分布不均衡，各企业基本上都专注于某一细分领域，综合性较差。

6.2.3　天津市龙头企业与全球龙头企业专利申请数量、质量及活跃度对比

天津市龙头企业专利申请数量、质量及活跃度与全球龙头企业的对比见表 6.6。从整体申请量看，天津市龙头企业与全球龙头企业相比差距非常大；从专利活跃度看，全球龙头企业除 GE、东芝近十年申请活跃度较低，其他龙头企业从 20 世纪开始一直活跃在高端医疗器械领域。天津市龙头企业起步发展相对较晚，多数在 2000 年之后才开始进行专利布局，近十年专利申请量占比比较高。

表6.6 天津市龙头企业与全球龙头企业专利申请数量、质量及活跃度对比

范围	企业名称	专利活跃度				专利质量				
		申请总量/件	占全球专利数量比例/%	近十年申请量/件	近五年申请量/件	活动期限	授权有效专利数量/件	专利布局主要国家和地区的专利数量/件	平均同族个数	简单同族国家/地区大于等于5个的专利数量/件	被引用次数大于等于50次的专利数量/件
全球	飞利浦	35 088	1.854	15 139	4 980	1927年至今	9 876	[EPO]6047，[JP] 5839，[US]5126，[CN] 4006，[DE]2298，[AT] 1689，[IN]1495，[RU] 1031	4	28 933	458
	奥林巴斯	32 804	1.734	11 001	1 754	1951年，1965年至今	8 855	[JP]16 285，[US]6678，[CN]3423，[EPO]3233，[DE]2577，[AT] 784，[KR] 204	1.9	11 304	1 024
	西门子	21 759	1.150	6 840	2 425	1923年至今	6 038	[DE]7756，[US]6235，[CN]2635，[JP]1612，[EPO]1427，[KR]348	2	2 871	395
	美敦力	20 899	1.105	5 604	2 544	1963年至今	6 778	[US]7787，[EPO]2882，[DE]2086，[CN]1027，[AT]906，[JP]740	3.3	10 620	2 674
	富士胶片	17 838	0.943	6 972	3 290	1974年至今	5 721	[JP]8899，[US]2992，[CN]1997，[EPO]1512，[DE]763，[AT]527	1.9	4 906	131

公司										
波士顿科学	17 269	0.913	4 403	2 029	1986 年至今	5 316	[US]6163，[EPO]2386，[JP]1690，[DE]1316，[CA]1196，[AT]1039，[AU]558，[CN]555	3.8	12 370	1 931
GE	16 765	0.886	2 422	378	1945 年至今	4 427	[US]5047，[JP]4417，[CN]1836，[DE]1563，[EPO]1166，[KR]426	2.2	5 003	744
罗氏	15 982	0.853	4 178	1 348	1953 年，1967 年至今	3 959	[EPO]2442，[US]1625，[JP]1485，[DE]1234，[CN]1175，[AT]1128，[CA]1044	5	13 803	330
佳能	14 200	0.750	7 193	2 767	1973 年至今	6 489	[JP]9637，[US]2283，[CN]765，[EPO]426，[DE]228	1.5	1 839	90
东芝	13 726	0.725	1 044	89	1965 年至今	2 497	[JP]7824，[US]2465，[CN]1547，[EPO]540，[DE]483	1.5	1 081	289
BD 公司	13 173	0.696	6 063	3 525	1950 年至今	4 436	[US]2049，[EPO]1410，[JP]1239，[CN]1058，[AU]956，[DE]887，[CA]842	5.7	11 387	528

全球

续表

范围	企业名称	专利活跃度						专利质量			
		申请总量/件	占全球专利数量比例/%	近十年申请量/件	近五年申请量/件	活动期限	授权有效专利数量/件	专利布局主要国家和地区的专利数量/件	平均同族个数	简单同族国家/地区大于等于5个专利数量/件	被引用次数大于等于50次的专利数量/件
天津市	博朗科技	99	0.005	43	6	2008年、2011—2015年、2018、2019年	34	[CN]97、[US]1、[WO]1	1	0	0
	中新科柜	82	0.004	33	20	2001年、2005—2023年	26	[CN]82	1	0	0
	华鸿科技	80	0.004	67	41	2009年、2011—2022年	48	[CN]68、[US]6、[AT]2、[EPO]2、[ES]1	1.2	5	0
	博奥赛斯	59	0.003	33	24	2009年、2012—2015年、2018、2020—2022年、2023年	37	[CN]56、[WO]3	1	0	0
	塑料研究所有限公司	58	0.003	24	4	1992年、2000—2021年	22	[CN]55、[DE]2、[IT]1	1.1	0	0
	航天泰心	57	0.003	35	16	2006年、2010—2019年、2020、2022—2023年	32	[CN]45、[US]3、[AU]2、[ZA]2、[BR]1、[EPO]1、[RU]1	1.4	14	0
	正元盛邦	48	0.003	33	14	2011年、2014年、2017、2018—2020年	31	[CN]48	1	0	0

注：[EPO] 等为专利国别代码，[EPO] 为欧洲专利局，[WO] 为世界知识产权组织，其他代码代表的国家分别为：[JP] 为日本，[US] 为美国，[CN] 为中国，[DE] 为德国，[AT] 为奥地利，[IN] 为印度，[RU] 为俄罗斯，[KR] 为韩国，[CA] 为加拿大，[AU] 为澳大利亚，[IT] 为意大利，[ZA] 为南非，[ES] 为西班牙，[BR] 为巴西。

从专利质量看，除 GE、罗氏、东芝和 BD 公司授权有效专利数量稍低之外，其他全球龙头企业均超 5000 件，飞利浦接近万件。全球各龙头企业普遍重视全球范围的专利布局，特别是美、日、韩、中国、欧洲等地区的专利布局。BD 公司专利平均同族数量达 5.7 个，罗氏公司专利平均同族数量为 5 个，飞利浦为 4 个，飞利浦简单同族国家/地区超过 5 个的专利申请接近 3 万件，也就是说，其几乎每件专利申请都来自于一个庞大的专利族群。罗氏、波士顿科学、BD 公司、奥林巴斯及美敦力简单同族国家/地区超过 5 个的专利申请也都超过了万件。一件专利或者专利申请被引用的次数较多，代表该专利技术为核心技术或者基础技术。美敦力拥有的被引用次数大于等于 50 次的专利数量最多，高达 2600 余件，这与其在高端医学外科仪器领域的龙头地位相吻合。与之相似的是波士顿科学，相应专利数量也接近 2000 件。

相比较明显可见，天津市龙头企业授权有效专利数量不多，但从授权有效专利数量占专利申请总量的比例来看，基本上都超过了 30%，并且华鸿科技、博奥赛斯和正元盛邦都达到了 60% 以上，可见这些企业的专利申请质量较好。天津市各龙头企业全球专利布局意识较为薄弱，专利申请主要集中在国内，平均同族个数均未超过 1.5，其中，华鸿科技和航天泰心在海外布局意识较强，简单同族国家/地区超过 5 个的专利申请分别有 5 件和 14 件，其他几个公司则都没有构建这种规模的专利同族。天津市龙头企业中没有被引用次数大于等于 50 次的专利申请，说明这些企业目前还未形成某一领域的较核心技术。

综上可见，天津市龙头企业在专利申请数量、授权有效专利数量、专利布局国家和地区数量方面，相比国外巨头企业，均存在很大的差距，天津市高端医疗器械领域还需对以上已具有较好专利基础的相关企业进行大力扶持，在自身技术研发及专利储备的基础上，针对产业进行精准的专利挖掘，增加专利申请数量，提高专利质量，做好核心技术专利布局，培育一批高价值专利。

6.3　天津市高端医疗器械领域创新人才储备定位

区域内人才储备情况在很大程度上决定了该区域的技术创新水平和专利产出能力。人才储备的增加一方面可以依靠现有人才的培养，另一方面可以通过开放的渠道寻求引进或合作。本节将发明人视为创新人才，通过对比分析天津市发明人情况，揭示天津市人才储备的现状，明确其定位，以探寻增加天津市人才储备的方式及路径。

6.3.1　天津市创新人才拥有量在全球 / 全国的占比

天津市创新人才拥有量在全球 / 全国的占比见表 6.7。全球、全国及天津市创新人才均集中在体外诊断设备领域，其中天津市各技术分支中的发明人数量全球占比差别不大，体外诊断设备领域相对较高，达到了 0.61%，同时该领域发明人数量全国占比较多，达到了 2.36%，这也是天津市体外诊断设备领域专利申请量较大的原因之一。高端医学检测仪器领域的发明人数量在全国的占比较少，该领域的专利申请量相应地也比较低。

由此可知，天津市在体外诊断设备领域有一定的人才优势，但在高端医学检测仪器领域人才储备较少，需要加强人才培养与高端人才引进。

表 6.7　天津市创新人才拥有量在全球 / 全国的占比

技术分类	全球发明人数量 / 人	全国发明人数量 / 人	天津发明人数量 / 人	天津发明人全球占比 /%	天津发明人全国占比 /%
高端医学检测仪器	475 454	114 513	1 984	0.42	1.73
高端医学外科仪器	695 494	169 064	3 574	0.51	2.11
体外诊断设备	471 169	121 762	2 875	0.61	2.36

6.3.2　天津市创新人才拥有量与其他区域的对比

天津市与重点城市在三个技术分支的发明人数量见表 6.8。从技术分支角度看，各城市均是体外诊断设备领域的发明人数量最多，北京、广州、杭州、南京和武汉在体外诊断设备领域的发明人数量是高端医学检测仪器这一技术分支的近 2 倍，可见这些城市在该技术分支的创新人才十分集中。天津市虽然在体外诊断设备领域的专利申请量较大，但对应的发明人数量与高端医学检测仪器这一技术分支的对比不如上述几个城市悬殊。

表 6.8　天津市创新人才拥有量与重点城市的对比　　　　　　　　单位：个

技术分类	北京	上海	深圳	广州	苏州	杭州	南京	武汉	天津
高端医学检测仪器	8 961	8 944	6 523	3 798	2 863	3 347	3 239	2 917	1 988
高端医学外科仪器	14 434	14 369	7 275	6 505	4 386	4 992	5 373	4 406	3 584
体外诊断设备	14 674	9 930	5 728	7 862	2 969	5 058	5 411	4 692	2 875

从城市之间的数量对比可见，天津市在三个技术分支的发明人数量低于其他城市，尤其是高端医学检测仪器领域，发明人数量不足 2000。值得一提的是，天津市在三个技术分支的发明人数量与苏州市对应技术分支的发明人数量比较接近，但专利申请量明显低于苏州市，这从侧面说明天津市高端医疗器械领域的发明人平均专利产出数量低于苏州市。

综上可见，天津市与国内典型城市相比创新人才数量偏低，创新人才的平均专利产出量也有待提高。天津市应加大人才培养力度，培育或者引进一批优良技术团队，形成创新人才聚集效应。

6.3.3　天津市创新人才在各技术分支的分布情况

天津市发明人在各细分技术领域的数量分布见表 6.9。其中，发明人集中在生化诊断设备、分子诊断设备和介入设备这几个技术分支，发明人均超过了千人，其中介入设备领域超过了 2000 人；冷冻手术设备领域相关发明人最少，但人均申请量最高，达到了 1.26 件。除了冷冻手术设备领域之外，内窥镜设备领域的人均申请量为 0.69，比例也比较高；磁共振设备领域的人均申请量不到 0.3，分子诊断设备则为 0.35，可见这两个领域的发明人研发能力有限；其余几个技术分支的人均申请量均在 0.5 上下。

表 6.9　天津市发明人在各技术分支的分布情况

一级技术	二级技术	三级技术	申请量/件	发明人数量/人	人均发明量/(件/人)
高端医疗器械	高端医学检测仪器	内窥镜设备	456	658	0.69
		放射诊断设备	452	767	0.59
		磁共振设备	65	228	0.29
		超声成像设备	226	447	0.51
	高端医学外科仪器	激光手术设备	131	249	0.53
		高频/射频手术设备	325	720	0.45
		冷冻手术设备	43	34	1.26
		介入设备	1 074	2 021	0.53
		手术机器人	294	596	0.49
		循环辅助设备	122	246	0.50
	体外诊断设备	生化诊断设备	765	1 267	0.60
		免疫诊断设备	274	673	0.41
		分子诊断设备	450	1 274	0.35

总体来看，天津市在介入设备、生化诊断设备和分子诊断设备领域的创新人才储备比较充足，在冷冻手术设备、磁共振设备和循环辅助设备领域的创新人才储备不足，需要加大对这几个领域的创新人才的培养和引进。天津市在磁共振设备和分子诊断设备领域的人才研发能力相对较弱，需要通过引进高精尖人才及团队提高这两个领域的研发能力。

6.3.4　天津市创新人才、领军人才的创新能力和竞争实力

从天津市创新性人才角度来看，本地的一些高校、科研院所、企业，各领域已经出现一批具备一定创新实力的技术创新人才，见表6.10。

表 6.10　天津市创新人才、领军人才的创新能力和竞争实力

技术分支	发明人	申请量/件	发明人团队	所属单位	主要研发方向	合作企业
高端医学检测仪器	王利银	38	—	天津开发区圣鸿医疗器械有限公司	放射诊断	—
	杨军	30	周盛，王晓春，王延群，计建军，宋学东	中国医学科学院生物医学工程研究所	超声成像	天津迈达医学科技股份有限公司
	陈晓冬	29	汪毅，郁道银，蔡怀宇，王森，谢洪波	天津大学	内窥镜、超声成像	北京乐普智影科技股份有限公司
	徐振亮	25	齐梦超，齐麟	天津博朗科技发展有限公司	内窥镜	—
高端医学外科仪器	王树新	74	李建民，李进华，史超阳，胡振璜	天津大学	医疗机械臂、手术机器人	天津手智医科技有限责任公司
	姜杉	22	杨志永，张震	天津大学	手术导航、机械手、机器人	天津赛德生物制药有限公司
	张东惠	22	曹常在，王铭	天津市塑料研究所有限公司	介入设备	—
	韩志富	21	张栩曼，范庆麟，吴文晋，宋国刚	航天泰心科技有限公司	血泵	—
	桑宏强	14	刘芬，宋立强，负今天	天津工业大学	手术机器人	—

续表

技术分支	发明人	申请量/件	发明人团队	所属单位	主要研发方向	合作企业
体外诊断设备	李洲	80	周洪锐，李昀地，杨发青，魏华英，王俊水	天津中新科炬生物制药股份有限公司	生化诊断、免疫诊断	—
	张立波	68	崔成哲	天津华鸿科技股份有限公司	生化诊断	—
	刘萍	51	栾大伟，李克锦，范利花，张振斌	天津博奥赛斯生物科技股份有限公司	免疫诊断	博奥赛斯（重庆）生物科技有限公司
	李立和	47	丁弘，李铮	天津市宝坻区人民医院	免疫诊断	—
	王磊	44	冯露，曹勃阳，刘斌	南开大学	免疫诊断	—
	常津	37	宫晓群，武玉东	天津大学	生化诊断、免疫诊断、分子诊断	—

天津市在高端医学检测仪器领域的主要领军人才、创新人才如下：

（1）陈晓冬，天津大学教授，博士生导师，天津大学光电信息工程系系主任，2012 年教育部新世纪优秀人才，系中国光学学会光电技术专业委员会常务理事，中国仪器仪表学会图像科学与工程分会常务理事，天津市光学学会常务理事，中国光学学会光学教育专业委员会委员。主要研究方向为光电检测技术及仪器、图像处理、机器视觉检测等，包括电子内窥成像、超声内窥成像、OCT 内窥成像、心血管三维图像重建等。近年来，先后承担和完成国家"十三五"科技支撑计划项目、国家"十二五"科技支撑计划项目、国家"十五"科技攻关项目、国家"863"项目、国家自然科学基金仪器专项、面上项目和省部级项目 17 项。已经获得发明专利 10 项，另有 3 项发明专利在审。

（2）杨军，中国医学科学院生物医学工程研究所研究员，博士生导师。中国医学科学院医学与健康创新工程项目首席专家，系中国超声医学工程学会眼科分会委员，天津市眼科医学设备技术工程中心技术委员会主任。全国医用电气标准化技术委员会医用超声设备标准化分技术委员会委员。研究领域包括医学超声工程、医疗仪器与技术、生理信息检测、信号处理等，主要从事相关的应用及应用基础研究，在超声成像技术及超声乳化治疗技术方面有较深入的研究，尤其在高频超声成像技术方面多有建树。承担多项国家级、省部级科研项目，主要研究成果有眼科 A/B 型超声诊断仪、眼科超声生物显微镜、眼科 A 型生物测量仪、角膜测厚仪、白内障超声乳化仪、皮肤超声诊断系统等。参与编写和修订了《眼科高频超声诊断仪》《眼科 A 型超声测量仪》《膀胱超声扫描仪通用技术条件》等行业标准。研究成果曾荣获国家科技进步二等奖、卫生部科技进步二等奖及天津市科技进步一等奖、二等奖、三等奖。已经获得发明专利 7 项，目前仍有 6 项有效，另有 7 项发明专利申请在审。

（3）王利银，天津开发区圣鸿医疗器械有限公司、天津利银医疗器械科技发展有限公司法定代表人，主要研究方向是医用 X 射线设备（骨密度骨龄测定仪）。专利以实用新型为主，获得发明专利 1 项，近五年专利申请比较密集。

（4）徐振亮，天津博朗科技发展有限公司研发人员，主要研发方向是内窥镜，已获得发明专利 4 项、实用新型 13 项。

高端医学外科仪器领域天津市拥有如下领军人才、创新人才：

（1）王树新，中国工程院院士。现任重庆大学校长、党委副书记，天津大学机构理论与装备设计教育部重点实验室主任、高端装备机构理论与技术基础国家基金委员会创新群体负责人。主要从事智能机器人技术、机械系统动力学与控制、先进制造技术方面的教学与研究工作，发表论文百余篇，SCI/EI 收录 100 余篇。曾主持国际合作、国家、部委及横向课题 40 余项，获国家科技进步二等奖 1 项、国家技术发明奖二等奖 1 项、部委奖励 6 项，申请国际、国家发明专利 130 余项，授权近 70 项。尽管王院士目前到重庆大学任职，但仍旧参与天津大学及天津大学医疗机器人与智能系统研究院的研究工作，2023 年仍作为发明人提交了若干件专利申请。同时，王院士在天津大学组建了一支能力过硬的团队，该团队获得了天津市技术发明奖特等奖。团队中的各位成员也都是手术机器人领域的高级创新人才，如李建民，系天津大学副教授，国家优秀青年基金获得者，为医用机器人标准化技术归口单位专家组成员、中国医学装备协会转化医学分会常务委员，《机器人科学与技术》丛书编委；作为负责人在手术机器人领域承担国家重点专项课题、国家自然科学基金及企业 / 医院合作课题等 10 余项，发表 SCI 检索论文近 40 篇，获得国家发明专利 30 余项；先后获国家技术发明二等奖、天津市技术发明特等奖、天津市技术发明一等奖等奖励。

（2）姜杉，天津大学教授，博士生导师，机械工程系副主任。任教育部工程图学课程教学指导分委员会委员、中国工程教育专业认证协会认证专家、中国图学学会图学教育专业委员会副主任委员、中国抗癌协会肿瘤微创治疗专业委员会影像与智能导航分会副主任委员、天津市生物医学工程学会理事。为国家重点专项评审专家，国家重点研发计划项目技术专家组成员。主要从事《工程图学》教学与研究，主持 2 门国家级一流课程建设，任教育部工程图学虚拟教研室负责人。其将图学理论、智能导航与机器人辅助手术技术相结合，基于混合现实技术研制面向多部位的手术导航系统。主持重点研发计划、国家自然科学基金项目、天津市重大专项等。发表论文 130 篇，授权发明专利 30 项，主编教材 9 部。姜杉教授所在团队的主要研发方向是手术导航、手术机械手、机器人，专利申请以发明专利为主，并且已经获得 11 项发明专利。

（3）张东惠，来自天津市塑料研究所有限公司，主要研发方向是介入设备，专利申请以实用新型为主，已获得发明专利 1 项。

（4）韩志富，航天泰心科技有限公司、北京泰心康业科技有限公司等法定代表人，主要研发方向是循环辅助设备，尤其是血泵，专利申请以发明为主，且大多集中在近两年，有一件 PCT 申请已经进入多个国家并均获得授权。总体来看，韩志富所在团队近年来创新势头迅猛，且技术含量较高。

（5）桑宏强，天津工业大学博士、教授，博士生导师。天津市特聘教授，天津市高校学科领军人才，天津市 131 创新型人才第二层次入选者，天津市高等学校机械系统动力学与控制创新团队核心成员，乔治·华盛顿大学 / 国家儿童医学中心访问学者，天津市机器人学会和单片机学会理事。主要研究方向为智能机器人技术、水声信号处理。主持国家级项目 5 项、省部级项目 3 项、横向课题 10 余项；获省部级科技进步三等奖和专利发明金奖各 1 项；近年来发表学术论文 50 余篇（其中 SCI 收录 25 篇，EI 收录 20 篇）。其在高端医学外科仪器领域的专利申请全部是发明，并且授权率超过 80%，但授权发明专利中有超过一半因未缴年费而失效，表明该团队的专利技术仍需寻找产业化出路。

体外诊断设备领域天津市拥有的高端创新人才数量众多，例如：

（1）李洲，美国国籍，硕士研究生学历，高级工程师。1992 年 9 月至 1994 年 3 月任中国医学科学院血液学研究所助理研究员；1994 年 4 月至 1999 年 5 月任美国辛纯拜尔研究公司研究员、研发部经理、技术主管等职；1999 年 6 月至 2003 年 12 月任美国维克托里克医药公司副总裁、技术总监、常务董事等职；2001 年 8 月至 2006 年 3 月任天津市科炬生物医学技术有限公司董事长、技术总监；2005 年 10 月至 2017 年 1 月任天津中新科炬生物制药有限公司董事、总经理、技术总监。现任天津中新科炬生物制药股份有限公司董事、总经理。李洲所在团队的研发方向涉及生化诊断和免疫诊断，专利申请以实用新型居多，已获得 8 项发明专利。

（2）张立波，本科学历，1983 年 9 月至 1997 年 11 月任天津市天仪数控机械股份有限公司工程师；1997 年 12 月至 2005 年 3 月任杏林书院工程师；

2005年3月至2015年7月任天津华鸿医材有限公司董事、总经理；2015年7月至2017年12月任天津华鼎金属制品有限公司董事；2010年12月作为创始股东之一创立华鸿有限公司，并任华鸿有限公司董事兼总经理；2015年5月至2022年7月任华鸿有限公司董事兼总经理，2022年7月至今任华鸿有限公司董事兼总工程师。张立波所在团队的研发方向以生化诊断为主，多为采集仪器等耗材，专利申请中发明占比较高，已获得发明专利18项。

（3）刘萍，天津市博奥赛斯生物科技股份有限公司总经理，曾就职于萍乡医院，在2008年创办了天津博众康泰生物科技有限公司，2010年脱胎于天津博众康泰生物科技有限公司正式成立天津博奥赛斯生物科技有限公司。其团队研发方向主要是免疫诊断设备，专利申请绝大部分为发明，且已经获得32项发明专利，这说明刘萍团队在免疫诊断方面具有较高的技术创新能力。

（4）李立和，天津市宝坻区人民医院主任技师，1994年7月毕业于天津医科大学医学检验专业，本科学历。曾受聘于天津医科大学，曾任天津医学高等专科学校教授、天津市医师学会检验分会委员。从事临床检验医学工作26年，对临床生物学、临床免疫学、临床血液学等有较深入的研究。发表国家级核心刊物论文15篇，其中《中华检验医学杂志》收录1篇、SCI收录1篇；主持完成市级科研成果17项，市级科研课题1项，填补天津市卫生系统引进应用新技术空白2项；获得国家发明授权专利9项，获天津市科技进步三等奖1项、宝坻区人民政府奖励6项；掌握医学检验专利技术9项、关键核心技术42项，在血脂、血糖、甲状腺功能、传染病项目结果确认、手足口病、口服糖耐量试验、胰岛素、不孕不育抗体检测等方面的研究处于国内领先水平，在实验室信息化建设方面处于全国先进地位。李立和团队致力于免疫诊断设备的研发，专利申请中发明占比较高，获得授权的有6项。但是该团队多项专利因未缴年费而失效，表明产业化程度不高，未能实现产研有效结合。

（5）王磊，南开大学教授，曾任南开大学党委副书记、副校长，现任国务院学位委员会学科评议组生物学组成员，教育部科学技术委员会生物与医学学部委员，中国微生物学会副理事长。主持建立分子微生物学与技术教育部重点实验室等高水平研究机构，任南开大学微生物学国家重点学科带头人近二十年，推动了我国前沿基础性微生物比较基因组学和进化形成机理研究领域的建设和发展，是国际上最早在基因和基因组水平研究细菌进化的科学家之一。在DNA测序技术发展的各个阶段，创新测序技术的应用和生物信息学分析理论及方法，推动了微生物进化研究发展，研究了细菌基因组水平和特殊性状水平的进化动力、速率和分子形成机制等关键问题，在微生物进化机制和病原菌形成机理研究领域取得系列突出成果。主要研发方向是免疫诊断，专利申请全部是发明。

（6）常津，天津大学材料学院纳米生物技术研究所所长、教授、博士生导师。分别于 1986 年和 1991 年于天津医科大学获得医学学士和毒理学硕士学位；1994 年于南开大学高分子化学研究所获得高分子化学和物理专业博士学位，师从中国科学院院士何炳林教授；1997 年于天津大学生物工程研究中心完成博士后研究工作。1999 年于天津大学材料学院破格晋升为教授。2000 年由国家教育部和留学基金委员会选派以高级访问学者身份与美国密歇根大学（University of Michigan）药学院进行"新型基因靶向控释纳米载体材料"合作研究两年。现为天津市生物医学工程学会副理事长兼青年工作委员会主任、纳米医学专业委员会副主任，中国生物医学工程学会高级会员暨青年工作委员会委员，美国药物科学家学会和国际生物治疗学会会员，世界中医药学会联合会新型制剂（中药）专业委员会理事，《中国生物医学工程学报》常务编委。主要研究方向是纳米生物材料和技术在肿瘤等重大疾病治疗和诊断方面的应用，如用于恶性脑瘤、乳腺癌、胃癌、食管癌、眼眶腺样囊性癌、脊髓损伤、糖尿病、肝移植、白内障、牙周炎治疗的靶向控释基因及药物载体系统，用于肿瘤标志物早期筛查的量子点免疫荧光试纸条及检测设备，用于肿瘤早期诊断的磁共振（MRI）造影剂，用于禽流感快速检测的量子点免疫荧光试剂盒，用于艾滋病治疗进程检测的荧光微球等。专利申请涉及生化诊断、免疫诊断和分子诊断，并且全部是发明。

总体来看，天津市在高端医疗器械领域的领军人才和高端创新人才的数量不多，从专利申请情况来看，技术创新能力还有待进一步提高。

上述高端医疗器械领域的领军人才、创新人才及其团队的科研能力都比较强，但专利产出能力及专利转化运用能力还亟待提高，尤其是高校和医院的人才团队，众多专利很早就处于失效状态，是该领域的重大损失。因此，对于领军人才，需要加强其在领域内的技术引领作用，形成辐射带动机制，利用其培养一批可持续性人才队伍；对于其他高端创新人才，要将其作为重要的人才培养对象，通过多方面知识和技能培训提高整体素质和能力，尤其是专利挖掘和专利布局的能力。对于高校和医院的创新人才，需要提供必要的产业支持，加强专利转化运用能力，推动专利技术产业化；对于企业创新团队，可建立其与院校、医院的长效联合机制，形成产学研绿色通道，以期同时解决企业的人才缺口问题和院校、医院的专利转化问题。

6.4　天津市高端医疗器械领域技术创新能力定位

6.4.1　天津市各技术分支专利数量在全国/全球的对比

　　天津市高端医疗器械领域各细分领域的专利数量及全球/全国的占比情况见表6.11。如上文已经分析的，天津市在磁共振设备这一技术分支的占比无论是相对于全球还是相对于全国都是最低的，在循环辅助设备、高频/射频手术设备和手术机器人这三个分支的全球占比较低，而在手术机器人、介入设备这两个技术分支的全国占比较低；天津市体外诊断设备领域的三个技术分支无论是从全球占比还是从全国占比来看都相对较高，而免疫诊断设备的全国占比最高。

　　非失效专利申请量代表着所在区域的专利储备能力。总体来说，各技术分支非失效专利申请量的全球占比均比总专利申请量的全球占比要高，这一方面是因为全球范围尤其是美、欧、日等国家和地区的专利布局从几十年前甚至上百年前就开始了，另一方面也说明天津市在高端医疗器械领域的专利储备较为充足，专利布局方兴未艾，还大有可为。然而，大部分技术分支非失效专利申请量的中国占比较之总专利申请量的中国占比要低，这从一定程度上说明天津市相较于国内一些典型城市和区域，专利储备能力还不够高，并且可能存在专利申请技术含量不够高及技术转化运用程度较低的问题。但是，冷冻手术设备领域和免疫诊断设备领域非失效专利申请量的中国占比高于总申请量的中国占比，可见天津市在这两个技术领域的潜力较大。

　　具体到各技术分支，天津市非失效专利申请量的全球占比和全国占比的情况与各分支总申请量的占比情况类似，但也有某些技术分支出现一些变化。在磁共振设备这一技术分支的占比无论是相对于全球还是相对于全国都是最低的，分别为0.13%和0.84%，可见天津市在该领域的专利储备严重不足。天津市在循环辅助设备、高频/射频手术设备和手术机器人这三个分支的全球占比较低，而在介入设备、高频/射频手术设备这两个技术分支的中国占比较低，可见，这几个领域都是天津市需要加强专利储备的方向。

　　某一领域在某区域非失效专利申请在全部专利申请量中的占比能在很大程度上说明该领域是否属于该区域的研发热点。从全球范围来看，这一占比最高的技术分支是手术机器人，达到了61.15%，而其他技术分支都在50%以下，可见从全球范围来看，手术机器人是研发热点。全球范围的免疫诊断设备领域非失效专利申请占比最低，不足27%，这可能与全球发达国家在该领域积累了大量已经到期的专利有关。

表6.11　天津市产业链各技术环节专利数量在全国/全球的对比

一级技术	二级技术	三级技术	专利申请量及比例					非失效专利申请量及比例					非失效专利申请占比		
			全球/件	中国/件	天津市/件	天津市/全球 /%	天津市/中国 /%	全球/件	中国/件	天津市/件	天津市/全球 /%	天津市/中国 /%	全球/%	中国/%	天津市/%
高端医疗器械	高端医学检测仪器	内镜设备	159 069	31 731	456	0.29	1.44	61 193	19 630	203	0.33	1.03	38.47	61.86	44.52
		放射诊断设备	142 306	23 175	452	0.32	1.95	52 623	13 448	207	0.39	1.54	36.98	58.03	45.80
		磁共振设备	78 654	8 014	65	0.08	0.81	33 510	5 363	45	0.13	0.84	42.60	66.92	69.23
		超声成像设备	103 411	19 384	226	0.22	1.17	39 450	11 307	108	0.27	0.96	38.15	58.33	47.79
	高端医学外科仪器	激光手术设备	37 699	5 258	131	0.35	2.49	12 887	3 318	59	0.46	1.78	34.18	63.10	45.04
		高频/射频手术设备	168 147	19 095	325	0.19	1.70	60 163	11 951	157	0.26	1.31	35.78	62.59	48.31
		冷冻手术设备	15 042	1 493	43	0.29	2.88	6 685	1 097	40	0.60	3.65	44.44	73.48	93.02
		介入设备	319 068	74 919	1 074	0.34	1.43	121 091	40 615	504	0.42	1.24	37.95	54.21	46.93
		手术机器人	115 920	16 090	294	0.25	1.83	70 883	13 331	223	0.31	1.67	61.15	82.85	75.85
		循环辅助设备	102 524	4 714	122	0.12	2.59	42 254	3 539	76	0.18	2.15	41.21	75.07	62.30
	体外诊断设备	生化诊断设备	128 561	29 395	765	0.60	2.60	43 928	16 562	439	1.00	2.65	34.17	56.34	57.39
		免疫诊断设备	62 099	9 031	274	0.44	3.03	16 672	5 167	165	0.99	3.19	26.85	57.21	60.22
		分子诊断设备	83 017	25 493	450	0.54	1.77	33 457	15 139	197	0.59	1.30	40.30	59.38	43.78

中国和天津市各技术分支的非失效专利申请占比与全球相比都要高，而天津市大部分技术分支的这一占比低于中国范围的占比，但冷冻手术设备、磁共振设备、生化诊断设备及免疫诊断设备领域是例外。因此，与全球范围相比，我国高端医疗器械领域整体处于研发热度较高的状态，而天津市除上述几个技术分支外整体上还未达到我国的平均热度。

从数据来看，中国范围内的研发热点集中在手术机器人、冷冻手术设备、循环辅助设备和磁共振设备，天津市的研发热点集中在冷冻手术设备、手术机器人、磁共振设备。

综上，天津市在磁共振设备领域的专利布局较弱，专利储备严重不足；在循环辅助设备、高频/射频手术设备、手术机器人和介入设备等几个高端医学外科仪器的分支专利储备也有缺口；生化诊断设备和免疫诊断设备相对来说有一定优势。与全球范围相比，我国在高端医疗器械领域整体处于研发热度较高的状态，而天津市的研发热点方向与我国整体上是一致的，但需要进一步推进技术创新，加大专利储备。

6.4.2 天津市高端医疗器械各二级技术分支专利数量与典型城市的对比

天津市与国内典型城市高端医疗器械各二级技术分支的专利申请数量占比如图6.5所示。可以看出，与典型城市相比，天津市在各技术分支的申请量都有差距，特别是与北京、上海和深圳相比差距较大。其中，高端医学检测仪器领域申请量最大的是深圳和上海，在7000件上下，而天津市仅有1197件；高端医学外科仪器领域，北京和上海的申请量都接近万件，而天津市不足2000件；体外诊断设备领域，北京一骑绝尘，申请量达到了6400件，上海也超过了5000件，而天津市仅有1478件。对比可见，天津市相较于典型城市在高端医学检测仪器领域的专利布局尤其薄弱。

从三个二级技术分支的申请量分配来看，天津市与广州、南京的情况比较类似，分布比较均衡。天津市与广州等城市相比，高端医学检测仪器领域占比较低，产业结构还有调整优化的空间。

天津市各三级技术分支专利申请数量与典型城市的对比情况见表6.12。由图6.5可直观看出，各城市，尤其是北京、上海和深圳，各有若干技术分支的申请量排名第一，其中北京体外诊断设备领域三个技术分支的申请量都是最大的；磁共振设备领域上海申请量排名第一，这是因为其拥有上海联影、上海东软等这样的龙头企业；超声成像设备领域深圳市申请量一骑绝尘，是因为深圳市聚集了迈瑞、开立、理邦等龙头企业及先进技术研究院这样的高技术研究单位。武汉市在激光手术设备领域的申请量最多，经查，在该领域申请量排名靠前的申请人中湖北益健堂科技股份有限公司、武汉博激世纪科技有限公司、武汉洛芙科技股份有限公司等公司都在列。可见，**打造优势企业是城市提升技术创新能力和专利实力的关键。**

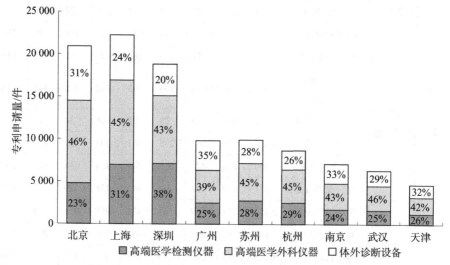

图 6.5　天津市各二级技术分支申请量与典型城市对比

天津市在各个三级技术分支的申请量与该分支前端城市相比都存在较大差异，尤其是手术机器人领域，排名前两位的北京和上海申请量都超过了2000 件，而天津市不足 300 件。天津市在激光手术设备领域相较于杭州和南京、在循环辅助设备领域相较于广州、南京和武汉略有优势，说明在这两个领域天津市具有一定的实力。尽管天津市在体外诊断设备领域的三个技术分支都有不少专利申请，与杭州、南京、武汉等几个城市相差不大，但相较于北京、上海、深圳、广州等几个城市还有很大差距。

根据本节内容对天津市的创新能力做一个定位：天津市在磁共振设备领域的专利布局较弱，专利储备严重不足；在循环辅助设备、高频/射频手术设备、手术机器人和介入设备等几个高端医学外科仪器的分支专利储备也有缺口；分子诊断设备领域的专利储备需要加强。天津市的研发热点方向与我国整体上是一致的，但需要进一步推进技术创新，加大专利储备。天津市相较于典型城市专利布局有差距，高端医学检测仪器领域尤其薄弱，占比较低，产业结构还有调整优化的空间。天津市各三级技术分支都不占优，手术机器人领域与前端城市相比实力相差悬殊，体外诊断领域与前端城市还有差距。

表 6.12　天津市各三级技术分支申请量与典型城市的对比　　　　单位：件

一级技术	二级技术	三级技术	北京	上海	深圳	广州	苏州	杭州	南京	武汉	天津
高端医疗器械	高端医学检测仪器	内窥镜设备	1 623	2 244	2 021	1 365	950	1 397	648	695	456
		放射诊断设备	1 729	2 244	1 116	437	710	585	586	348	452
		磁共振设备	535	1 295	819	121	172	210	122	170	65
		超声成像设备	933	702	3 182	573	932	343	381	418	226
	高端医学外科仪器	激光手术设备	449	416	551	235	186	92	99	567	131
		高频/射频手术设备	1 660	1 270	2 504	954	793	738	458	343	325
		冷冻手术设备	241	363	46	29	35	46	34	13	43
		介入设备	4 830	5 539	3 285	2 293	2 261	2 085	1 987	1 473	1 074
		手术机器人	2 300	2 106	1 425	316	949	959	448	479	294
		循环辅助设备	671	619	368	90	442	158	89	55	122
	体外诊断设备	生化诊断设备	2 379	1 755	1 949	1 167	1 438	958	853	728	765
		免疫诊断设备	833	732	547	447	351	320	397	274	274
		分子诊断设备	3 273	2 915	1 267	1 940	989	993	1 111	831	450

6.5　天津市高端医疗器械领域专利运营实力定位

专利运营形式多样，主要包括转让、许可、质押、诉讼、无效等，专利运营的活跃度可以反映区域产业的活力、创新主体的专利转化运用能力及企业在技术上的实力。

6.5.1　天津市专利运营活跃度

天津市各类专利运营数量见表 6.13。整体上看，天津市高端医疗器械领域专利运营手段丰富，但总体占比较少，活跃度不高。具体到各二级技术分支，高端医学外科仪器的专利运营最活跃，运营数量占比为 7.40%，另外两个技术分支的运营占比都不足 7%。

表 6.13　天津市专利运营活跃度

技术分支	权利转移 / 件	质押 / 件	许可 / 件	诉讼 / 件	无效 / 件	合计 / 件	占比 /%
高端医学检测仪器	58	12	7	0	0	77	6.43
高端医学外科仪器	119	10	12	2	2	145	7.40
体外诊断设备	79	17	1	0	0	97	6.56

从运营手段来看，天津市专利运营手段较为集中，主要集中在权利转移方面，质押和许可各个技术分支也均有涉及，但除了高端医学外科仪器涉及全部五种运营手段外，其他两个技术分支都有缺失。

总体来说，天津市整体专利运营手段稍显单一，活跃度不高，可通过培育高价值专利、建立产学研合作机制、联合第三方金融服务机构等方式提高专利转化效率。

6.5.2　天津市运营主体情况

从专利运营主体来看，天津市的运营主体主要集中在公司类申请人，企业主要以权利转移为主，且质押、许可、诉讼和无效也均有涉及（表 6.14）。高校和研究所方面，转让数量为 16 件，许可 4 件，其他三类运营手段未涉及，可见院校成果转化方面比较欠缺。个人申请人中也有 31 件涉及权利转移，有 4 件涉及许可，1 件无效。医院方面，仅有 13 件涉及权利转移，1 件许可，其他三类不涉及。总体看来，天津市高校 / 研究所和医院的专利运营手段过于单一，数量也比较少，科技成果转化不理想。

表 6.14　天津市专利运营主体分布　　　　　　　　　　单位：件

运营类型	公司	高校 / 研究所	个人	医院
权利转移	218	16	31	13
质押	39	—	—	—
许可	11	4	4	1
无效	1	—	1	—
诉讼	2	—	—	—

从运营手段来看，权利转移方面，天津市主要以企业为主，高达 218 件，其他三类运营主体都比较少；质押方面，仅有公司涉及，有 39 件；许可方面，几类运营主体都有涉及，但数量都不多；无效程序仅有公司和个人涉及；诉讼

仅有公司涉及，且只有2件。

由此可见，天津市整体运营主体类型多样，但数量较少，除专利转让以外其他运营手段使用频率过低，高校/研究所和医院对专利运营重视不够，影响科技成果转化，整体上可能存在专利质量较差、并非核心/基础专利等问题。

6.5.3 天津市运营主体的基础实力和潜力对比

1. 运营主体基础实力

天津市与典型城市的专利运营情况见表6.15。从运营总量来看，深圳、北京和上海构成了第一梯队，均超过了1500件，遥遥领先于其他城市；广州、苏州、杭州、南京和武汉为第二梯队，都超过或者接近500件；天津市仅为324件，与其他城市相比存在明显差距。

表6.15　城市间专利运营数量对比　　　　单位：件

运营类型	北京	上海	深圳	广州	苏州	杭州	南京	武汉	天津
转让	1 335	1 520	1 378	620	788	463	446	391	261
质押	76	75	122	78	91	62	27	61	39
许可	116	152	496	51	80	58	50	24	20
无效	25	15	55	17	32	13	0	11	2
诉讼	29	10	22	1	4	12	0	5	2
合计	1 581	1 772	2 073	767	995	608	523	492	324

从专利运营方式看，各城市均主要集中在专利转让方面，上海、北京和深圳都超过了1300件，天津仅为261件。专利质押方面，各个城市的差异相对较小，其中深圳最多，有122件，其他城市均未超过百件，天津有39件，高于南京，与其他城市的差距稍小。专利许可方面，深圳一骑绝尘，有496件，北京和上海超过100件，其他城市都未超过百件；天津市仅有20件，与前端城市相差比较大。专利无效方面，各个城市涉及的都不多，深圳最多，有55件，天津有2件。诉讼方面，北京最多，有29件，深圳有22件，天津有2件。

整体来看，与国内典型城市相比，天津市整体专利运营数量较少，运营手段还算丰富，但专利许可方面与其他城市相比差距较大。

2. 运营主体潜力

某一区域某一领域的授权有效专利占比可在一定程度上说明该区域在该领域近些年的研发热度和专利质量，有效发明专利占比更能说明专利的质量，在审发明占比则代表着该区域在该领域近几年的研发热度。

天津市与国内典型城市在有效专利占比、有效发明专利占比等方面的对比情况见表 6.16，以此分析城市间运营主体的潜力差异。

表 6.16　城市间运营主体潜力对比

项目	北京	上海	深圳	广州	苏州	杭州	南京	武汉	天津
专利申请总量 / 件	21 010	22 383	18 988	9 846	9 980	8 753	7 143	6 364	4 668
授权有效专利 / 件	10 004	9 950	10 204	4 538	4 535	4 443	3 243	3 007	1 710
有效专利占比 /%	48	44	54	46	45	51	45	47	37
授权有效发明专利 / 件	4 200	3 762	3 392	1 628	1 403	1 027	1 895	855	496
有效发明专利占比 /%	20	17	18	17	14	12	27	13	11
在审发明专利申请 / 件	4 012	5 651	4 597	1 642	2 199	2 152	1 253	1 302	681
在审发明占比 /%	19	25	24	17	22	25	18	20	15
核心专利 / 件	285	323	257	68	130	81	46	25	26
核心专利占比 /%	1.36	1.44	1.35	0.69	1.30	0.93	0.64	0.39	0.56

从数量来看，无论是授权有效专利、授权有效发明专利还是在审发明专利申请，北京、上海和深圳相较于其他几个城市都显现出明显的优势。天津市与这三个城市相比存在数量级的差异，与其他几个城市相比差距也比较明显。

有效专利占比方面，深圳和杭州都超过 50%，其余典型城市这一占比都在 44%～48%，相差不大，而天津仅为 37%，可见天津市在近些年的研发热度及专利运营情况、专利质量方面与典型城市之间存在较大差距。

有效发明专利占比方面，南京最高，为 27%，其次是北京，为 20%，其余几个典型城市也都超过了 12%，而天津仅为 11%，这进一步说明天津市在高端医疗器械领域的专利运营情况、专利质量方面与典型城市之间存在明显差距。

在审发明占比方面，上海和杭州最高，都达到了 25%，其余典型城市均在 17%～24%。天津这一占比为 15%，可见天津市在近两年的研发热度相较于典型城市存在不足。

核心专利通常都具有较多同族或者被引用次数较多。从核心专利数量来看，上海、北京和深圳排名前三，远超其他城市，其中上海超过300件，北京和深圳也都超过250件。天津仅有26件核心专利，比武汉稍高，但相较于其他典型城市还有较大差距。

从核心专利占比来看，北京、上海、深圳和苏州都在1.30%及以上，可见这几个城市的高价值专利比例较高。天津这一占比为0.56%，高于武汉的0.39%，与广州和南京接近，可见，天津市的高价值专利比例与各典型城市之间的差距相对较小。

综上可见，天津市近些年在高端医疗器械领域的研发热度不如国内其他典型城市高，专利运营转化能力相对较弱，专利质量略差，专利运营潜力有待进一步提高。

6.6　小结

综合本章的内容，可以确定天津市在高端医疗器械领域的产业发展定位。概括来说，天津市虽然有一定的优势领域，但相较于发达国家和国内典型城市还有很大差距。

天津市在高端医疗器械领域偏重体外诊断设备，除了介入设备，高端医学检测仪器和高端医学外科仪器的占比都偏低，相较于发达国家，产业结构有待调整。

天津市龙头企业在专利申请数量、专利授权有效数量、专利布局国家数量方面，相比国外巨头企业，均存在很大的差距，且天津市各企业更多偏重体外诊断设备领域，技术分布格局需要优化。

天津市与国内典型城市相比创新人才数量偏少，创新人才的平均专利产出量也有待提高，在体外诊断设备领域有一定的人才优势，但在高端医学检测仪器领域人才储备较少。

天津市整体专利储备量不足，尤其在磁共振设备领域的专利布局较弱，生化诊断设备和免疫诊断设备相对来说有一定优势。与全球范围相比，我国在高端医疗器械领域整体处于研发热度较高的状态，而天津市的研发热度方向与我国整体上是一致的，但需要进一步推进技术创新，加大专利储备。

天津市整体专利运营兼顾了各种手段，但活跃度不高，近些年在高端医疗器械领域的研发热度不如国内其他典型城市高，专利运营转化能力相对较弱，专利质量略差，专利运营潜力有待进一步提高。

第7章 天津市医疗器械领域发展路径规划及实施建议

中国市场作为医疗器械全球第一大市场，一直是欧、美、日各大型跨国企业争抢的对象，这些企业很多早在我国专利制度开始实施起就进行了专利布局，在很大程度上形成技术垄断。自2000年以来，国内企业、高校、科研院所和医院的专利意识开始苏醒，专利申请量逐年递增，目前仍处于持续增长阶段。当前，从事医疗器械研发和制造的国内企业数量众多，并且在逐年增长，由此逐步形成了国内外大型企业竞争、国内中小型企业竞争的良性生态。

生物医药产业是国家重点支持的战略性新兴产业，是天津打造"1+3+4"现代工业产业体系的重点之一，也是"一主两翼"产业创新格局的两"翼"之一。天津市医疗器械领域尤其是高端医疗器械领域已经完成了全领域的专利覆盖，已具备快速发展的基础，已初步形成从低端到高端、从诊断到治疗较为完整的产业结构，以天津大学为首的众多高校和研究所显示出天津具备良好的研发基础，而若干产业园区汇集的众多企业提供了医疗器械领域技术创新的产业化应用基础。"十三五"时期，天津市医疗器械创新产品不断涌现，赛诺医疗研发的冠脉支架填补了我国生物医药领域的空白，中新科炬打造的体外快速诊断平台实现了国内在艾滋病快速检测领域的国产替代；领军企业加速聚集，在医疗器械领域，聚集了GE医疗、正天医疗、九安医疗、天堰科技、迈达医学、邦盛医疗、哈娜好、赛诺医疗、瑞奇外科等多家优势企业。同时，天津市建立了多家技术创新中心、重点实验室、医学研究中心等，药物临床试验机构和专科医院构建了高度密集的临床资源，产业生态持续完善，空间布局加速优化。可以说，天津市已经为医疗器械产业的快速发展奠好基、铺好路。

为了加快天津市医疗器械领域的持续健康发展，本章基于产业发展方向和天津市现状定位的结论，提出通过产业结构优化、企业整合培育引进、人才培养及引进、技术创新及引进路径引导天津市医疗器械产业的发展，为天津市政府和企业提供可行的产业发展路径。

由本书第3章的统计和分析可见，我国高端医疗器械领域与全球及欧、美、日等发达国家和地区的差距较大，相应地可提升空间也更大，而天津市作为全国排名第七的超大城市，拥有丰富的资源和优越的地理位置，在国家城市发展战略中扮演着重要角色，在京津冀协同发展战略推进下具备高质量发展的潜力。天津市优先发展高端医疗器械，一方面条件得天独厚，另一方面也责无旁贷。本章在对整个医疗器械产业的发展路径进行分析的同时，会对高端医疗器械领域的产业发展做更具体的分析。

7.1 产业结构优化路径

医疗器械各个二级技术分支的发展现状和发展方向建议见表7.1。根据《天津市生物医药产业发展"十四五"专项规划》的相关内容，医疗器械的各个二级技术分支都属于其中指出的重点发展方向。根据各个技术分支的现有基础，生理信息测量、一般治疗设备及高端医疗器械的三个分支都可以作为天津市医疗器械产业的重点发展方向。

表 7.1　天津市医疗器械产业整体发展方向

技术类别		专利申请省市排名	研发基础评价	相关技术承担主体	重点创新人才	政策导向	发展方向建议
中低端医疗器械	生理信息测量	13	有一定研发基础，相关技术承担单位实力很强	九安医疗、柯顿电子	天津大学明东	是	★★
	外科器械	16	有一定研发基础，相关技术承担单位实力很强	正天医疗、瑞奇外科、康尔医疗	天津大学王树新	是	★
	保健康复器械	20	研发能力弱，相关技术承担单位实力较弱	欧普特科技	天津科技大学薛强	是	★

技术类别		专利申请省市排名	研发基础评价	相关技术承担主体	重点创新人才	政策导向	发展方向建议
中低端医疗器械	一般治疗设备	15	有一定研发基础,相关技术承担单位实力较强	怡和嘉业	—	是	★★
	医疗支撑、运输器械	16	有一定研发基础,相关技术承担单位实力一般	康丽医疗	天津科技大学薛强	是	★
	假肢假体	9	有一定研发基础,相关技术承担单位具有一定实力	嘉思特医疗、正天医疗	嘉思特医疗刘念	是	★
	牙科器械	22	研发能力弱,无相关技术承担单位	—	—	是	○
高端医疗器械	高端医学检测仪器	16	有一定研发基础,相关技术承担单位具有一定实力	博朗科技、圣鸿医疗	圣鸿医疗王利银、中国医学科学院生物医学工程研究所杨军	是	★★
	高端医学外科仪器	16	有一定研发基础,相关技术承担单位实力较弱	塑料研究所有限公司	天津大学王树新	是	★★
	体外诊断设备	10	有一定研发基础,相关技术承担单位实力较强	中新科炬、华鸿科技	中新科炬李洲、华鸿科技张立波	是	★★

注:★★表示重点发展方向;★表示次重点发展方向;○表示次要发展方向。

7.1.1 强化优势领域的优势

体外诊断设备领域无论从专利申请量还是从创新主体数量等方面来看相较于其他二级分支都具有明显的优势。体外诊断设备的三个技术分支中，免疫诊断设备为天津市专利布局热点，也是天津市创新主体相对较为丰富的技术方向，重点创新主体中既有企业、高校，也有医院。企业方面，结合 6.3 节的内容可见，除了博奥赛斯、中新科炬、正元盛邦及未列在表中的丹娜生物均在该领域有较多的专利布局。但如 6.3 节所述，天津市龙头企业与全球龙头企业相比还存在非常大的技术差距，暂未形成真正强势且研发实力雄厚的企业。建议对上述优势企业给予资金和政策的专项支持，鼓励其加大自主创新力度，以高端发展为目标，培育其成长为全产业链型国际巨头。

7.1.2 激发潜在优势领域的潜能

高端医学外科仪器领域从专利申请量占比来看，天津市与中国、美国、日本及其他几个国内重点城市的水平相当，可见天津市在该领域的专利产出量是比较大的。从创新人才储备来看，天津市在该领域拥有较多高水平的技术人才，包括天津大学、天津工业大学及多家企业在内，都有该领域的领军人才。因此，高端医学外科仪器是天津市潜能较大的二级技术分支。但是，从创新主体中的企业占比来看，天津市与国内其他重点城市的水平还有一定差距，这说明在该领域天津市的产业化程度有待进一步提高。

具体到该领域的三级技术分支，手术机器人的数据最突出，其申请量占比超过了全球、中国及美国、日本的水平。从创新人才来看，天津大学及其医疗机器人研究院不止一个团队深耕于该领域，且专利申请量较大，持续培养和输送了大量领域内高端人才，国内手术机器人龙头企业深圳市精锋医疗科技股份有限公司的创始人之一王建辰、上海微创医疗机器人（集团）股份有限公司的重要发明人何超就都曾经在天津大学深造。可以说，天津市在手术机器人领域具有非常突出的技术研发能力。但是，与之形成鲜明对比的是，目前天津市在手术机器人领域并不存在具有优势的企业，相关院校和研究所的技术创新未能有效转化为生产力。

针对上述情况，天津市应当加大产学研支持力度和企业孵化、培育力度，围绕手术机器人领域的各个研发团队做好产业配套，一方面加强本地企业孵化和培育，借鉴国内优势企业的产业化、市场化经验，将优秀的技术研发能力切实转化为产业实力，另一方面要吸引国内优势企业展开合作，提升企业市场竞争力。

7.1.3　填补技术空白

高端医学检测仪器是天津市医疗器械领域的短板，从申请量占比来看明显低于国内整体水平，相较于全球及优势国家的水平差距更大。此外，天津市在该领域的高端创新人才较少，实力也都不够强。具体来看，天津市在磁共振设备领域的研发基础薄弱，几乎没有相关企业，因此磁共振设备领域是天津市的技术空白区。针对上述薄弱领域，天津市应不遗余力引进业内高端技术人才，争取国内外优势企业的进驻，快速填补技术空白，提升整体实力。

7.1.4　规避风险

医疗器械领域专利运营相对活跃，专利侵权诉讼和专利无效较为频繁。被发起无效的专利，一般说明该专利技术覆盖了一定的市场，限制了部分竞争对手使用该专利技术，为技术含量和市场价值较大的专利。对发生过专利侵权诉讼和专利无效的当前授权有效的专利进行筛选，确定高风险专利，见表 7.2。

针对表 7.2 中的高风险专利，天津市企业可从如下方面进行应对：

（1）专利稳定性分析。对上述高风险专利尤其是中国专利，进行专利稳定性检索分析，收集无效证据，提前做好准备，日后发生诉讼时可作为谈判筹码或提起无效宣告程序。

（2）针对性专利布局。对上述专利技术进行深入分析、挖掘，寻找可替代方案或优化方案，进行专利布局保护，在日后发生侵权纠纷时可以进行专利交叉许可。

表 7.2　医疗器械领域高风险专利

技术分类	公开（公告）号	名称	申请日	公开（公告）日	当前申请（专利权）人	中国同族	简单法律状态
	US9154356B2	Low noise amplifiers for carrier aggregation	2012年8月21日	2015年10月6日	Qualcomm Incorporated	CN104321963B、CN104335482B、CN104335483B、CN104365017B、CN106982032B、CN108199693B	有效
	US7769893B2	Integrated circuit and method for establishing transactions	2003年7月4日	2010年8月3日	Network System Technologies LLC, Koninklijke Philips Electronics N.V.	CN100342370C、CN100367250C、CN100370443C、CN1688990A、CN1689312B、CN1703682A、CN1703683A、CN1703881A	有效
	US8098534B2	Integrated circuit with separate supply voltage for memory that is different from logic circuit supply voltage	2010年6月1日	2012年1月17日	Apple Inc.	CN101253569B、CN102157188B	有效
设计	US7760559B2	Integrated circuit with separate supply voltage for memory that is different from logic circuit supply voltage	2008年12月1日	2010年7月20日	Apple Inc.	CN101253569B、CN102157188B	有效
	US7355905B2	Integrated circuit with separate supply voltage for memory that is different from logic circuit supply voltage	2005年7月1日	2008年4月8日	Apple Inc.	CN101253569B、CN102157188B	有效
	US9606907B2	Memory module with distributed data buffers and method of operation	2013年8月20日	2017年3月28日	Netlist Inc.	CN102576565B、CN105161126B	有效
	US11016918B2	Flash-DRAM hybrid memory module	2020年12月30日	2021年5月25日	Netlist Inc.	CN103890688B、CN107656700B	有效
	US7492656B2	Dynamic random access memory with fully independent partial array refresh function	2006年4月28日	2009年2月17日	Conversant Intellectual Property Management Inc.	CN101432818B、CN102760485B	有效
	CN104254884B	用于分析数字化音频流的低功率集成电路	2011年12月7日	2017年10月24日	高通股份有限公司	CN104254884B	有效

设计	US9473336B2	Radio frequency (RF) front end having multiple low noise amplifier modules	2015年3月27日	2016年10月18日	Qualcomm Incorporated	CN106464277B, CN110581713B	有效
	US9425752B2	Distributed amplifier with improved stabilization	2014年7月10日	2016年8月23日	Hittite Microwave LLC	CN102684610B	有效
	CN1820323B	用于可变电阻器感测的偏斜感测放大器	2004年5月7日	2011年6月8日	微米技术有限公司	CN1820323B	有效
	US8072893B2	Integrated circuit with data communication network and IC design method	2006年4月20日	2011年12月6日	Koninklijke Philips Electronics N V, Network System Technologies LLC	CN101116298A	有效
	US7089443B2	Multiple clock domain microprocessor	2004年1月23日	2006年8月8日	University of Rochester	CN1759368A	有效
	CN101523501B	用于存储器阵列的动态字线驱动器和解码器	2007年10月10日	2013年3月13日	高通股份有限公司	CN101523501B	有效
	US7343504B2	Micro controller unit (MCU) with RTC	2004年6月30日	2008年3月11日	Silicon Laboratories Inc.	CN101023403B	有效
	US20090021990A1	Memory with level shifting word line driver and method thereof	2008年9月12日	2009年1月22日	VLSI Technology LLC	CN101143851B	有效
	TWI633752B	低通滤波器	2017年9月11日	2018年8月21日	日商村田製作所股份有限公司	CN108288958B, CN207490882U	有效
	CN102163593B	集成电路芯片	2008年6月17日	2013年3月27日	联发科技股份有限公司	CN101540316B, CN102163593B	有效
	US8253492B2	Variable gain amplifier	2011年9月22日	2012年8月28日	Panasonic Holdings Corporation	CN102474231A	有效
	CN101159264B	半导体集成电路	2007年9月27日	2012年6月13日	芳文森智财管理公司	CN101159264B	有效

续表

技术分类	公开（公告）号	名称	申请日	公开（公告）日	当前申请（专利权）人	中国同族	简单法律状态
	CN102610595A	一种射频功率放大器多芯片模组及其生成方法	2011年1月24日	2012年7月25日	深圳飞骧科技股份有限公司	CN102610595B	有效
	US7420431B2	RC oscillator integrated circuit including capacitor	2006年12月1日	2008年9月2日	Semiconductor Components Industries LLC	—	有效
	CN104426541B	一种扩展频谱控制的锁相环电路和方法	2013年8月28日	2018年3月30日	京微雅格（北京）科技有限公司	CN104426541B	有效
	CN108206676A	低电压高线性度的放大器	2017年1月24日	2018年6月26日	上海安其威电子科技有限公司	CN206698188U	审中
	CN103258566B	一种采用移位链的集成电路	2012年2月17日	2015年8月19日	京微雅格（北京）科技有限公司	—	有效
	US7464217B2	Design structure for content addressable memory	2007年9月6日	2008年12月9日	Marvell Asia Pte Ltd.	—	有效
	CN104242913B	一种面积优化的FPGA互连结构	2013年6月21日	2018年1月5日	京微雅格（北京）科技有限公司	—	有效
	CN106292816B	一种LDO电路及其供电方法，FPGA芯片	2015年6月11日	2018年1月9日	京微雅格（北京）科技有限公司	—	有效
	CN104699867B	FPGA芯片的局部布局的优化方法	2013年12月4日	2018年3月30日	京微雅格（北京）科技有限公司	—	有效
设计	CN109213254B	一种电源管理电路及其芯片	2018年11月8日	2019年9月10日	深圳市中科蓝讯科技股份有限公司	—	有效

制造	专利号	名称	申请日	授权日	权利人	同族	状态
	US9425272B2	Semiconductor chip including integrated circuit including four transistors of first transistor type and four transistors of second transistor type with electrical connections between various transistors and methods for manufacturing the same	2015年6月4日	2016年8月23日	RPX Corporation	—	有效
	US11251281B2	Contact resistance reduction employing germanium overlayer pre-contact metalization	2020年5月22日	2022年2月15日	Daedalus Prime LLC	CN103270597B、CN103270598B、CN103270599B、CN103329274B、CN105720091B、CN105826390B、CN105932063B、CN106684148B	有效
	US9601603B2	Method for manufacturing semiconductor device	2016年3月16日	2017年3月21日	Semiconductor Energy Laboratory Co., Ltd.	CN102197490B、CN102386236B	有效
	US10692971B2	Process for fabricating silicon nanostructures	2018年8月3日	2020年6月23日	Advanced Silicon Group Technologies LLC, Bandgap Engineering Inc.	CN102084467A	有效
	US9142400B1	Method of making a heteroepitaxial layer on a seed area	2013年7月17日	2015年9月22日	STC.UNM	—	有效
	KR101527063B1	에피택시층 이동 방법	2008年4月15日	2015年6月8日	소이텍	CN10636833B	有效
	KR101441720B1	유전체 커버를 갖는 에지 전극	2008年2月14日	2014年9月17日	램 리서치 코포레이션	—	有效

续表

技术分类	公开（公告）号	名称	申请日	公开（公告）日	当前申请（专利权）人	中国同族	简单法律状态
	CN107919277A	去除晶片上的二氧化硅的方法及制造工艺	2016年10月8日	2018年4月17日	北京北方华创微电子装备有限公司	CN113506731A	审中
	KR102054721B1	칩 경계를 넘는 증착물을 포함하는 반도체 제조물 및 그 제조방법	2018年12月6日	2019年12月12日	주식회사 티씨케이	CN110050327B	有效
	DE102012109319B4	Bump-on-trace-baugruppenstruktur und verfahren zur herstellung derselben	2012年10月1日	2019年7月4日	Taiwan Semiconductor Manufacturing Co., Ltd.	CN110085560A	有效
制造	US10593552B2	Method for doping semiconductor substrates by means of a co-diffusion process and doped semiconductor substrate produced by means of said method	2016年12月16日	2020年3月17日	Fraunhofer-Gesellschaft zur Förderung der Angewandten Forschung e.V.	CN108431927A	有效
	US7056821B2	Method for manufacturing dual damascene structure with a trench formed first	2004年8月17日	2006年6月6日	Trenchant Blade Technologies LLC	—	有效
	CN102956457B	半导体器件结构及其制作方法及半导体鳍制作方法	2011年8月22日	2015年8月12日	中国科学院微电子研究所	CN102956457B	有效
	US7572727B1	Semiconductor formation method that utilizes multiple etch stop layers	2004年9月2日	2009年8月11日	Monterey Research LLC	—	有效
	CN101812725B	一种氮化镓外延中的相变成核的生长方法	2010年4月9日	2011年8月31日	中国科学院半导体研究所	CN101812725B	有效

	专利号	名称	申请日	公开日	申请人	关联专利号	状态
制造	CN101887881B	互连组件、其制造方法及其修复方法	2009 年 5 月 12 日	2012 年 11 月 28 日	北海惠科光电技术有限公司	CN101887881B	有效
	CN102147575B	一种应用于直写式光刻机的灰阶曝光的方法	2011 年 4 月 13 日	2012 年 8 月 29 日	中夏芯基（上海）科技有限公司	CN102147575B	有效
	US8450188B1	Method of removing back metal from an etched semiconductor scribe street	2011 年 8 月 2 日	2013 年 5 月 28 日	Semiconductor Components Industries LLC, Micro Processing Technology Inc.	—	有效
	TWI509761B	矽基基板及其製作方法	2010 年 7 月 7 日	2015 年 11 月 21 日	兹诺雒尼克發展有限責任公司	—	有效
	KR102150506B1	CVD 방식으로 형성된 SIC 구조체	2019 年 6 月 21 日	2020 年 9 月 1 日	주식회사 티씨케이	—	有效
封测	US9490411B2	Light emitting device, resin package, resin-molded body, and methods for manufacturing light emitting device, resin package and resin-molded body	2015 年 10 月 30 日	2016 年 11 月 8 日	Nichia Corporation	CN102144306B, CN105563728B, CN105576091B, CN105576109B	有效
	US8093103B2	Multiplechip module and package stacking method for storage devices	2010 年 10 月 18 日	2012 年 1 月 10 日	Bitmicro LLC	CN101375391B	有效
	US8361899B2	Microelectronic flip chip packages with solder wetting pads and associated methods of manufacturing	2010 年 12 月 16 日	2013 年 1 月 29 日	Monolithic Power Systems Inc.	CN102522341A, CN202352660U	有效
	US7671474B2	Integrated circuit package device with improved bond pad connections, a lead-frame and an electronic device	2006 年 2 月 15 日	2010 年 3 月 2 日	Invensas Corporation	CN101142675B	有效

续表

技术分类	公开（公告）号	名称	申请日	公开（公告）日	当前申请（专利权）人	中国同族	简单法律状态
	CN100514611C	包括半导体芯片的电子封装及其制造方法	2007年8月3日	2009年7月15日	思特威（上海）电子科技股份有限公司	CN100514611C, CN101127331A	有效
	US8269351B2	Multi-chip stack package structure	2011年1月12日	2012年9月18日	Chipmos Technologies Inc.		有效
	US8283758B2	Microelectronic packages with enhanced heat dissipation and methods of manufacturing	2010年12月16日	2012年10月9日	Monolithic Power Systems Inc.	CN102522376A, CN20235264TU	有效
	US10916685B2	Package structure and manufacturing method thereof	2018年6月14日	2021年2月9日	Lite-On Opto Technology (Changzhou) Co., Ltd.; Lite-on Technology Corporation	CN109087982B	有效
封测	US8847383B2	Integrated circuit package strip with stiffener	2012年2月1日	2014年9月30日	Ocean Semiconductor LLC	—	有效
	US8120170B2	Integrated package circuit with stiffener	2008年4月28日	2012年2月21日	Ocean Semiconductor LLC	—	有效
	US8482136B2	Fan-out chip scale package	2009年12月29日	2013年7月9日	NXP Usa Inc.	—	有效
	US7247552B2	Integrated circuit having structural support for a flip-chip interconnect pad and method therefor	2005年1月11日	2007年7月24日	VLSI Technology LLC	—	有效
	US8288269B2	Methods for avoiding parasitic capacitance in an integrated circuit package	2011年10月4日	2012年10月16日	Bell Semiconductor LLC	—	有效
	US20160190083A1	Flip chip scheme and method of forming flip chip scheme	2015年3月2日	2016年6月30日	Hamilcar Barca IP LLC	CN106206515B	有效
	CN104538385A	多芯片封装结构以及电子设备	2015年1月13日	2015年4月22日	敦泰科技（深圳）有限公司	—	审中

	专利号	专利名称	申请日	公开日	申请人		状态
封测	US7119429B2	3-D stackable semiconductor package	2005年3月9日	2006年10月10日	Industrial Technology Research Institute	—	有效
	US7646091B2	Semiconductor package and method using isolated vss plane to accommodate high speed circuitry ground isolation	2006年4月6日	2010年1月12日	Bell Semiconductor LLC	—	有效
	CN111739884B	一种多层芯片堆叠封装结构和多层芯片堆叠封装方法	2020年7月30日	2020年11月20日	甬矽电子（宁波）股份有限公司	CN111554673A	有效
	CN104237771B	一种FPGA芯片的错误检测方法和电路	2013年6月20日	2017年8月25日	京微雅格（北京）科技有限公司	—	有效
	CN102496606B	一种高可靠圆片级柱状凸点封装结构	2011年12月19日	2014年11月12日	通富微电子股份有限公司	—	有效
	CN102496605B	一种圆片级封装结构	2011年12月19日	2014年11月12日	通富微电子股份有限公司	—	有效
	CN206003767U	一种超薄封装器件	2016年8月25日	2017年3月8日	南通华达微电子集团股份有限公司、赛卓电子科技（上海）股份有限公司	—	有效
	CN205984949U	一种低剖面多芯片封装结构	2016年8月18日	2017年2月22日	苏州迈瑞微电子有限公司	—	有效
	CN111599797B	柔性基板板级堆叠封装结构和柔性基板堆叠封装方法	2020年7月27日	2020年10月27日	甬矽电子（宁波）股份有限公司	—	有效
	CN112103282B	系统封装结构和系统封装结构的制备方法	2020年11月3日	2021年2月5日	甬矽电子（宁波）股份有限公司	—	有效
	CN112234047B	分层电磁屏蔽封装结构和封装结构制作方法	2020年12月14日	2021年2月26日	甬矽电子（宁波）股份有限公司	—	有效
	CN111119832B	芯片封装方法和芯片封装结构	2020年1月9日	2021年5月7日	甬矽电子（宁波）股份有限公司	—	有效

续表

技术分类	公开（公告）号	名称	申请日	公开（公告）日	当前申请（专利权）人	中国同族	简单法律状态
	US9499721B2	Colloidal silica chemical-mechanical polishing composition	2015年6月25日	2016年11月22日	CMC Materials Inc.	CN106575614B, CN107001913B, CN107075343B, CN107112224B	有效
	US7314521B2	Low micropipe 100 mm silicon carbide wafer	2004年10月4日	2008年1月1日	Cree Inc.	CN101084330A, CN103422174A	有效
	US7314520B2	Low LC screw dislocation 3 inch silicon carbide wafer	2004年10月4日	2008年1月1日	Cree Inc.	CN101061262B	有效
	KR101397856B1	오늄-함유 CMP 조성물 및 그의 이용 방법	2007年9月7日	2014年5月20日	캐보트 마이크로일렉트로닉스 코포레이션	CN101511966B	有效
	KR1020080056321A	상층막 형성 조성물 및 포토레지지 스트 패턴 형성 방법	2006年10月25日	2008年6月20日	제이에스알 가부시키가이샤 이사	—	有效
	KR100928456B1	이온화되지 않는 열활성 나노촉매를 포함하는 화학 기계적 연마 슬러리 조성물 및 이를 이용한 연마방법	2009年8月12日	2009年11月25日	주식회사 두진셰미켐	CN102449099B	有效
材料	US7294324B2	Low basal plane dislocation bulk grown SiC wafers	2005年6月8日	2007年11月13日	Cree Inc.	CN101194052B	有效
	JPWO2010110033A1	非磁性材粒子分散型強磁性材スパッタリングターゲット	2010年3月8日	2012年9月27日	JX金属株式会社	CN102333905B	有效
	JPWO2012086300A1	磁気記錄膜用スパッタリングターゲット及びその製造方法	2011年10月19日	2014年5月22日	JX金属株式会社	CN103262166B	有效
	CN103802018B	柔软可修整的化学机械抛光垫	2013年11月1日	2016年9月21日	罗门哈斯电子材料CMP控股股份有限公司	CN103802018B	有效
	CN105382680B	聚氨酯抛光垫	2015年8月19日	2020年2月28日	陶氏环球技术有限责任公司, 罗门哈斯电子材料CMP控股股份有限公司	CN105382680B	有效
	TWI482789B	化學機械研磨墊	2009年7月14日	2015年5月1日	羅門哈斯電子材料CMP控股公司	CN101642897B	有效

	专利号	名称	申请日	公开/授权日	申请人	同族专利	状态
材料	US20180059545A1	Monomers, polymers and photoresist compositions	2016年8月31日	2018年3月1日	Rohm and Haas Electronic Materials Korea Ltd.	CN107793527B	有效
	US7786503B2	Gallium nitride crystals and wafers and method of making	2006年11月13日	2010年8月31日	SLT Technologies Inc.	CN101583744A	有效
	CN100559287C	光致抗蚀剂剥离剂组合物	2005年3月30日	2009年11月11日	东友FINE-CHEM株式会社	CN100559287C，CN1677248A	有效
	KR100850877B1	철 함유 콜로이달 실리카를 포함하는 화학적 기계적 연마슬러리 조성물	2004年6月18日	2008年8月7日	주식회사 동진쎄미켐	—	有效
	JPWO200708078lA5	非磁性材粒子分散型强磁性材スパッタリングターゲット	2006年12月26日	2011年6月30日	JX金属株式会社	—	有效
	KR101573113B1	화학기계 연마용 슬러리 조성물	2013年8月30日	2015年12月1日	엘티씨이엠 주식회사	CN104419326A，CN109054648A	有效
	US7528013B1	Method for fabricating high performance leadframe in electronic package	2004年12月16日	2009年5月5日	Marvell Asia Pte Ltd.	—	有效
	CN101812725B	一种氮化镓外延中的相变成核的生长方法	2010年4月9日	2011年8月31日	中国科学院半导体研究所	CN101812725B	有效
	JP1349097S	研磨パッド	2006年4月28日	2009年1月19日	ニッタ・デュポン株式会社	—	有效
	JP1348690S	研磨パッド	2006年4月28日	2009年1月19日	ニッタ・デュポン株式会社	—	有效
	TWI510526B	具有低缺陷一體成型窗之化學機械研磨墊	2010年6月25日	2015年12月1日	羅門哈斯電子材料CMP控股公司	—	有效
	JP1348691S	研磨パッド	2006年4月28日	2009年1月19日	ニッタ・デュポン株式会社	—	有效

续表

技术分类	公开（公告）号	名称	申请日	公开（公告）日	当前申请（专利权）人	中国同族	简单法律状态
设备	US9188880B2	Lithographic apparatus and device manufacturing method involving a heater	2011年11月3日	2015年11月17日	ASML Netherlands B.V.	CN101193290B、CN1746775B	有效
	US8233137B2	Lithographic apparatus and device manufacturing method	2008年12月3日	2012年7月31日	ASML Netherlands B.V.	—	有效
	US7501227B2	System and method for photolithography in semiconductor manufacturing	2005年8月31日	2009年3月10日	Taiwan Semiconductor Manufacturing Company Ltd.	CN103345120A、CN1924706A	有效
	TWI727439B	可將一或多個半導體器件晶粒從晶圓膠帶直接轉移至襯底上的裝置及在半導體器件轉移期間控制轉移參數的裝置	2019年9月27日	2021年5月11日	美商羅茵尼公司	CN112005361A、CN112005361B、CN113921446A	有效
	KR101479815B1	다이 본더 및 본딩 방법	2012年8月17日	2015年1月6日	파스포드 테크놀로지 주식회사	CN102990255B、CN105195930B	有效
	US20080265384A1	Integrated circuit package device with improved bond pad connections, a lead-frame and an electronic device	2006年2月15日	2008年10月30日	Invensas Corporation	CN101142675B	有效
	KR101250722B1	기판세정방법 및 기판세정장치	2011年6月3日	2013年4月3日	가부시키가이샤 스크린 세미컨덕터 솔루션즈	—	有效
	CN211788912U	离子注入机的作业平台	2020年4月1日	2020年10月27日	上海临港凯世通半导体有限公司，上海凯世通半导体股份有限公司	—	有效
	KR100987795B1	매엽식 기판 처리 장치 및 방법	2008年10月24日	2010年10月13日	세메스 주식회사	—	有效

设备						
KR101081694B1	다성분 박막의 증착을 위한 원자층 증착장치	2009年11月10日	2011年11月15日	주식회사 케이씨텍	—	有效
TW200707619A	IC測試分類機	2005年8月10日	2007年2月16日	鴻勁精密股份有限公司	—	有效
KR100816796B1	반도체 디바이스 테스트 시스템	2007年3月21日	2008年3月25日	주식회사 아이티엔티	—	有效
CN105140168A	承载平台以及晶片厚度检测装置	2014年5月29日	2015年12月9日	北京北方华创微电子装备有限公司	—	审中
KR101121194B1	기판 처리 장치	2009年10月7日	2012年3月22日	세메스 주식회사	—	有效
JP6283760B2	ウエハ検査装置	2017年3月14日	2018年2月21日	東京エレクトロン株式会社	—	有效
CN210272284U	具有防呆装置的晶圆载片清洗治具	2019年9月27日	2020年4月7日	林葆棠	—	有效
CN210449946U	一种晶圆测试机	2019年8月30日	2020年5月5日	东莞市蒙威智能科技有限公司	—	有效
CN210628258U	硅片清洗设备	2019年11月20日	2020年5月26日	常州捷佳创精密机械有限公司	—	有效
CN216558160U	一种刻蚀清洗机硅片烘干装置	2022年1月17日	2022年5月17日	金川（无锡）智能科技有限公司	—	有效

7.2 企业培育及引进路径

7.2.1 天津市内企业培育与整合路径

龙头企业对同行业的其他企业具有很深的影响力、号召力和一定的示范、引导作用，并对所属地区、所属行业或者国家做出突出贡献。天津医疗器械行业发展同样需要培育龙头企业。对于要重点培育的企业，应当给予政策、基地建设、原材料采购、设备引进等方面的重点扶持。

天津市医疗器械领域各技术分支的优势企业及其相关专利技术见表 7.3 和表 7.4。

表 7.3　天津市医疗器械二级技术分支重点培育企业及其专利技术　单位：件

一级技术	二级技术	企业名称	专利申请量	专利技术
中低端医疗器械	生理信息测量	天津九安医疗电子股份有限公司	45	血压测量
		柯顿（天津）电子医疗器械有限公司	41	血压测量
		天津市索维电子技术有限公司	28	眼科检查设备
		天津心康科技发展有限公司	23	可穿戴设备、智能监测设备
	外科器械	天津正天医疗器械有限公司	263	骨板、骨钉
		天津瑞奇外科器械股份有限公司	146	穿刺器、吻合器
		天津市康尔医疗器械有限公司	132	骨板、骨固定器
		天津市威曼生物材料有限公司	89	骨内固定器
		天津万和医疗器械有限公司	78	缝合器
		天津康立尔生物科技有限公司	74	骨板
	保健康复器械	天津欧普特科技发展有限公司	25	视力训练
		天津市鑫成新科贸有限公司	17	助行器
	一般治疗设备	天津怡和嘉业医疗科技有限公司	169	呼吸机
		天津市塑料研究所有限公司	46	呼吸机、医用导管
		天津哈娜好医材有限公司	38	输液器
		天津伊腾圣杰医疗器械有限公司	35	麻醉仪
		天津市海正泰克塑胶制品有限公司	34	急救设备
		天津美迪斯医疗用品有限公司	34	喉罩、通气设备

续表

一级技术	二级技术	企业名称	专利申请量	专利技术
中低端医疗器械	医疗支撑、运输器械	天津康丽医疗器械有限公司	80	医疗床
		天津市鑫成新科贸有限公司	68	轮椅
		环美（天津）医疗器械有限公司	43	护理床
	假肢假体	嘉思特医疗器材（天津）股份有限公司	110	关节假体
		天津正天医疗器械有限公司	84	关节假体
		天津世纪康泰生物医学工程有限公司	36	人工晶状体
	牙科器械	天津正丽科技有限公司	37	牙齿矫形器
		天天一诺齿科技术（天津）有限公司	26	义齿
		天津市金贵勇胜医疗器械开发有限公司	22	牙齿清洗
高端医疗器械	高端医学检测仪器	天津博朗科技发展有限公司	92	内窥镜
		天津开发区圣鸿医疗器械有限公司	40	放射诊断
		邦盛医疗装备（天津）股份有限公司	39	放射诊断
		天津恒宇医疗科技有限公司	35	超声成像
	高端医学外科仪器	天津市塑料研究所有限公司	50	介入设备
		航天泰心科技有限公司	45	血泵
		赛诺医疗科学技术股份有限公司	26	介入设备
		天津滨海华医光电技术有限公司	20	激光手术设备
	体外诊断设备	天津中新科炬生物制药股份有限公司	82	生化诊断、免疫诊断
		天津华鸿科技股份有限公司	68	生化诊断
		天津博奥赛斯生物科技股份有限公司	51	免疫诊断
		正元盛邦（天津）生物科技有限公司	48	免疫诊断
		丹娜（天津）生物科技股份有限公司	41	免疫诊断

表 7.4　天津市高端医疗器械三级技术分支重点培育企业　　　单位：件

一级技术	二级技术	三级技术	企业名称	专利申请量
高端医疗器械	高端医学检测仪器	内窥镜设备	天津博朗科技发展有限公司	92
		放射诊断设备	邦盛医疗装备（天津）股份有限公司	39
			天津开发区圣鸿医疗器械有限公司	35
		磁共振设备	—	—
		超声成像设备	天津恒宇医疗科技有限公司	35

续表

一级技术	二级技术	三级技术	企业名称	专利申请量
高端医疗器械	高端医学外科仪器	激光手术设备	天津滨海华医光电技术有限公司	20
		高频/射频手术设备	天津唐邦科技股份有限公司	15
		冷冻手术设备	天津美电医疗科技有限公司	18
		介入设备	天津市塑料研究所有限公司	50
			赛诺医疗科学技术股份有限公司	26
		手术机器人	—	—
		循环辅助设备	航天泰心科技有限公司	45
	体外诊断设备	生化诊断设备	天津华鸿科技股份有限公司	68
			天津中新科炬生物制药股份有限公司	36
			诣晟科技（天津）有限公司	27
		免疫诊断设备	天津中新科炬生物制药股份有限公司	46
			正元盛邦（天津）生物科技有限公司	33
			天津博奥赛斯生物科技股份有限公司	33
			丹娜（天津）生物科技股份有限公司	21
		分子诊断设备	天津见康华美医学诊断技术有限公司	26

整体来看，天津市在外科器械、一般治疗设备和体外诊断设备这几个二级技术分支拥有较多的优势企业。

其中，外科器械领域具有明显优势的天津正天医疗成立于 1995 年，在医疗器械研发生产方面已经积累了 20 多年的经验，是目前国内骨科内植入物行业单一品牌年产能、年产值最大的研发生产型企业，在外科器械领域的 263 件专利申请和假肢假体领域的 84 件专利申请也证明了正天医疗在该领域的技术创新实力。

一般治疗设备领域的怡和嘉业，依托北京总部于 2014 年成立于武清开发区，为全球用户提供睡眠呼吸障碍、慢性呼吸系统疾病的整体解决方案，是国内同行业的领军企业。经过 20 年不懈努力，怡和嘉业已成为我国无创呼吸机领域产品和服务的领导者，在国际上也取得了全球排名前五的优异成绩，近170 件专利申请的总量也说明该企业具有不俗的技术创新能力。

体外诊断设备领域，中新科炬、华鸿科技、博奥赛斯和正元盛邦都有较多的专利申请，实力相当。

由表 7.4 可见，天津市在高端医疗器械领域也有不少优势企业，尽管各企业的专利申请积累还不突出，但已经展现出较强的发展势头。

其中，博朗科技的表现比较亮眼，其成立于 2003 年，是国家高新技术企业，产品覆盖泌尿科、妇科、骨科、普外科、耳鼻喉科、整形外科及工业科研领域，覆盖国内外 30 多个国家和地区的市场。位于天津市自贸试验区的华鸿科技成立于 2010 年，专注研发、生产和销售末梢采血耗材及附属器械产品，专利申请量也比较大。

综上，从整体来看，虽然天津市医疗器械产业在外科器械、一般治疗设备、体外诊断设备、高端医疗器械等领域具有一定优势企业，但这些企业在各细分领域的专利布局数量均较少，且重点布局集中在外科器械领域，产业链不完整，产业不能均衡发展。天津市医疗器械产业缺乏综合技术实力强、多领域发展的大型医疗器械相关企业。

因此，鉴于目前天津市医疗器械产业企业技术创新能力不够突出，产业布局较窄，培育企业做大做强、提升核心竞争力成为首要任务。建议引导第一梯队的正天医疗、怡和嘉业、瑞奇外科针对重点技术、产品开展高价值专利培育、专利运营等工作，与相关高校、科研院所开展产学研合作，培育一批高价值专利组合。对上述企业给予资金和政策支持，鼓励其加大自主创新力度，发挥企业技术、人才等创新资源的带动与溢出效应，以高质量发展为目标，培养其成长为产业龙头企业。

对于位于第二梯队的康尔医疗、嘉思特医疗、中新科炬、华鸿科技、天津市威曼生物材料有限公司、天津万和医疗器械有限公司、天津康立尔生物科技有限公司、天津市鑫成新科贸有限公司，可以从政策、税收、知识产权等方面予以支持，构建专精特新企业的培育体系，引导企业集中优势资源，选择一到两个技术点进行深入研发，在各自的领域实现突破。引导上述企业加强知识产权管理体系建设，开展专利挖掘、布局等工作，提高知识产权保护质量，提升知识产权管理和运用水平，加快企业成长速度，推动企业从创新型中小企业向产业领航企业发展。

7.2.2　国内外优势企业引进路径

目前天津已经引入 GE 医疗等优势企业，但落地企业的专利申请还未形成明显优势。

天津市除立足培育本地企业之外，也应瞄准国内外知名企业，引入医疗器械领域国内外实力较强的企业，激活产业集群的竞争，不断壮大产业规模。《天津市国民经济和社会发展第十四个五年规划和二〇三五年远景目标纲要》指出，坚持把推动京津冀协同发展作为重大政治任务和重大历史机遇，主动服务北京非首都功能疏解。北京市在医疗器械领域拥有一批掌握核心技术的创新主体，建议天津市在招商时优先考虑，在京津冀协同发展中抢占先机。

京冀两地可作为重点引进对象的企业见表 7.5 和表 7.6。

表 7.5 京冀可作为重点引进的企业（中低端医疗器械二级技术分支）　单位：件

一级技术	二级技术	企业名称	专利申请量	专利技术
中低端医疗器械	生理信息测量	京东方科技集团股份有限公司	358	眼科检查设备
	外科器械	北京派尔特医疗科技股份有限公司	360	缝合器、吻合器
		北京市春立正达医疗器械股份有限公司	351	骨钻、骨板
		北京市富乐科技开发有限公司	207	骨科仪器
		河北瑞鹤医疗器械有限公司	66	骨科仪器
	保健康复器械	河北大艾智能科技股份有限公司	57	锻炼器械、助行器
		京东方科技集团股份有限公司	51	助行器、锻炼器械、矫形器
		石家庄德度光电科技有限公司	46	锻炼器械、牵引器
	一般治疗设备	北京谊安医疗系统股份有限公司	443	呼吸机、麻醉装置
		北京怡和嘉业医疗科技股份有限公司		呼吸机、麻醉装置
		北京航天长峰股份有限公司	124	呼吸机、麻醉装置
		固安翌光科技有限公司	73	放疗装置
	医疗支撑、运输器械	河北万瑞医疗器械有限公司	128	医疗床
		河北普康医疗设备有限公司	78	医疗床
	假肢假体	北京爱康宜诚医疗器材有限公司	705	关节假体
		北京市春立正达医疗器械股份有限公司	415	关节假体
		北京纳通医疗科技控股有限公司	128	骨科内植入物
		北京力达康科技有限公司	119	人工髋关节、膝关节
	牙科器械	北京联袂义齿技术有限公司	83	义齿
		雅客智慧（北京）科技有限公司	53	种牙系统
		黄骅市康田医疗器械有限公司	37	牙科器具

其中，京东方科技集团股份有限公司（下文简称京东方）以健康产业为原点，展开了对智慧医学工程领域的深耕，从生物检测到分子诊断再到数智康养，探索全方位、立体化的智慧医疗解决方案，提出并打造了智慧门诊、智慧病区、远程医疗、医联体、数字人体等智能化医疗方案。目前，京东方已经在合肥、成都、固安等地拥有多个制造基地。天津市可以依托与北京总部距离近、城市实力强的优势，并借助政策之利，吸引京东方在天津市成立第二研发总部，必将有效带动天津市医疗器械尤其是智慧医疗领域的快速发展。

北京市在外科器械和假肢假体领域的优势企业相对较多，专利申请量也都较大，天津市如要在这两个领域有所发展，可以优先考虑引进北京市各优势企业。

表 7.6　京冀可作为重点引进的企业（高端医疗器械三级技术分支）　单位：件

一级技术	二级技术	三级技术	企业名称	专利申请量
高端医疗器械	高端医学检测仪器	内窥镜设备	北京华信佳音医疗科技发展有限责任公司	33
			北京凡星光电医疗设备股份有限公司	22
		放射诊断设备	同方威视技术股份有限公司	250
			北京东软医疗设备有限公司	438
			赛诺威盛科技（北京）股份有限公司	80
			北京朗视仪器股份有限公司	57
			北京万东医疗科技股份有限公司	47
		磁共振设备	北京万东医疗科技股份有限公司	24
			河北惠仁医疗设备科技有限公司	15
		超声成像设备	北京悦琦创通科技有限公司	26
			乐普（北京）医疗器械股份有限公司	23
			河北奥索电子科技有限公司	18
	高端医学外科仪器	激光手术设备	华科精准（北京）医疗科技有限公司	23
			爱科凯能科技（北京）股份有限公司	15
		高频/射频手术设备	北京品驰医疗设备有限公司	281
			精能医学股份有限公司	122
			乐普医学电子仪器股份有限公司	62
		冷冻手术设备	海杰亚（北京）医疗器械有限公司	127
			北京库蓝医疗设备有限公司	21
		介入设备	乐普（北京）医疗器械股份有限公司	72
			北京华脉泰科医疗器械股份有限公司	72
		手术机器人	北京术锐机器人股份有限公司	247
			北京天智航医疗科技股份有限公司	210
		循环辅助设备	北京品驰医疗设备有限公司	156
			乐普医学电子仪器股份有限公司	58
	体外诊断设备	生化诊断设备	北京超思电子技术有限责任公司	103
			北京九强生物技术股份有限公司	56
			康泰医学系统（秦皇岛）股份有限公司	41
		免疫诊断设备	科美诊断技术股份有限公司	55
			北京九强生物技术股份有限公司	36
		分子诊断设备	北京毅新博创生物科技有限公司	90
			北京泱深生物信息技术有限公司	64

由表7.6可以看出，高端医疗器械领域的优势企业绝大多数在北京，北京市在放射诊断设备领域的优势企业较多，东软医疗、同方威视的专利申请量都非常大，实力都很强，天津市可以作为优先引进的对象。

值得注意的是，北京市拥有两家专利申请量较大的手术机器人领域的优势企业，分别是北京术锐机器人股份有限公司（下文简称术锐）和北京天智航医疗科技股份有限公司（下文简称天智航），这两家企业也是国内手术机器人领域首屈一指的创新主体。天智航成立于2005年，是一家从事集骨科手术机器人及其相关技术自主创新、规模化生产、专业化营销及优质临床应用于一体的高新技术企业，也是国内第一家、全球第五家获得医疗机器人注册许可证的企业，2020年成功上市IPO科创板，被誉为中国医疗机器人开拓者，其核心产品——天玑骨科手术机器人的临床应用已覆盖170余家医疗机构，手术量突破40 000例。术锐创始人徐凯早在哥伦比亚大学深造时就参与手术机器人研制，归国后在上海交通大学任教期间继续进行相关研究，后于2016年成立术锐，从而将腔镜手术机器人产业化。2017年北京总部和上海分部落成，并在短短几年间完成融资。2023年其产品成为国内首个获准上市的单孔手术机器人。天智航和术锐都是天津市可优先考虑引进的企业，其企业发展历程也非常值得天津市医疗器械领域的企业借鉴。

国内除京津冀外在医疗器械各领域的优势企业见表7.7和表7.8。

表7.7　国内（除京津冀）优势企业（中低端医疗器械二级技术分支）单位：件

一级技术	二级技术	企业名称	专利申请量	专利技术
中低端医疗器械	生理信息测量	华为技术有限公司	522	血压测量
		深圳迈瑞生物医疗电子股份有限公司	406	血压测量
		深圳市理邦精密仪器股份有限公司	247	可穿戴设备、智能监测设备
	外科器械	天臣国际医疗科技股份有限公司	1 044	吻合器
		重庆西山科技股份有限公司	490	骨科器械
		常州安康医疗器械有限公司	429	吻合器、缝合器
	保健康复器械	未来穿戴健康科技股份有限公司	872	理疗器具
		奥佳华智能健康科技集团股份有限公司	664	按摩椅
		深圳市倍轻松科技股份有限公司	467	理疗器具
		左点实业（湖北）有限公司	427	理疗器具
		上海荣泰健康科技股份有限公司	360	按摩椅、局部按摩器具

续表

一级技术	二级技术	企业名称	专利申请量	专利技术
中低端医疗器械	一般治疗设备	重庆润泽医药有限公司	322	射频消融设备
		成都市新津事丰医疗器械有限公司	265	注射器
		湖南明康中锦医疗科技股份有限公司	224	呼吸机
		健帆生物科技集团股份有限公司	172	血液透析装置
		左点实业（湖北）有限公司	202	热疗装置
	医疗支撑、运输器械	厚福医疗装备有限公司	110	护理床
		广州视源电子科技股份有限公司	123	医疗椅
		台州恩泽医疗中心（集团）	120	医疗床
		康辉医疗科技（苏州）有限公司	108	手术台
	假肢假体	重庆润泽医药有限公司	276	骨再生材料
	牙科器械	重庆润泽医药有限公司	472	种牙器械
		桂林市啄木鸟医疗器械有限公司	458	牙科各类器械
		青岛华新华义齿技术有限公司	183	义齿
		深圳瑞圣特电子科技有限公司	164	洗牙洁牙器具
		深圳素士科技股份有限公司	154	洗牙器
		上海飞象健康科技有限公司	151	洗牙洁牙器具

表 7.8　国内（除京津冀）优势企业（高端医疗器械三级技术分支） 单位：件

一级技术	二级技术	三级技术	企业名称	专利申请量
高端医疗器械	高端医学检测仪器	内窥镜设备	广州宝胆医疗器械科技有限公司	404
			湖南省华芯医疗器械有限公司	397
			重庆金山医疗技术研究院有限公司	390
			上海安翰医疗技术有限公司	271
			深圳开立生物医疗科技股份有限公司	191
		放射诊断设备	上海联影医疗科技股份有限公司	1 520
			上海西门子医疗器械有限公司	544
			东软医疗系统股份有限公司	440
			明峰医疗系统股份有限公司	319
		磁共振设备	上海联影医疗科技股份有限公司	981
			西门子（深圳）磁共振有限公司	223
			上海东软医疗科技有限公司	137

续表

一级技术	二级技术	三级技术	企业名称	专利申请量
高端医疗器械	高端医学检测仪器	超声成像设备	深圳迈瑞生物医疗电子股份有限公司	1 463
			深圳开立生物医疗科技股份有限公司	387
			无锡海斯凯尔医学技术有限公司	347
			无锡祥生医疗科技股份有限公司	285
			深圳市理邦精密仪器股份有限公司	284
	高端医学外科仪器	激光手术设备	湖北益健堂科技股份有限公司	66
			上海瑞柯恩激光技术有限公司	52
			西安炬光科技股份有限公司	49
			武汉博激世纪科技有限公司	46
			武汉洛芙科技有限公司	42
		高频/射频手术设备	未来穿戴健康科技股份有限公司	804
			苏州景昱医疗器械有限公司	297
			创领心律管理医疗器械（上海）有限公司	160
			深圳迈瑞生物医疗电子股份有限公司	128
			江苏海莱新创医疗科技有限公司	91
		冷冻手术设备	上海导向医疗系统有限公司	156
			康沣生物科技（上海）股份有限公司	69
			上海微创惟美医疗科技（集团）有限公司	48
			宁波胜杰康生物科技有限公司	38
			山前（珠海）医疗科技有限公司	37
		介入设备	先健科技（深圳）有限公司	715
			上海微创医疗器械（集团）有限公司	299
			杭州唯强医疗科技有限公司	276
			上海微创心脉医疗科技（集团）股份有限公司	230
		手术机器人	深圳市精锋医疗科技股份有限公司	469
			上海微创医疗机器人（集团）股份有限公司	446
			成都博恩思医学机器人有限公司	307
			深圳市爱博医疗机器人有限公司	279
			武汉联影智融医疗科技有限公司	257
		循环辅助设备	深圳核心医疗科技股份有限公司	176
			苏州景昱医疗器械有限公司	173
			心擎医疗（苏州）股份有限公司	153
			创领心律管理医疗器械（上海）有限公司	148
			安徽通灵仿生科技有限公司	113

一级技术	二级技术	三级技术	企业名称	专利申请量
高端医疗器械	体外诊断设备	生化诊断设备	苏州艾杰生物科技有限公司	506
			华广生技股份有限公司	303
			深圳迈瑞生物医疗电子股份有限公司	263
			上海移宇科技有限公司	206
		免疫诊断设备	苏州施莱医疗器械有限公司	157
			科美诊断技术股份有限公司	147
			深圳市亚辉龙生物科技股份有限公司	136
			江苏维赛科技生物发展有限公司	131
			广州万孚生物技术股份有限公司	127
		分子诊断设备	青岛泱深生物医药有限公司	424
			深圳华大智造科技股份有限公司	329

由表 7.7 可见，深圳市的优势企业偏重检测，而重庆市的龙头企业偏重外科和治疗。其中，深圳市的三家优势企业中，华为技术有限公司作为国内科技企业代表，早已在医疗领域布局，主要技术方向包括健康智能手环、互联网诊疗。迈瑞和理邦都是医疗检测领域的龙头企业，其中成立于 1991 年的迈瑞三十年来一直致力于技术创新。从 1993 年成功研制出中国第一台血氧饱和度监护仪以来，迈瑞先后在监护仪、血液细胞分析仪、超声诊断仪、生化分析仪、呼吸机等多个领域开展自主研发，并建立起庞大的专利池。目前，迈瑞已经在北美、欧洲、亚洲、非洲、拉丁美洲等地区超过 30 个国家设立 44 家境外子公司，在国内多个城市包括北京、南京、西安、成都、武汉等建立了 17 家子公司。理邦成立于 1995 年，业务涵盖病人监护、心电诊断、超声影像、妇幼健康、体外诊断及智慧医疗等多个业务板块，在全球建立了 4 个研发中心，旗下有 19 家子公司，但大多在海外，国内仅在西安、东莞设立了分公司。理邦技术创新的一大特色是与医疗机构的紧密合作，包括北京协和医院、中国人民解放军总医院及海外的医院和医疗中心等，都是其紧密合作伙伴。

重庆润泽医药有限公司成立于 2007 年，目前在一般治疗设备、假肢假体和牙科器械领域都有专利布局。重庆西山科技股份有限公司（下文简称西山科技）在手术动力装置、内窥镜、吻合器等领域有较多专利布局。

此外，从专利申请量来看，天臣国际医疗科技股份有限公司（下文简称天臣医疗）的表现十分亮眼，其外科手术器械、医用光学器具及内窥镜设备的技术研发能力都非常突出。

国内除京津冀外高端医疗器械领域的优势企业见表7.8，其中，高端医学检测仪器领域的联影、迈瑞、东软，高端医学外科仪器领域的未来穿戴健康股份有限公司、先健科技（深圳）有限公司（下文简称先健科技）、深圳市精锋医疗科技股份有限公司、上海微创医疗机器人（集团）股份有限公司及体外诊断设备领域的苏州艾杰生物科技有限公司都积累了大量的专利申请。

国内影像医学的领头羊联影医疗成立于2011年，短短20余年已经积累了上千件专利申请，其为全球客户提供MR、CT、PET-CT、PET/MR、DR、RT等高性能医学影像诊断产品、放疗产品、生命科学仪器及医疗数字化解决方案，已经向市场推出具有完全自主知识产权的一系列创新产品，包括Total-body PET-CT（2米PET-CT）、"时空一体"超清TOF PET/MR、全身5.0T磁共振uMR Jupiter、75cm超大孔径3.0T磁共振uMR OMEGA、640层CT一体化CT-linac等一批世界首创和国内首创产品。目前联影医疗不但在上海拥有全球总部和研发中心，还在常州建有华东生产基地，在武汉光谷新建有中央研究院武汉分院和华中研发中心。据悉，武汉的研发中心重点开发高科技治疗系统、保护医疗机器人。可见，联影医疗已经开始在高端医学影像领域之外开辟新领地。

先健科技于1999年成立于深圳，具有自主知识产权的创新产品覆盖结构性心脏病、外周血管病、心脏节律管理等领域，并拥有全球首创的铁基可吸收生物材料平台，目前在全球6个国家设有子公司和办事处，销售网络覆盖全球100多个国家和地区。先健科技致力于封堵器、血管支架、静脉滤器等心血管医疗器械的研发，聚集并培养了一批高端技术人员，其联合创始人訾振军后来创办了杭州启明医疗器械股份有限公司，专攻主动脉瓣膜产品的研制。

近年来大型科技公司都倾向于在国内各地建立研发中心、子公司或者生产基地，如何吸引这些高科技企业进驻，尤其是像理邦、先健科技这类还未在国内全面展开布局的企业，是天津市亟须考虑和研究的一个问题。

除了吸引国内优势企业进驻，引进国外龙头企业也是快速提升区域技术创新水平的有效途径。医疗器械领域的海外优势企业见表7.9和表7.10。

表 7.9　海外优势企业（中低端医疗器械二级技术分支）　　单位：件

一级技术	二级技术	企业名称	专利申请量
中低端医疗器械	生理信息测量	皇家飞利浦有限公司	8 630
		佳能株式会社	5 436
		株式会社拓普康	4 279
		欧姆龙株式会社	4 196
	外科器械	柯惠 LP 公司	19 161
		伊西康内外科公司	18 379
		波士顿科学国际有限公司	6 695
		奥林巴斯株式会社	6 354
		艾司康公司	5 663
		华沙整形外科股份有限公司	5 652
		西拉格国际有限公司	5 449
		史密夫和内修有限公司	5 222
	保健康复器械	宝洁公司	3 234
		科洛普拉斯特公司	3 170
		松下电器产业株式会社	1 994
		松下电工株式会社	1 829
		霍利斯特股份有限公司	1 537
	一般治疗设备	塞诺菲公司	14 591
		贝克顿迪金森有限公司	10 576
		皇家飞利浦有限公司	8 473
		巴克斯特国际公司	7 474
		柯惠 LP 公司	7 297
		泰尔茂株式会社	7 125
		瑞思迈有限公司	5 971
	医疗支撑、运输器械	希尔－罗姆服务股份有限公司	2 386
		史赛克公司	1 153
		费诺－华盛顿公司	875
		最佳床材股份有限公司	869
	假肢假体	华沙整形外科股份有限公司	3 292
		波士顿科学国际有限公司	2 787
		爱尔康公司	2 513
		史密夫和内修有限公司	2 219
	牙科器械	3M 创新有限公司	3 229
		登士柏西诺德公司	2 574
		阿莱恩技术有限公司	2 463
		皇家飞利浦有限公司	2 388

表 7.10 海外优势企业名单（高端医疗器械三级技术分支） 单位：件

一级技术	二级技术	三级技术	企业名称	专利申请量
高端医疗器械	高端医学检测仪器	内窥镜设备	奥林巴斯株式会社	20 571
			富士胶片株式会社	6 452
			豪雅光学实验室（美国）股份有限公司	4 547
			奥林巴斯医疗系统株式会社	2 882
			波士顿科学国际有限公司	2 391
			柯惠 LP 公司	1 830
		放射诊断设备	皇家飞利浦有限公司	8 883
			西门子股份公司	8 000
			佳能株式会社	7 350
			通用电气公司	6 551
			富士胶片株式会社	5 022
			株式会社东芝	3 148
			株式会社日立制作所	1 971
			株式会社岛津制作所	1 840
		磁共振设备	皇家飞利浦有限公司	8 469
			西门子股份公司	8 019
			通用电气公司	4 601
			株式会社日立制作所	2 884
			株式会社东芝	2 836
			佳能株式会社	2 210
			三星电子株式会社	1 123
			富士胶片医疗健康株式会社	755
		超声成像设备	皇家飞利浦有限公司	8 051
			三星电子株式会社	4 174
			株式会社东芝	4 034
			佳能株式会社	3 318
			通用电气公司	3 282
	高端医学外科仪器	激光手术设备	爱尔康公司	1 414
			皇家飞利浦有限公司	900
			阿默发展有限公司	884
			卡尔蔡司医疗技术股份公司	864
			株式会社尼德克	520

续表

一级技术	二级技术	三级技术	企业名称	专利申请量
高端医疗器械	高端医学外科仪器	高频 / 射频手术设备	美敦力公司	15 751
			心脏起搏器股份公司	8 435
			波士顿科学神经调制公司	4 811
			先导者股份有限公司	3 132
			皇家飞利浦有限公司	1 922
		冷冻手术设备	美敦力克莱欧凯斯有限合伙公司	614
			波士顿科学国际有限公司	523
			美敦力阿迪安卢森堡有限公司	341
			厄比电子医学有限责任公司	282
			皇家飞利浦有限公司	222
			通用医疗公司	203
		介入设备	波士顿科学国际有限公司	11 931
			贝克顿迪金森有限公司	6 944
			泰尔茂株式会社	5 782
			库克医学技术有限责任公司	4 693
			艾博特心血管系统公司	4 602
		手术机器人	直观外科手术操作公司	6 393
			柯惠 LP 公司	4 120
			皇家飞利浦有限公司	3 949
			伊西康内外科公司	3 220
			韦伯斯特生物官能（以色列）有限公司	2 949
			西拉格国际有限公司	2 486
		循环辅助设备	美敦力公司	14 263
			心脏起搏器股份公司	7 593
			波士顿科学神经调制公司	3 351
			先导者股份有限公司	2 916
			百多力欧洲股份两合公司	1 611
	体外诊断设备	生化诊断设备	弗哈夫曼拉罗切有限公司	6 945
			贝克顿迪金森有限公司	4 246
			罗赫诊断器材股份有限公司	2 755
			皮罗霍娃国家医科大学残疾人康复科学研究所（教育 - 科学 - 治疗综合体）	2 735
			曼海姆泊灵格股份公司	2 540

续表

一级技术	二级技术	三级技术	企业名称	专利申请量
高端医疗器械	体外诊断设备	免疫诊断设备	弗哈夫曼拉罗切有限公司	2 705
			雅培制药有限公司	1 877
			罗赫诊断器材股份有限公司	1 171
			富士胶片株式会社	1 103
		分子诊断设备	弗哈夫曼拉罗切有限公司	2 999
			伊路米纳有限公司	2 948
			生命技术公司	2 056
			简·探针公司	1 718
			罗赫诊断器材股份有限公司	1 367

建议天津市优先与医疗器械领域尤其是高端医疗器械领域的龙头企业开展技术引进与合作，有效利用海外企业的技术优势的带动作用，快速打破技术壁垒，有效提升核心竞争力。

7.3 创新人才培养及引进路径

7.3.1 创新人才培养路径

人才是技术创新的关键。优先支持和培育符合本地产业发展目标的创新人才，鼓励创新人才向关键产业环节集聚，为具有创新实力、拥有核心专利技术的创新人才提供快速发展路径，是提升区域技术创新能力的不二法宝。

天津市在医疗器械的一些技术分支已经出现一批具备一定创新实力的技术人才，6.3.4 节列出了高端医疗器械领域比较突出的创新人才，这些人才分布于高校、科研院所和部分企业。例如，天津大学的王树新、姜杉、陈晓冬和常津，南开大学的王磊，中国医学科学院生物医学工程研究所的杨军，以及中新科炬的李洲和华鸿科技的张立洲等，均拥有技术团队并且申请了较多专利。天津市在中低端医疗器械领域也拥有不少能力突出的创新人才，见表 7.11。

表 7.11　天津市中低端医疗器械领域重点创新人才　　　　单位：件

技术分支	发明人	专利申请量	研发团队	所属单位	主要研发方向	合作企业
生理信息测量	明东	57	许敏鹏、何峰、刘爽	天津大学	脑电检测、生物电检测、脑机接口	中电云脑（天津）科技有限公司
	李刚	32	林凌	天津大学	脉搏波测量、生物电测量	天津榕丰科技有限公司
	刘志朋	22	殷涛	中国医学科学院生物医学工程研究所	磁声成像	—
	王慧泉	13	陈瑞娟	天津工业大学	生物电检测、血压测量	—
外科器械	王树新	45	李进华、李建民、张国凯	天津大学	手术机器人、医用机械臂	天津大学医疗机器人与智能系统研究院、南开大学
	张西正	5	李瑞欣、郭勇	中国人民解放军军事医学科学院卫生装备研究所	内窥镜、医用泵	—
保健康复器械	郭士杰	18	刘瑞素、李军强	河北工业大学	锻炼器械	河北省内邱县中医院
	薛强	33	王新亭、张峻霞	天津科技大学	助行器	中国残疾人辅助器具中心
	项忠霞	17	李力力、邵一鑫	天津大学	锻炼器械	天津金轮自行车集团有限公司
一般治疗设备	吴太虎	14	孟兴菊、宋振兴	中国人民解放军军事医学科学院卫生装备研究所	急救箱	—
医疗支撑、运输器械	薛强	78	杨硕	天津科技大学	医用椅、医用升降机	—
	郭士杰	16	张争艳、曹东兴	河北工业大学	轮椅、护理床	天津通野机械制造有限公司

续表

技术分支	发明人	专利申请量	研发团队	所属单位	主要研发方向	合作企业
假肢假体	陈玲玲	13	刘作军、杨鹏	河北工业大学	膝关节假体	—

天津市应以天津大学、南开大学等高校和科研院所及重点企业为基础，全面加强医疗器械领域的人才培养，力争打造一批符合本地产业需求的、具有可持续性创新研发实力的技术人才队伍。

一是读懂产业需求，加强教育资源配套。通过在高校、科研院所构建共享实验室、产业实践基地，开展技术论坛、专业竞赛、课程实训等系列活动，培养实践型工程硕士、博士，提供人才培养服务与支持平台，弥补医疗器械领域人才缺口，开发系列化项目资源库，打磨专业核心课程模块，实现教学内容与产业人才需求的同步接轨，构建良性的产业生态循环。

二是鼓励重点企业与高校、科研院所合作，构建医疗器械领域产教一体化模式。通过深化产教融合、产学联动，建立本硕博贯通的培养模式，鼓励院校根据医疗器械领域人才需求确定招生层次和数量，从而提升人才培养与经济社会发展的匹配度，构建天津市高精尖产业主阵地；引导龙头企业与院校共同制定人才培养方案、共同设计课程，及时开发、升级教学素材和数字化资源，把一线产业中的新方法、新技术、新工艺引入教育教学实践，促进教育链、人才链与产业链的有机衔接；汇聚"政产学研用"各界资源，面向医疗器械关键领域，打破院校、企业壁垒，探索新的产教融合、协同育人办学路径，培育高精尖人才。

三是重视专家队伍建设，通过多种途径使专业培训经常化、制度化。针对高校专职教师实行企业轮岗制度，解决教师技能教学水平与岗位技能需求匹配度不高的问题。联合龙头企业建设教师工作站，教师深度参与企业工程项目，提升教师应用创新能力、教学案例提取能力、实践实训指导能力。对于医疗器械领域的领军人才，由政府引导给予一定的高端人才补贴，同时为创新人才提供具有竞争力的薪酬和福利待遇，吸引和激励他们的创新和创业精神，创造良好的工作条件，建立良好的用人机制和环境，完善柔性人才流动机制，促进人才流动的良性循环，实现为城引才、助才立业，为天津市医疗器械行业的发展提供强有力的支撑。

7.3.2　创新人才引进／合作路径

　　天津市虽然在各个领域有一批具备一定创新实力的技术创新人才，但也存在一些薄弱环节，如假肢假体、牙科器械、磁共振设备、分子诊断设备等领域。由于人才通常具有区域限制，所以天津市的人才引进应优先考虑京冀两地（表 7.12、表 7.13）。北京市为科研院所、高校集中的地区，尤其是清华大学、北京航空航天大学等，聚集了一批医疗器械领域尤其是高端医疗器械领域的创新人才，建议天津市优先引进北京高校的优秀人才，尤其是这两所大学的创新人才。北京市也拥有数量众多且人才济济的医院，如中国人民解放军总医院等，这些医院通常拥有专门的科研中心，技术人员的创新能力都比较突出，也是天津市可以考虑重点引进的对象。此外，北京市和河北省还有不少医疗器械领域的优势企业，如京东方等，其中汇集了大量相关技术创新人才，这些高端人才往往拥有一支实力非常强的团队，对这些人才尤其是团队的引进将有助于快速抢占领域内的技术创新高地。

表 7.12　京冀中低端医疗器械领域重点创新人才　　　　单位：件

技术分类	单位名称	创新人才	专利申请量	相关技术
生理信息测量	清华大学	冯雪、任天令、李路明、刘长松	275	运动检测、脑电检测、心血管参数测量
	北京航空航天大学	樊瑜波、田捷、安羽、高硕、宁晓琳	215	电磁测量、运动检测、心血管参数测量
	京东方科技集团股份有限公司	杜辉、袁佐、张浩、陈雪	181	心血管参数测量、运动检测
	燕山大学	谢平、陈晓玲、杜义浩	73	心血管参数测量、运动检测
	康泰医学系统（秦皇岛）股份有限公司	胡坤、许云龙、卢云山、张金玲	60	呼吸检测
外科器械	中国人民解放军总医院	唐佩福、刘玉杰、李春宝	485	穿刺器、牵开器、骨科仪器
	北京大学第三医院	敖英芳、周方、李危石、王健全	454	穿刺器、牵开器、骨科仪器
	河北医科大学第三医院	张英泽、陈伟、侯志勇、郑占乐	396	骨科仪器
	北京派尔特医疗科技股份有限公司	刘青、李学军、杨雪兰、刘立波	360	缝合器、吻合器

续表

技术分类	单位名称	创新人才	专利申请量	相关技术
外科器械	北京市春立正达医疗器械股份有限公司	史春宝、解凤宝、郭静、王振国	351	骨钻、骨板
	北京市富乐科技开发有限公司	樊国平、白艳丽、黄锡艺、仇万裕	207	骨科仪器
保健康复器械	中国人民解放军总医院	高远、贾子善、张立宁、肖红雨	224	矫形器、牵引器
	中国人民解放军总医院第一医学中心	唐佩福、张立宁	165	矫形器、锻炼器械
	燕山大学	王洪波、左洪志、严浩	148	锻炼器械
	华北理工大学	马素慧、陈长香	118	锻炼器械
	河北大艾智能科技股份有限公司	田野	45	锻炼器械、助行器
一般治疗设备	北京航天长峰股份有限公司	刁俊、刘艳辉、梁淑艳	72	呼吸机、麻醉装置
	固安翌光科技有限公司	胡永岚、谢静、张国辉	72	放疗装置
	中国人民解放军总医院	鞠忠建、李建雄、冀天楠、赵志飞	26	放疗设备
	中国科学院理化技术研究所	刘静、邓中山	39	热疗设备
	北京谊安医疗系统股份有限公司	郑殿会、金昌、韩果正	31	呼吸机部件
医疗支撑、运输器械	河北万瑞医疗器械有限公司	于百川、毕成成、平义硕、平笑兴	56	医疗床
	河北普康医疗设备有限公司	刘永新、柏贺、王云	33	医疗床
假肢假体	北京市春立正达医疗器械股份有限公司	史春宝、解凤宝、许奎雪	305	关节假体
牙科器械	北京大学口腔医院	孙玉春、王勇、周永胜	73	义齿

表 7.13 京冀高端医疗器械领域重点创新人才 单位：件

一级技术	二级技术	三级技术	单位名称	创新人才	专利申请量
高端医疗器械	高端医学检测仪器	内窥镜设备	北京大学第三医院	续飞	35
			清华大学	谢翔	13

续表

一级技术	二级技术	三级技术	单位名称	创新人才	专利申请量
高端医疗器械	高端医学检测仪器	放射诊断设备	清华大学	张丽	147
			中国科学院高能物理研究所	魏龙	29
		磁共振设备	北京大学	王霄英	21
			中国科学院自动化研究所	蒋田仔	15
		超声成像设备	中国科学院声学研究所	张迪	30
			中国科学院声学研究所	朱承纲	30
			中国科学院声学研究所	牛凤岐	30
			清华大学	曹艳平	21
	高端医学外科仪器	高频/射频手术设备	清华大学	李路明	116
			清华大学	郝红伟	89
			中国人民解放军第二军医大学	张浩	26
		冷冻手术设备	海杰亚（北京）医疗器械有限公司	肖剑	75
		介入设备	北京航空航天大学	邓小燕	27
			北京航空航天大学	孙安强	15
			北京华脉泰科医疗器械股份有限公司	刘颖	85
			北京华脉泰科医疗器械股份有限公司	董永贺	56
			北京安贞医院	许尚栋	36
		手术机器人	北京天智航医疗科技股份有限公司	邓明明	38
			北京天智航医疗科技股份有限公司	赵永强	28
			北京术锐机器人股份有限公司	赵江然	49
			北京术锐机器人股份有限公司	张树桉	30
			北京航空航天大学	胡磊	22
		循环辅助设备	清华大学	李路明	61
			清华大学	郝红伟	42
			中国医学科学院阜外医院	柳光茂	34
			中国医学科学院阜外医院	胡盛寿	34
			北京工业大学	常宇	31

续表

一级技术	二级技术	三级技术	单位名称	创新人才	专利申请量
高端医疗器械	体外诊断设备	生化诊断设备	北京超思电子技术有限责任公司	刘树海	65
			北京九强生物技术股份有限公司	刘希	58
			北京超思电子技术有限责任公司	王维虎	48
			首都医科大学附属北京世纪坛医院	张曼	34
		免疫诊断设备	科美诊断技术股份有限公司	刘宇卉	35
			国家纳米科学中心	蒋兴宇	25
		分子诊断设备	百世诺（北京）医学检验实验室有限公司	刘昕超	96
			北京毅新博创生物科技有限公司	马庆伟	93
			北京毅新博创生物科技有限公司	钟逾	70
			北京泱深生物信息技术有限公司	杨承刚	67
			百世诺（北京）医疗科技有限公司	刘哲	47

国内除京津冀地区外的高校和科研院所在医疗器械领域专利申请量比较多的主要发明人见表 7.14 和表 7.15，这些发明人都是领域内的领军人才，对相关技术有着长期而深入的研究，在技术前沿性和技术号召力方面都有非常强的实力。天津市企业可以通过人才引进或者团队合作的方式，力争得到这些领军人才的加持，这对于薄弱领域来说将有助于快速找准方向、开拓局面，对于优势领域则能够锦上添花，再上一层楼。

表 7.14　国内（除京津冀）高校/科研院中低端医疗器械领域重点创新人才

单位：件

技术分类	发明人	所属单位	专利申请量	擅长领域	职务/荣誉
生理信息测量	孙怡宁	中国科学院合肥物质科学研究所	58	运动检测、心血管参数测量、力检测	运动与健康信息技术学科带头人，全国敏感学会力敏专业委员会副主任委员、安徽省运动生物力学专业委员会主任委员、全国仪器仪表行业协会专家组成员、全国体育标准化委员会委员，担任国家自然科学基金委员会信息学部会评专家；获 2011 年度国家技术发明二等奖
	张雨东	中国科学院光电技术研究所	54	眼睛检测	中国科学院光电技术研究所学术委员会主任、中国科学院成都分院院长、四川省光学学会理事长

技术分类	发明人	所属单位	专利申请量	擅长领域	职务 / 荣誉
生理信息测量	李光林	中国科学院深圳先进技术研究院	54	运动检测、脑机接口	深圳市人工智能学会理事长
	付峰	中国人民解放军第四军医大学	53	生物阻抗测量	中国生物医学工程学会组织工作委员会委员；获陕西省科技一等奖 1 项、军队科技进步三等奖 2 项
外科器械	王成勇	广东工业大学	62	骨钻、手术刀、手术钳	广东工业大学党委常委、副校长，2019 年获国家科技进步二等奖；中国工程院 2023 年院士增选有效候选人
	张永德	哈尔滨理工大学	57	穿刺器、医用机器人	教授、博士生导师
	雷伟	中国人民解放军第四军医大学	50	骨科仪器	脊柱外科专家，教授、主任医师、空军一线战救建设专家组组长；享受国务院政府特殊津贴专家；获国家科技进步二等奖 1 项、陕西省科技进步一等奖 1 项
	李小飞	中国人民解放军第四军医大学	48	穿刺器、牵开器	教授，主任医师；第四军医大学唐都医院国家级重点学科（胸心血管外科）主任；获国家科技进步三等奖 1 项
保健康复器械	王勇	合肥工业大学	166	锻炼器械、理疗器具	中国自动化学会机器人专业委员会委员，中国人工智能学会机器人专业委员会委员，中国仪器仪表学会传感器分会理事，安徽省振动工程学会理事
	喻洪流	上海理工大学	103	锻炼器械、助行器	上海康复器械工程技术研究中心主任，上海市高水平大学"康复工程"重点创新团队负责人；2020 年获评上海市劳动模范（先进工作者）
	李健	广西科技大学	64	助行器、锻炼器械	中国兵工学会精密成形工程专业委员会委员，中共中央组织部"西部之光"国内访问学者人选
	国秀丽	安阳工学院	69	锻炼器械	讲师，参与省级项目 2 项
一般治疗设备	郑海荣	深圳先进技术研究院	58	超声设备	国家杰出青年基金获得者、何梁何利科技创新奖及全国"创新争先"奖获得者；获国家科技进步一等奖
	胡大海	中国人民解放军第四军医大学	64	敷料、绷带	中华医学会烧伤外科学分会候任主任委员；获国家科技进步二等奖、军队医疗成果一等奖、科技进步二等奖

技术分类	发明人	所属单位	专利申请量	擅长领域	职务/荣誉
医疗支撑、运输器械	喻洪流	上海理工大学	58	轮椅	上海康复器械工程技术研究中心主任，上海市高水平大学康复工程重点创新团队负责人；2020年获评上海市劳动模范（先进工作者）
假肢假体	喻洪流	上海理工大学	76	假肢	
	任雷	吉林大学	63	假肢	教授，国家特聘专家，国际仿生工程学会（ISBE）创始会员、国际仿生工程学会（ISBE）常务副理事长、国际生物医学工程学会（BMES）理事及英国区域主席；获教育部技术发明奖一等奖
	李涤尘	西安交通大学	53	骨假体、关节假体	机械制造系统工程国家重点实验室主任、教授；获全国创新争先奖、国家技术发明奖二等奖（第一获奖人）、国家科技进步二等奖（第二获奖人）；2023年中国工程院院士增选有效候选人
牙科器械	于海洋	四川大学	104	种牙设备	教授，四川大学华西口腔医院一级专家；中华口腔医学会修复专业委员会主任委员、口腔修复学国家临床重点专科学术带头人、四川大学口腔医学技术专业及修复Ⅱ科负责人；获教育部自然科学一等奖；国家级一流本科专业建设点"口腔医学技术"负责人
	赵志河	四川大学	74	正畸设备	教授，四川大学华西口腔医院口腔正畸科主任，博士生导师，国家健康科普专家
	姜金刚	哈尔滨理工大学	65	正畸设备	教授，校青年拔尖创新人才、校青年五四奖章获得者、黑龙江省青年创新人才计划入选者、省博士后青年英才计划入选者、校"理工英才"计划杰出青年人才项目入选者，国家三级创新工程师、省青年科技工作者协会理事、省技术创新方法研究会理事、省创新方法研究会青年专委会主任委员、省创新方法研究会教育专委会常务委员，国家自然科学基金同行评议专家、教育部博士/硕士学位论文函评专家、RCIM杰出审稿人

表 7.15 国内（除京津冀）高校 / 科研院所高端医疗器械领域重点创新人才

单位：件

二级技术	三级技术	发明人	所属单位	专利申请量	职务 / 荣誉
高端医学检测仪器	内窥镜设备	颜国正	上海交通大学	48	上海科技发展重点领域技术预见专家；载人航天发展战略研究和预先研究专家组成员
		付玲	华中科技大学	40	教育部生物医学工程类专业教学指导委员会秘书长；武汉光电国家研究中心党委委员；生物医学光子学教育部重点实验室副主任
	放射诊断设备	郑海荣	中国科学院深圳先进技术研究院	28	中国科学院深圳先进技术研究院党委委员、副院长，国家高性能医疗器械创新中心主任，国际医学与生物工程联合会（IFMBE）执委，中国仪器仪表学会医疗仪器分会副理事长，中国声学学会常务理事、副秘书长，中国电子学会生命电子分会副主任委员，IEEE 国际超声年会技术程序委员会（TPC）成员，国际科学理事会（ISC）中国委员
		邱建峰	泰山医学院	26	泰山学者特聘专家，国家重点研发计划首席科学家，科技部评审库专家，医学工程技术研究中心主任
	磁共振设备	刘新	中国科学院深圳先进技术研究院	236	中国科学院深圳先进技术研究院生物医学成像研究中心执行主任、研究员、博士生导师，广东省磁共振成像重点实验室主任
		梁栋	中国科学院深圳先进技术研究院	121	国家杰出青年基金获得者，中国科学院深圳先进技术研究院生物医学与健康工程研究所所长，医学人工智能中心主任，中国科学院医学成像技术与装备工程实验室主任，广东省生物医学成像工程技术研究中心主任，受邀担任《IEEE 医学图像会刊》编委，《医学中的磁共振》期刊编委，《波谱学杂志》青年编委，中国生物医学工程学会青年工作委员会副主任委员

续表

二级技术	三级技术	发明人	所属单位	专利申请量	职务/荣誉
高端医学检测仪器	磁共振设备	周欣	中国科学院武汉物理与数学研究所、中国科学院精密测量科学与技术创新研究院	50	中国科学院精密测量科学与技术创新研究院院长，基金委创新研究群体项目负责人，国家杰出青年基金、国家重大科研仪器设备研制专项（部委推荐）和国家重点研发计划首席科学家，基金委国家重大科研仪器设备研制项目专家委员会委员，中国物理学会波谱专业委员会常务副主任委员，中国生物物理学会分子影像学专业委员会副主任委员；获评中央电视台"2018年度全国十大科技创新人物""2020年中国科学院年度创新人物"，获全国创新争先奖，湖北省技术发明一等奖、首届"科学探索奖"、中国科学院青年科学家奖、王天眷波谱学奖
	超声成像设备	崔崤峣	中国科学院苏州生物医学工程技术研究所	83	江苏省"333"人才计划入选者，2014年入选江苏省"双创人才"计划，2015年被评为苏州市劳动模范、"江苏省百名科技巾帼典型人物"、2021年中国科学院年度先锋人物
		万明习	西安交通大学	62	何梁何利奖提名专家，中国生物医学工程学会、中国声学学会和中国物理学会理事，曾任国家自然科学基金委员会生命科学部学科评审组成员、教育部科学技术委员会生命科学学部委员、美国宾夕法尼亚州立大学兼职教授，全国高校生物医学工程专业教学指导委员会副主任委员、西安交通大学学术委员会科学技术委员会副主任委员
高端医学外科仪器	激光手术设备	周辉	季华实验室	13	季华实验室眼科高端医疗器械与设备研发中心负责人
		黄见洪	中国科学院福建物质结构研究所	12	高级研究员
		崔锦江	中国科学院苏州生物医学工程技术研究所	11	中国科学院苏州生物医学工程技术研究所副主任，2021年"全国三八红旗手"获得者

续表

二级技术	三级技术	发明人	所属单位	专利申请量	职务/荣誉
高端医学外科仪器	高频/射频手术设备	刘景全	上海交通大学	18	上海交通大学研究员（自然科学类），电子科学与技术、机械工程学科博士生导师，"薄膜与微细技术"教育部重点实验室副主任
		张韶岷	浙江大学	15	研究员
	冷冻手术设备	赵刚	中国科学技术大学	13	中国科学技术大学教授、博士生导师，美国华盛顿大学兼职教授，安徽省生物医学工程学会副理事长，安徽省生命资源保存与人工器官工程技术研究中心副主任，安徽省杰出青年基金获得者；曾任国际低温生物学会常务理事、中国制冷学会第六专业委员会委员
		张爱丽	上海交通大学	11	上海交通大学教授，博士生导师，上海市"启明星"计划入选者，获评教育部新世纪优秀人才
	介入设备	景在平	中国人民解放军第二军医大学	37	博士，教授，博士生导师，第二军医大学长海医院主任医师；全军血管外科学组组长，中国医师协会腔内血管学专业委员会（二级学会）主任委员
	手术机器人	谢叻	上海交通大学	22	上海交通大学国家模具 CAD 工程研究中心、国家数字化制造技术中心教授，博士生导师，上海交通大学国家数字化制造技术中心虚拟现实研究室主任、数字化医学研究室主任
	循环辅助设备	杨明	上海交通大学	11	上海交通大学电子信息与电气工程学院仪器科学与工程系教授、博士生导师，《电子测量与仪器学报》编委，中国仪器仪表学会电磁测量信息处理仪器分会常务理事

续表

二级技术	三级技术	发明人	所属单位	专利申请量	职务/荣誉
体外诊断设备	生化诊断设备	叶学松	浙江大学	18	浙江大学生物医学工程与仪器科学学院教授，博士生导师，浙江大学医学院附属邵逸夫医院兼聘教授，浙江大学生物传感器国家专业实验室副主任，浙江省腔镜技术研究重点实验室副主任，浙江省智能诊疗设备制造业创新中心主任
		李为民	四川大学华西医院	30	四川大学华西临床医学院/华西医院院长、中华医学会副会长，第十三届全国人大代表，第十四届全国政协委员，四川省卫生厅学术与技术带头人，国际医疗质量与安全研究院终身院士，国家卫生健康委员会医疗应急工作专家组呼吸内科成员
		叶霖	华中科技大学同济医学院附属协和医院	32	华中科技大学同济医学院附属协和医院普通外科副主任医师
	免疫诊断设备	干宁	宁波大学	63	宁波大学分析化学教授，博士生导师；浙江省中青年学科带头人，省科技特派员，省块状经济转型升级专家，《冶金分析》编委；入选宁波市拔尖和领军人才第一层次、浙江省"151"人才等
		张立	四川大学华西医院	69	四川大学华西医院呼吸健康研究所研究员，中国抗癌协会病理专业委员会肺癌专家组成员，中国抗癌协会肿瘤靶向治疗专业委员会青年委员会专家组成员，GE药业精准医学研究院基因组学和代谢组学组长
	分子诊断设备	肖君华	东华大学	62	分子遗传课题组组长、教授，中国遗传学会理事，动物遗传专业委员会委员，动物遗传产业促进委员会委员，遗传诊断专业委员会委员，上海市遗传学会副理事长
		黄薇	上海交通大学	57	教授，国家人类基因组南方研究中心常务副主任，国家杰出青年科学基金获得者，跨世纪优秀人才培养计划入选者，上海市优秀学科带头人计划入选者，国务院政府特殊津贴获得者；获国家自然科学奖二等奖2项、国家科技进步二等奖2项、教育部科技进步一等奖4项、中华医学科技奖一等奖4项、上海市科技进步一等奖2项、霍英东教育基金会优秀青年教师奖，被评为上海市"三八红旗手标兵"

　　除了高校和科研院所外，领域内的优势企业也是高端创新人才的聚集区。事实上，医疗器械领域很多优势企业甚至龙头企业都是高端创新人才作为创始人带领技术团队逐渐做大做强的，这其中包括迈瑞的徐航、东软的刘积仁、微创的常兆华，等等。高端创新人才的流动性往往也比较大，很多优势企业中的核心研发人员都具备另起炉灶以谋求更好更快发展的能力。因此，向优势企业"借"人才、"挖"人才，也是促进产业快速提升的有效途径。国内医疗器械相关企业的重点创新人才见表 7.16 和表 7.17，这些人才都是天津市应当重点关注和考虑引进的高端人才。

表 7.16　国内（除京津冀）中低端医疗器械领域企业重点创新人才　单位：件

技术分类	发明人	所属单位	专利申请量	擅长领域
生理信息测量	戴涛	思澜科技（成都）有限公司	82	生物阻抗测量
	葛新科	深圳市安测健康信息技术有限公司	81	心血管参数测量
	龚大成	深圳金亿帝医疗设备股份有限公司	73	血压测量
	韩璧丞	浙江强脑科技有限公司、深圳市心流科技有限公司	66	脑电测量
外科器械	陈望东	天臣国际医疗科技股份有限公司	749	缝合器、吻合器
	郭毅军	重庆西山科技股份有限公司	492	骨科仪器
	王春华	常州安康医疗器械有限公司	455	吻合器、穿刺器、超声刀
保健康复器械	刘杰	未来穿戴健康科技股份有限公司	592	理疗器具
	朱江涛	左点实业（湖北）有限公司	537	理疗器具
	马学军	深圳市倍轻松科技股份有限公司	185	理疗器具
	邹剑寒	奥佳华智能健康科技集团股份有限公司	247	理疗器具
	何永正	河南翔宇医疗设备股份有限公司	106	锻炼器械、助行器、理疗器具
	田野	河北大艾智能科技股份有限公司	45	锻炼器械、助行器
一般治疗设备	董合军	成都市新津事丰医疗器械有限公司	265	注射器
	戴征	湖南明康中锦医疗科技股份有限公司	224	呼吸机
	董凡	健帆生物科技集团股份有限公司	172	血液透析装置
	朱江涛	左点实业（湖北）有限公司	202	热疗装置

续表

技术分类	发明人	所属单位	专利申请量	擅长领域
医疗支撑、运输器械	谢健峰	厚福医疗装备有限公司	114	护理床
	章伯伦	广州视源电子科技股份有限公司	59	医疗椅
	陈宇豪	康辉医疗科技（苏州）有限公司	79	手术台
假肢假体	孙延东	苏州微创关节医疗科技有限公司	58	关节假体
牙科器械	吴坤优	桂林市啄木鸟医疗器械有限公司	94	根管治疗设备
	王星星	正雅齿科科技（上海）有限公司	72	矫正器

表 7.17　国内（除京津冀）高端医疗器械领域企业重点创新人才　单位：件

二级技术	三级技术	发明人	所属单位	专利申请量
高端医学检测仪器	内窥镜设备	乔铁	广州宝胆医疗器械科技有限公司	365
		李奕	深圳市先赞科技有限公司	142
		周震华	湖南省华芯医疗器械有限公司	173
		邓安鹏	重庆金山医疗技术研究院有限公司	119
		王卫东	浙江优亿医疗器械股份有限公司	106
	放射诊断设备	曹培炎	深圳帧观德芯科技有限公司	183
		楼珊珊	东软医疗系统股份有限公司	88
		李劲生	南京普爱医疗设备股份有限公司	70
		王瑶法	明峰医疗系统股份有限公司	86
	磁共振设备	李国斌	上海联影医疗科技股份有限公司	80
		翟人宽	上海联影医疗科技股份有限公司	37
		黄峰	上海东软医疗科技有限公司	35
		李杰银	佛山瑞加图医疗科技有限公司	33
	超声成像设备	孙锦	无锡海斯凯尔医学技术有限公司	276
		邵金华	无锡海斯凯尔医学技术有限公司	274
		李双双	深圳迈瑞生物医疗电子股份有限公司	208
		吴峰	苏州边枫电子有限公司	103

续表

二级技术	三级技术	发明人	所属单位	专利申请量
高端医学外科仪器	激光手术设备	杨林	武汉洛芙科技股份有限公司	48
		冯勇华	武汉海纳川科技有限公司	48
		朱江涛	左点实业（湖北）有限公司	42
	高频/射频手术设备	周彬彬	未来穿戴健康科技股份有限公司	122
		朱为然	苏州景昱医疗器械有限公司	45
	冷冻手术设备	杨迟	上海导向医疗系统有限公司	72
		常兆华	上海导向医疗系统有限公司	71
		徐彬凯	上海导向医疗系统有限公司	65
	介入设备	罗七一	上海微创医疗器械（集团）有限公司	165
		张庭超	杭州唯强医疗科技有限公司	74
	手术机器人	何超	上海微创医疗机器人（集团）股份有限公司	216
		何裕源	上海微创医疗机器人（集团）股份有限公司	61
		李志强	成都博恩思医学机器人有限公司	107
		龚俊杰	成都博恩思医学机器人有限公司	92
		孙强	深圳市精锋医疗科技股份有限公司	37
	循环辅助设备	谢端卿	深圳核心医疗科技股份有限公司	52
		张家良	心擎医疗（苏州）股份有限公司	48
		刘欢	安徽通灵仿生科技有限公司	60
		冯启涛	安徽通灵仿生科技有限公司	45
体外诊断设备	生化诊断设备	付光宇	郑州安图生物工程股份有限公司	75
		吴学炜	郑州安图生物工程股份有限公司	58
		周振	三诺生物传感股份有限公司	22
	免疫诊断设备	钱纯亘	深圳市亚辉龙生物科技股份有限公司	51
		何林	深圳市亚辉龙生物科技股份有限公司	30
		付光宇	郑州安图生物工程股份有限公司	71
		吴学炜	郑州安图生物工程股份有限公司	59
	分子诊断设备	裘建英	芮屈生物技术（上海）有限公司	166
		张玉丽	芮屈生物技术（上海）有限公司	87
		裘霖	芮屈生物技术（上海）有限公司	87
		吴诗扬	益善生物技术股份有限公司	53

海外华人是我国参与国际人才市场竞争、引进人才的独特优势，也是我国新世纪经济和科技发展可借助的重要人才资源。医疗器械领域专利申请量较大的海外华人见表7.18，这些人才是国内能力提升的宝贵资源，天津市应当给予足够的关注。海外华人人才引进要注重精准化、层次化、差异化、本土化、柔性化。要因地制宜根据需要引才，要在关注高端人才的同时更关注青年人才，要引导他们尽快适应中国国情、人情，要有柔性的考核机制。

表7.18 海外华人人才引进或合作名单　　　　　　　　单位：件

发明人	专利申请量	所属单位	擅长领域
MA·YIPING	601	贝克顿迪金森公司	输注器械
ZHANG·YI	374	心脏起搏器股份公司	心脏检测、心脏激活
ZHANG·XUSHENG	312	美敦力公司	心血管检测
ZHAO·TAO	291	直观外科手术操作公司	手术导航、手术机器人
WU·HUANPING	220	安晟信医疗科技控股公司	生化诊断设备
ZHOU·XIAOHONG	218	美敦力公司	心血管检测
LI·CHUNHUA	216	阿莱恩技术有限公司	牙科器械
WANG·YUNBING	200	艾博特心血管系统公司	可降解支架
XIE·HUA	188	皇家飞利浦有限公司	超声成像
WANG·BIN	185	贝克顿迪金森公司	输注器械
CAO·JIAN	172	美敦力公司	心血管检测
YANG·ZHONGPING	153	美敦力公司	心血管检测
ZHANG·XIAOXIAO	153	爱尔康公司	人工晶状体
HUANG·BIN	153	艾博特心血管系统公司	血管支架
HUANG·SHENGWEN	149	皇家飞利浦有限公司	超声成像
HONG·XIN	147	爱尔康公司	人工晶状体
WANG·HUISUN	125	波士顿科学国际有限公司	介入器械
CAO·HONG	119	波士顿科学国际有限公司	微波消融
WANG·LIXIAO	118	波士顿科学国际有限公司	球囊导管
LI·JIANMIN	115	波士顿科学国际有限公司	介入器械
XU·JINGPING	108	皇家飞利浦有限公司	超声成像
ZHANG·WEI	107	弗雷森纽斯医疗护理德国有限责任公司	血液透析
LI·DEBIAO	54	雪松西奈医学中心	磁共振
LIAO·WEILI	31	爱科谱迅病理研究公司	免疫诊断
LIU·KECHENG	29	皇家飞利浦电子股份有限公司	磁共振

7.4　技术创新及引进路径

7.4.1　技术研发方向选择

要想快速提升一个行业的技术实力，优先发展其中某些子领域是事半功倍之举。通过对比天津市研发热点、全球研发热点、全国研发热点、行业龙头企业的研发热点、新进入者的研发热点、协同创新的研发热点及专利运营热点等，发现天津市的技术空白点和技术优势点，可以帮助天津市医疗器械领域的企业定位优先研发的技术方向，见表 7.19。其中，天津市研发热点综合考虑了天津市在各个技术分支的专利申请量占比和龙头企业的聚焦状况，全球研发热点则综合考虑了全球和美国、日本在各技术分支的专利申请量占比情况。

表 7.19　天津市医疗器械领域技术研发方向建议

一级技术	二级技术	三级技术	天津市热点	全球热点	全国热点	行业龙头企业热点	新进入者热点	协同创新热点	专利运营热点	天津市未来发展方向
中低端医疗器械	生理信息测量					☆			☆	
	外科器械		☆	☆	☆	☆			☆	✓
	保健康复器械			☆	☆			☆		
	一般治疗设备		☆	☆	☆	☆				
	医疗支撑、运输器械		☆		☆			☆		
	假肢假体							☆	☆	
	牙科器械							☆	☆	
高端医疗器械	高端医学检测仪器	内窥镜设备	☆	☆	☆	☆		☆		✓
		放射诊断设备	☆	☆		☆				✓
		磁共振设备		☆		☆	☆	☆		✓
		超声成像设备		☆				☆		
	高端医学外科仪器	激光手术设备								
		高频/射频手术设备		☆				☆		
		冷冻手术设备								
		介入设备	☆	☆	☆		☆		☆	✓
		手术机器人					☆	☆		✓
		循环辅助设备	☆	☆				☆		✓
	体外诊断设备	生化诊断设备	☆	☆	☆			☆		
		免疫诊断设备	☆	☆			☆	☆		✓
		分子诊断设备						☆		

注：☆ 表示分析得出的热点方向；"✓" 表示建议的研发方向。

通过分析可见,外科器械、内窥镜设备和介入设备是全球、全国和天津市共同的研发热点,且要么是多家龙头企业关注的焦点,要么备受新进入者青睐,再或者专利运营比较活跃,因此属于天津市应保持发展势头、紧跟国内和全球节奏的领域。

磁共振设备和手术机器人领域是全球尤其是美国和日本的研发热点,也是全球龙头企业关注的焦点,在一定程度上代表着诊断和治疗两大模块的精尖技术,但是在国内这两个领域的技术研发和专利布局方兴未艾。天津市在磁共振设备领域的专利申请量较少,存在技术空白,在手术机器人领域虽有一些专利申请,但相较于全球水平还存在非常大的差距,因此这两个领域是天津市应大力引进资源、快速建立技术基础、打开研发局面的领域。

天津市在放射诊断设备、循环辅助设备和免疫诊断设备领域的专利申请量虽然不是特别大,但是存在技术研发能力突出的龙头企业,包括专注于放射诊断设备的邦盛医疗和圣鸿医疗、致力于血泵研发的航天泰心、聚焦于免疫诊断设备的中新科炬、博奥赛斯和正元盛邦等,因此,天津市从企业角度来看在这三个领域具有一定的优势,天津市应采取措施保持优势,打造龙头企业,培育核心技术,争取做大做强。

综上所述,可将外科器械、内窥镜设备、放射诊断设备、磁共振设备、介入设备、手术机器人、循环辅助设备和免疫诊断设备八个领域作为天津市优先鼓励技术研发的方向。

7.4.2　技术创新发展路径

根据天津市医疗器械领域的产业结构、企业实力、人才、技术创新实力及专利运营定位分析,给出如下技术发展路径。

1. 自主研发

目前天津市在外科器械、内窥镜设备、介入设备、循环辅助设备和免疫诊断设备领域存在一批本土优势企业,如正天医疗、瑞奇外科、博朗科技、赛诺医疗、航天泰心、中新科炬等。上述技术储备较多,因此建议给予上述企业资金和政策的专项支持,鼓励其加大自主创新力度,以高端发展为目标,培育其成长为全产业链型国际巨头。

(1)通过基金支持、创业投资、贷款贴息、税收优惠等方式,大力扶持上述企业的创新活动,建立健全知识产权激励和知识产权产交易制度,支持企业大力开发具有自主知识产权的关键技术，形成自己的核心技术和专有技术。

（2）以重点项目为依托，增加财政支持基数，协调社会各方予以持续经费扶持和重点服务，确保龙头企业的技术创新成果掌握在自己手中，并促进其进一步规模化。

2.推动专利运营和产业化

天津市在手术机器人领域几乎没有相关企业，但是天津大学及其医疗机器人与智能系统研究院和天津工业大学拥有多个专注于研究手术机器人的技术研发团队，相关专利申请也比较多。天津市针对该领域应积极开展产学研合作，通过相关人才政策留住研发人才。目前国内在手术机器人领域存在多家已经具备相当实力的优势企业，可考虑引进这些企业的高端管理和技术人才，吸收成功经验，以快速实现天津市在该领域的技术产业化，打造相关优势企业。可考虑引进的相关人才见表 7.20。

表 7.20　手术机器人领域可优先考虑引进的人才

高端人才	单位	身份
何超	上海微创医疗机器人（集团）股份有限公司	担任苏州微创畅行机器人有限公司、上海擎敏企业管理咨询中心（有限合伙）、上海擎制企业管理咨询中心（有限合伙）等单位法定代表人，为上海擎赫企业管理咨询中心（有限合伙）、上海擎兴企业管理咨询中心（有限合伙）、上海擎祯企业管理咨询中心（有限合伙）等公司股东，上海微创医疗机器人（集团）股份有限公司、苏州微创畅行机器人有限公司、上海介航机器人有限公司等高级管理人员
何裕源	上海微创医疗机器人（集团）股份有限公司	高端研发人员
李志强	成都博恩思医学机器人有限公司	成都博恩思医学机器人有限公司副总经理、研究院院长
龚俊杰	成都博恩思医学机器人有限公司	高端研发人员
孙强	深圳市精锋医疗科技股份有限公司	高端研发人员

3. 技术引进

天津市在磁共振设备领域存在技术空白，可作为突破点，引入优势企业，尤其是国外优势企业。可重点考虑引进的国内外优势企业见表7.21。

表 7.21 磁共振设备领域可优先考虑引进的企业

企业名称	所属国家	专利申请量/件
皇家飞利浦有限公司	荷兰	8 469
西门子股份公司	德国	8 019
通用电气公司	美国	4 601
株式会社日立制作所	日本	2 884
株式会社东芝	日本	2 836
佳能株式会社	日本	2 210
三星电子株式会社	韩国	1 123
上海联影医疗科技股份有限公司	中国	980
富士胶片医疗健康株式会社	日本	755
株式会社岛津制作所	日本	372

7.5 专利布局及专利运营路径

7.5.1 专利布局路径

相对于上海、北京、深圳、广州等城市，天津在医疗器械领域各技术分支的专利申请量都明显落后，核心专利较少，专利价值较低。为了改善这种局面，天津市可以考虑从以下方面入手促进该领域技术实力的提升。

（1）筛选一批研发实力较强、专利基础较好的企业，如正天医疗、瑞奇外科、康尔医疗、怡和嘉业、嘉思特医疗、博朗科技、中新科炬、华鸿科技、博奥赛斯、正元盛邦、航天泰心等，作为重点培育对象，开展高价值专利培育专项项目，并借助天津保护中心的职能，建立医疗器械领域高价值专利预先审查绿色通道，快速确权，从而着力培育一批知识产权数量较多、质量较高、综合实力较好、市场竞争优势基本形成、具有一定影响力的优势和示范企业。

（2）对于具有一定研发基础和专利基础的企业，包括邦盛医疗、圣鸿医疗、赛诺医疗、丹娜生物、哈娜好医材、恒宇医疗等，引导其加强与专业机构的合作，开展企业微观专利导航，依托其自身技术和专利，有针对性地进行企业专利微导航，分析细分领域技术的现状和趋势，了解本企业的技术水平和竞争对手的新技术，对技术发展的痛点和难点进行突破和规避，进行相关专利布局，根据专利现状选择相应的知识产权战略，通过专利运营扩大市场份额。

（3）制定医疗器械领域高价值专利评价指标，对高价值专利进行筛选和识别，依托医疗装备协会等机构，筛选并收储国内外高价值专利，扩充医疗器械领域专利池，实现专利的交叉许可，或者相互优惠使用彼此的专利技术，从而快速提升技术，并提高企业竞争力。此外，加强产业联盟与专业服务机构的合作，以帮助联盟内企业获得专业的知识产权获取、保护、运营及分析评议等知识产权相关的服务，在更高层次实现信息、资源共享和交流，从而推动天津市医疗器械行业整体的发展。

7.5.2　专利运营路径

由 6.5 节的分析可知，天津市在医疗器械领域尤其是高端医疗器械领域的专利运营整体活跃度不高，主要存在以下问题：专利运营手段比较丰富，但总体占比较少；专利运营手段较为集中，主要在专利转让、许可、质押几个方面，专利诉讼、无效在各个技术领域均很少涉及。从不同类型的专利运营主体来看，天津市企业的专利运营以转让为主，有部分质押、许可和少量诉讼和无效；高校和科研院所参与度较低，主要采用转让和许可的方式，运营积极性不高。从运营实力及潜力上看，与其他对标城市相比，天津排名较靠后，专利运营潜力有限，在整体数量及质量上都处于弱势，专利运营存在一定困难。

考虑到以上问题，建议天津市从以下几个方面提升专利运营实力：

（1）建议天津市专利权人考虑通过特色产业聚集区、产业联盟等方式形成产业聚合，实现协同运营，以解决专利权人个体运营困难的问题。通过政府加第三方服务机构的方式，为专利权人提供运营咨询和专业辅导，以解决运营积极性不高的问题，达到促进科技成果转化、推动产业发展的目的。

（2）积极引导支持各创新主体围绕区域特点和地方需求，有针对性地提供高质量服务，形成知识产权"交易 + 运营"双轮驱动，营造良好的创新生态；通过知识产权联盟，助力产业联盟成员间的技术共享与合作，促进产业规模化发展；促进知识产权许可、交易等知识产权运营工作的开展，强化知识产权维权、诉讼等工作，高效利用专利池，为提升知识产权运用能力及应对国内外潜在的风险提供基础。

（3）在全面落实《"十四五"国家知识产权保护和运用规划》有关"探索开展专利密集型产品认定工作"部署的基础上，制定相应政策，支持知识产权密集型产品研发，鼓励企业专注核心技术、深耕细分领域、持续产出高价值专利，在主要产业领域形成一批创新水平高、权利状态稳、竞争能力强的高价值专利，支撑产业转型升级和创新发展。持续探索知识产权转化运用新模式，摸索源头创新、技术开发、成果转化、产业聚集的新路径。围绕专利转化运用，建议天津市持续优化知识产权运营体系，打造特色产业知识产权运营中心，鼓励高校、科研院所、企事业单位积极进行专利转移转化。

（4）建议充分利用天津知识产权金融公共服务平台，打造知识产权金融创新产品。采用大数据评价分析的模式，为企业和银行提供全方位、全流程融资专业服务，鼓励知识产权服务机构与银行达成知识产权质押、投贷联动等战略合作，打造知识产权金融创新产品，将知识产权运营与金融资本进行深度融合，解决科技创新型企业转型升级发展融资难的问题，实现促进科技成果资本化的目的。

7.6 政策建议

建议天津市在已有的产业支持、质押融资扶持、人才引进等政策基础上，依据产业建设重点方向和特点，研究并制定产业发展支持办法、高价值专利组合培育专项资助办法等优惠政策，加大对医疗器械行业的支持力度。

重点企业培育方面，建议对高端医疗器械领域重点及优质企业给予政策倾斜，加大对龙头骨干企业的培育力度，着力引进投资规模大、带动能力强、辐射范围广的重大龙头项目，以及科技含量高、填补产业链空白的关键环节项目。对于要重点培育的企业，建议天津市给予基地建设、原材料采购、设备引进等方面的重点扶持。对开展关键设备、核心材料、先进工艺等技术研发和产品攻关，并达到国际和国内先进水平的培育企业或项目，经认定后给予一定政策倾斜，鼓励相关企业建立企业技术中心、研发中心、联合实验室，积极促进企业与高校、科研院所围绕医疗器械领域尤其是高端医疗器械领域，以委托研发、联合攻关等形式紧密开展产学研合作。

技术研发支持方面，建议天津市加强政府引导，鼓励企业加大研发投入，加强科研资源整合和配置，促进共享创新，建立公共研发平台，提供设备和资源支持。支持领军企业、"独角兽"企业和"隐形冠军"企业发展，在资金、项目用地、用房、人才落户等方面给予重点支持和资源倾斜，在重大项目建设和重点团队引进上协同发力，在外科器械、内窥镜设备、放射诊断设备、免疫诊断设备等多个优势领域继续形成引领态势，进一步提升竞争力。引导企业加强与国际领先巨头的合作，引进国际先进技术和管理经验，推动研发成果产业化，积极开拓市场，拓宽销售渠道，提高产品的国际竞争力。

人才引进方面，建议加大对医疗器械领域领军人才的引进力度，给予安居、就学、就医等绿色通道服务；针对领军人才，建立有竞争力的薪酬体系，在职称评定、公租房、子女入园入学工作、住房公积金贷款等方面提供政策支持，全面做好人才服务保障；充分挖掘国内外高校、科研院所及企业的顶尖专家和优秀人才及团队，通过人才引进、研发合作、投资创业等多样化方式丰富充实技术创新人才梯队，为天津市医疗器械行业的长远发展提供人力资源支撑。

政策环境和资源保障方面，建议减少行政审批环节，简化办事流程，提高政务服务效率，为企业提供更便捷的发展环境。提高知识产权保护力度，加强侵权行为打击力度，积极开展高价值专利培育，加强重点前沿方向和新兴领域的专利布局，着力培育一批知识产权数量较多、质量较高、综合实力较好的企业，充分发挥中国（天津）知识产权保护中心的作用，构建行业的知识产权协同运用机制，为天津市相关企业提供知识产权纠纷应对及援助服务。

附录 申请人或专利权人名称缩略表

申请人或专利权人名称	缩略名称
美国美敦力公司	美敦力
雅培公司	雅培
强生医疗科技公司	强生医疗科技
西门子医疗系统有限公司	西门子医疗
碧迪医疗器械有限公司	BD 公司
通用电气医疗集团股份有限公司	GE 医疗
史赛克公司	史赛克
飞利浦医疗系统有限公司	飞利浦
嘉德诺健康集团	嘉德诺
百特国际有限公司	百特医疗
波士顿科学神经调制公司	波士顿科学
美国丹纳赫公司	丹纳赫
3M 创新有限公司 Minnesota Mining and Manufacturing Company	3M
B·博朗医疗器械有限公司	贝朗
爱尔康公司	爱尔康
捷迈邦美控股公司	捷迈邦美
费森尤斯医疗德国有限公司	费森尤斯
奥林巴斯株式会社	奥林巴斯
泰尔茂株式会社	泰尔茂
直观外科手术操作公司 直观外科手术公司	直观外科

申请人或专利权人名称	缩略名称
豪洛捷公司	豪洛捷
爱德华生命科学公司	爱德华生命科学
施乐辉公司	施乐辉
史帝瑞公司	史帝瑞
富士胶片株式会社	富士胶片
登士柏西诺德公司	登士柏西诺德
深圳迈瑞生物医疗电子股份有限公司	迈瑞医疗
Enovis Corporation	Enovis
爱齐科技有限公司	爱齐科技
天津九安医疗电子股份有限公司	九安医疗
东软医疗系统有限公司	东软医疗
江苏鱼跃医疗设备股份有限公司	鱼跃医疗
上海联影医疗科技股份有限公司	联影
北京万东医疗科技股份有限公司	万东
上海微创医疗器械（集团）有限公司	微创
上海微创医疗机器人(集团)股份有限公司	微创机器人
天津瑞奇外科器械股份有限公司	瑞奇外科
天津博朗科技发展有限公司	博朗科技
天津中新科炬生物制药股份有限公司	中新科炬
天津市塑料研究所有限公司	塑料研究所有限公司
天津华鸿科技股份有限公司	华鸿科技
天津博奥赛斯生物科技股份有限公司	博奥赛斯
正元盛邦（天津）生物科技有限公司	正元盛邦
航天泰心科技有限公司	航天泰心
深圳市理邦精密仪器股份有限公司	理邦仪器
上海澳华内镜股份有限公司	澳华
卡尔史托斯股份有限公司	STORZ
沈阳沈大内窥镜有限公司	沈大光学
上海光电医用电子仪器有限公司	光电
深圳市埃顿医疗实业有限公司	埃顿

续表

申请人或专利权人名称	缩略名称
康泰医学系统（秦皇岛）股份有限公司	康泰
上海道生医疗科技有限公司	道生
通化海恩达高科技有限公司	通化海恩达
广东宝莱特医用科技股份有限公司	宝莱特
FAVERO HEALTH PROJECTS S.P.A.	FAVERO
美国屹龙国际有限公司	美国屹龙
衡水滨湖新区永辉医疗器械厂	永辉
北京龙诚华康医疗器械有限公司	康乐园
德尔格股份公司	德尔格
TRUMPF Medizin Systeme GmbH	TRUMPF
南京华瑞医疗器械有限公司	华瑞
江苏科凌医疗器械有限公司	科凌
医科达股份有限公司	医科达
瓦里安医疗设备有限公司	瓦里安
山东新华医疗器械股份有限公司	新华医疗
玛西普医学科技发展（深圳）有限公司	玛西普
株式会社伊藤制作所	伊藤
赛诺龙美容有限公司	赛诺龙
Enraf-Nonius B.V.	Enraf-Nonius
深圳市威尔德医疗电子有限公司	威尔德
威海众恒医疗设备有限公司	众恒
科医人医疗激光公司	科医人
飞顿医疗激光公司	飞顿
赛诺秀有限公司	赛诺秀
吉林省科英激光股份有限公司	科英
武汉华工激光医疗设备有限公司	华工
武汉高科恒大光电股份有限公司	高科恒大
迪泰斯－欧美达公司	欧美达
德国海伦集团公司	海伦

续表

申请人或专利权人名称	缩略名称
北京航天长峰股份有限公司	航天长峰
江苏钱璟医疗器械有限公司	江苏钱璟
北京诚益通控制工程科技股份有限公司	诚益通
北京白象新技术有限公司	白象医疗
武汉市江汉医疗制药设备有限公司	江汉医疗
西铁城时计株式会社	西铁城
博雅股份有限公司	博雅
广东乐心医疗电子股份有限公司	乐心
广东紫薇星实业有限公司	紫薇星
青岛海尔生物医疗科技有限公司	海尔医疗
上海东富龙科技股份有限公司	东富龙
深圳市尚荣医疗股份有限公司	尚荣医疗
深圳开立生物医疗科技股份有限公司	开立医疗
珠海和佳医疗设备股份有限公司	和佳股份
健帆生物科技集团股份有限公司	健帆生物
江苏爱朋医疗科技股份有限公司	爱朋医疗
宁波戴维医疗器械股份有限公司	戴维医疗
赛诺医疗科学技术股份有限公司	赛诺医疗
天津正天医疗器械有限公司	正天医疗
邦盛医疗装备（天津）股份有限公司	邦盛医疗
天津瑞奇外科器械股份有限公司	瑞奇外科
柯惠 LP 公司	柯惠
伊西康公司	伊西康
赛诺菲－安万特美国有限责任公司	赛诺菲
史密夫和内修公司	史密夫和内修
松下健康医疗器械株式会社	松下
巴克斯特医疗保健股份有限公司	巴克斯特
华沙整形外科股份有限公司	华沙整形外科
西拉格股份公司	西拉格

续表

申请人或专利权人名称	缩略名称
瑞思迈有限公司	瑞思迈
蛇牌股份公司	蛇牌
霍夫曼·罗氏公司	罗氏
佳能医疗系统株式会社	佳能
东芝医疗系统株式会社	东芝
贝克顿迪金森公司	贝克顿迪金森
株式会社日立制作所	日立
心脏起搏器股份公司	心脏起搏器公司
库克医学技术有限责任公司	库克医学
未来穿戴健康科技股份有限公司	未来穿戴公司
天臣国际医疗科技股份有限公司	天臣医疗
天津怡和嘉业医疗科技有限公司	怡和嘉业
天津康尔医疗器械有限公司	康尔医疗
嘉思特医疗器材（天津）股份有限公司	嘉思特医疗
四川大学华西医院	华西医院
天津哈娜好医材有限公司	哈娜好
天津天堰科技股份有限公司	天堰科技
天津迈达医学科技股份有限公司	迈达医学
天津欧普特科技发展有限公司	欧普特科技
天津康丽医疗器械有限公司	康丽医疗
丹娜（天津）生物科技股份有限公司	丹娜生物
同方威视技术股份有限公司	同方威视
北京术锐机器人股份有限公司	术锐
北京天智航医疗科技股份有限公司	天智航
重庆西山科技股份有限公司	西山科技
先健科技（深圳）有限公司	先健科技